全国老中医药专家学术经验继承工作指导老师

高社光疑难病临床荟萃

主编
高社光　杨晓庆　高莉

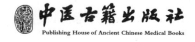
中医古籍出版社
Publishing House of Ancient Chinese Medical Books

图书在版编目（CIP）数据

全国老中医药专家学术经验继承工作指导老师：高社光疑

难病临床荟萃 / 高社光，杨晓庆，高莉主编 . — 北京：中医古籍出版社，

2023.8

ISBN 978-7-5152-2347-6

Ⅰ . ①全… Ⅱ . ①高… Ⅲ . ①疑难病—中医临床—经

验—中国—现代 Ⅳ . ① R249.7

中国版本图书馆 CIP 数据核字（2021）第 217152 号

全国老中医药专家学术经验继承工作指导老师：高社光疑难病临床荟萃

主编 高社光 杨晓庆 高 莉

策划编辑 李 淳

责任编辑 吴 頔

封面设计 王 磊

出版发行 中医古籍出版社

社 址 北京市东城区东直门内南小街 16 号（100700）

电 话 010-64089446（总编室）010-64002949（发行部）

网 址 www.zhongyiguji.com.cn

印 刷 廊坊市靓彩印刷有限公司

开 本 787mm×1092mm 1/16

印 张 20

字 数 280 千字

版 次 2023 年 8 月第 1 版 2023 年 8 月第 1 次印刷

书 号 ISBN 978-7-5152-2347-6

定 价 88.00 元

全国老中医药专家学术经验继承工作指导老师
——高社光疑难病临床荟萃
编委会

主　编
高社光　杨晓庆　高　莉

副主编
马登斌　罗亚平　魏勇军
樊建平　赵海红　王　维

编　委

刘建平	朱　克	代　璞	康日新	翟秀芹
李洪生	李凤婷	李海英	刘　侠	武红芳
李佳琳	李捧其	王光恩	王鸿章	蔺忠梅
杨子萱	冀照俊	王月皎	侯利娟	李　娟
王建生	康　聪	魏玲霞	翟子仪	高敬利
杨红玉	赵邯香	郭改书	穆建国	石　赫

薛伯寿序

　　一部中医史，半部燕赵人。在几千年璀璨的中医长河中，河北名医辈出，从扁鹊，到李东垣、刘河间、张元素，再到近代的张锡纯、王清任。我本人也与河北有缘，20世纪70年代，响应单位号召，在河北邯郸开设大学班，其中就包括本书作者高社光教授。高社光教授敏而好学，刻苦耐劳，对中医的爱好达到了痴迷的境界。到了80年代，他又通过进修学习的形式来到北京跟随我学习。学业有成后他扎根基层，行医乡里，获赞良多。2004年至2007年3月高社光教授通过参加首批全国优秀中医临床人才项目再次跟师于我，3年间从未间断，风雨无阻。最后以全国第一名的优异成绩顺利结业，其所著策论得到了许多名医大家的肯定，令我感到十分欣慰。

　　今日欣闻高社光教授及其众弟子经过数年编撰的《高社光疑难病临床荟萃》一书即将付梓，邀请我为之作序。我详览此书，收获颇多。中医千年以来，诸家著述，汗牛充栋，但"斤斤以传旧为务"者众，创新者少。弟子高社光根据自己数十年经验，全面论述了临床中治疗疑难病的思想、方法，其中一些观点、论述十分新颖。如高社光教授首创的根据"尺肤诊疗理论"通过针、药、推拿、点穴等方法对一些疑难病的诊断、治疗；再如高社光教授提出的在"审因论治思想"指导下去思辨疑难病，为大家辨证论治疾病提供了一种新的思维逻辑，实在令人惊艳，值得推广学习。书中所选数百个病案，非常具有代表性，所著按语亦是引经据典，条理清晰，浅显易懂，非常值得广大中医同仁学习。

2022年11月18日于北京

刘启泉序

    我和高社光教授同是首批全国优秀中医临床人才，当时他在邯郸市鸡泽县中医院工作，我在河北省中医院工作。高社光教授虽然当时是从基层中医院入选了首批全国优秀中医临床人才，但是其扎实的中医理论基础、丰富的临床经验令人钦佩。尤其是结业时其所著的策论——"小柴胡汤运用发微"内容令人印象深刻，受益匪浅，而且其优秀的结业成绩令人侧目。经过 3 年的共同学习，我和高社光教授结下了深厚的友谊，项目结束后两人依旧时常联系，时常探讨中医问题。

    今日得知高社光教授携众弟子编撰的《高社光疑难病临床荟萃》即将成稿，甚是高兴，并乐为之序。详读此书，颇有收获。书中详细论述了高社光教授近 40 年来治疗疑难病的思想和经验。详细论述了何为疑难病，治疗疑难病的重点从哪些方面思考和辨证，什么是"审因论治"思想，尤其是将到如何运用"审因论治"思想去辨治疑难病，这种新颖的思维逻辑令人耳目一新，值得推广。而且书中病案涉猎全面，几乎各个系统的疑难病都有，而且所处方药简便廉验，所附按语内容翔实，深入浅出，通俗易懂，值得中医人及中医爱好者收藏学习。

刘启泉

2022 年 11 月 16 日于石家庄

自 序

　　"疑难病"是在诊疗中病因复杂未明、诊断难以统一、医治难度较大的一类疾病，涉及人体的各个系统，包括了现代医学的许多疾病，如临床上众多的奇病、怪病、宿疾、顽症，以及病情复杂的疾病，给人类健康构成极大危害的病。该书由爱徒杨晓庆、高莉、马登斌、魏永军、罗亚平、樊建平等总结本人40余年临床经验，病证方药精华俱存，共5章，收录总结近百种疑难病，其中30多例疑难医案是在北京跟师路志正、颜正华、晁恩祥、薛伯寿等学习期间总结，颜正华医案居多，全书具有"简、便、效、廉"的特点，收执一书而括数书之效，以医者临床畏难而不能深入堂室者，敞开浅易之门。回首自评，其文乏彩、其理乏圆，难似教材幽微悉名，三修此书，然较前所著，已有所进，故不揣谫陋，冒昧付梓。

　　余始知浅易之作弥足珍贵，中医典籍汗牛充栋，全读殊不可能，岐黄之术博大精深，融通亦非易事，故跟随李发荣老先生学习中医，弱冠之年步入医校，时虽披星戴月，刻苦攻读，亦觉医道之深，2003年考取首批全国优秀中医临床人才，拜师于国医大师路志正、颜正华、晁恩祥、薛伯寿教授，深得四老真传，并倾听邓铁涛、朱良春、王永炎、王琦、李佃贵等近百位著名老中医药专家的教诲，受益匪浅。在2007年以全国第一名的成绩完成了研修项目，受到国务院、国家中医药管理局的表彰及奖励，被国务院原副总理吴仪亲自接见。所写策论"小柴胡汤运用发微"被王永炎院士作为范文，在第二批全国优秀中医临床人才培训班上分享，以上是吾之幸，必秉承全心全意为人民服务宗旨，急病人所急，想病人所想，把解除患者疾苦作为己任。

幸蒙国医大师薛伯寿，首届全国名中医刘启全赐序，在此谨志谢悃，又蒙本人学生及硕士研究生整理、汇编，在此一并致谢！

高社光

2022 年 11 月 8 日

前　言

　　疑难杂病是指诊断难明（疑），复杂多变（杂），缺乏特效治疗（难）的一类疾病。该类疾病严重威胁着人类的健康和生命，为医家关注的焦点。世界医学领域投入了大量人力、物力、财力进行了不懈的研究和攻克。历代医家对疑难杂症都比较重视，中医药对这类疾病的治疗有其一定的优势。书中详论了疑难杂病的经典理论概述，导致疑难病产生的原因和中医机理。高社光教授结合个人临床、教学、科研经验，融汇各家，贯通古今，系统地提出了辨治疑难病的思路，其中包括审因辨治疑难病思想、脏腑相关理论、尺肤诊疗理论辨治疑难病等，尤其是审因辨证的诊断观，以平为期的治疗观。高社光教授指出在治疗疑难病过程中，务必要详审病因，深究导致疾病发生的根本原因，根据其根本病因病机进行辨治。提出临床中"见瘀休治瘀、见血休治血、见痰休治痰，当审因论治"之说。高社光教授亦首次提出"尺肤诊疗理论"，并定名了十几个尺肤的经验诊疗穴位。他重视人体尺肤部位同脏腑的关系，并根据尺肤部位的变化，对疑难病进行诊察。通过针刺、推拿、按摩、艾灸等方法，作用于尺肤部位经验穴，治疗疑难病收效显著。

　　本书详细记载了高社光教授从医 40 余年来近 200 例疑难病医案，其中涉及内、外、妇、儿、皮肤诸科之医案。内容丰富，涉猎广泛。案语深入浅出，力求对广大中医师尤其是致力于疑难病治疗的中医师的临证思路有所启发。

　　本书历经数载，几易其稿，虽经反复推敲，仍难免有所疏漏之处，恳请各位同仁不吝赐教，批评指正。

杨晓庆

2022 年 10 月

目 录
CONTENTS

第一章　高社光论治疑难病学术思想综述

高社光老师是著名中医临床家，是第四、五、六批全国老中医药专家学术经验继承工作指导老师，博士生导师。兼任中华中医药学会血栓病分会副主任委员，中华中医药学会老年病专业委员会委员，河北省卫生系列高级专业技术资格评审委员会评审专家库成员，河北省第二批中医带徒指导老师，全国及河北省优秀中医临床人才指导老师，《河北中医》杂志编委，《世界中西医结合》杂志编委等职。2003 年入选国家中医药管理局首批全国优秀中医临床人才，师承全国著名中医学家路志正、薛伯寿、颜正华教授，深得三老真传。深谙中医典籍，熟悉各家学说。擅长中医内科疑难杂症，旁及外、妇、儿、皮诸科，辨证思路广阔，用药精当效验，尤对治疗心脑血管病、风湿免疫病、肝病、温热病等疑难杂症造诣颇高。诊病处疾，经验丰富有独到见解。能发皇古义，融会新知，园机活法，屡起沉疴。编者有幸从 1987 年开始长期跟师侍诊，耳濡目染，受益匪浅，感悟颇深，其学术思想大致有以下几个方面。

一、深谙经典理论，善用经方

高社光老师经典理论功底深厚，对要点处均能出口成诵，信手拈来。每见其一有闲暇，即手不释卷，探微索隐，孜孜不倦。临证每有不解之处，更是追本溯源，一丝不苟。遇有久治不愈之证，常常告诫我们说："《灵枢》九针十二原中曰：疾虽久犹可毕也，言病不可治者，未得其术也。"要求探其原委，明其究竟。临证处方，老师善用经方化裁，常言"《伤寒》《金匮》之方，用之得当，其效如神"。如见其治疗"冠心病"时，善用瓜蒌薤白半夏汤为基本方加减，兼阳虚者，加桂枝甘草汤；兼气阴两虚者，加生脉散；兼水气凌心者，加真武汤；兼肺气不宣者，加茯苓杏仁甘草汤；兼胃气不降者，加橘枳姜汤；兼脉结代者，加炙甘草汤；兼血瘀者，加丹参饮，时获佳效。高师谈小柴胡汤上至巅顶，下至足底，外可达表，内可通里，其治疗涉及临床各科，其撰写的"小柴胡汤运用发微"，于 2007 年发表于《中医杂志》，王永炎院士在第二批全国优秀中医临床人才研修项目上讲策论时以此为蓝本进行了讲课。高老师在治疗外感热病时则推崇杨栗山《伤寒瘟疫条辨》中的治温十五方，常说："治温病要读读《伤寒瘟疫条辨》，而其治温十五方是其精华所在，要好好掌握。"其用经方大承气汤治疗顽固性高血压，桂枝汤治疗剖宫产后发热，瓜蒌薤白半夏汤治疗心绞痛，小柴胡汤合茵陈术附汤加减治疗阴黄，麻黄汤治疗颤抖，每每药到病除，应手而效，可见老师探微求源、中医功底之深厚。

二、强调整体观念，脏腑相关

五脏之间，脏腑之间，六腑之间以及脏腑与人体四肢百骸，五官九窍等组织器官之间，均存在生理上相互联系、病理上相互影响的关系。《素问·灵兰秘典论》曰："心者，君主之官也，神明出焉。肺者，相傅之官，治节出焉……十二官者，不得相失也。故主明则下安……主不明则十二官危。"《素问·咳论》曰："五脏六腑皆令人咳，非独肺也。"老师善用脏腑相关理论，治疗疑难杂症的经验。老师指出："辨治疾病不能仅限于生病之脏，还应着眼于与疾病的发生、发展相关联的脏腑；不能只注重疾病的结果，还应追溯产生疾病的根源，分析疾病发生发展之机制。只有清除病起之因，截断病传之势，纠正失衡之态，使已生者得除，未生者不起，使脏腑气血阴阳功能恢复平衡状态，才能谓之治病之道。"在临证当中，遇有疑难杂症用常规方法治疗无效时，运用"脏腑相关"理论进行辨证施治，常获得佳效，如用泻肺温肾法治疗顽固性心力衰竭，用清心宣肺法治疗尿血，用宣肺降气法治疗顽固性便秘，用温肾化气法治疗消渴，用疏肝和胃法论治失眠，用健脾益气治愈尿失禁。由于药中病机，故其效如神。

三、强调审证求因，治病求本

《素问·至真要大论》曰："谨守病机，各司其属，有者求之，无者求之……疏其血气，令其调达，而至和平，此之谓也。"指出了审证求因的重要性。老师常以"壮水之主以制阳光，益火之源以消阴翳""诸寒之而热者取之阴，诸热之而寒者取之阳"来揭示治病求本的道理，因此能做到"随其所得而攻之"。老师临证强调辨证论治，审证求因，权衡标本缓急，治病必求于本。如下诸案。

病例1.许某，男，67岁，2009年10月21日初诊。阵发性心前区闷痛4年余，在多家医院确诊为"冠心病，陈旧性心肌梗死"。西医用异山梨酯、单硝酸异山梨酯、硝苯地平、阿替洛尔及输液等治疗，症状不见改善，又服中药百余剂，多为瓜蒌薤白半夏汤、冠心Ⅱ号、血府逐瘀汤或炙甘草汤等加减治疗收效亦微，而求治于老师。症见：心前区疼痛彻背，向左腋下及臂部放射，每日发作频繁，隔十余天即有类似休克样病发，伴胸闷气短，动则尤甚，兼见头昏头痛，睡眠不佳，时短易醒，多汗出，下肢水肿，心绞痛重时胃纳亦差，二便尚调。诊其脉左关微弦，余皆沉细，舌黯唇紫、苔薄黄微腻。此乃心气不足，痰湿阻滞所致。治宜通心气、化痰湿，方拟十味温胆汤加减：西洋参10g，云茯神12g，炒枣仁12g，炙远志8g，九节菖蒲10g，法半夏9g，橘红10g，炒枳实12g，淡竹茹8g，柏子仁12g，紫丹参12g，川芎10g，大枣30g。7剂，水煎服，每日1剂。

二诊：头昏痛减轻，饮食略有改善，咳少量黄而灰痰，仍睡眠不佳，并见耳鸣，左关微弦细数，余脉同前。原方去丹参，加石决明15g，桑寄生12g。再进14剂。

三诊：诸症悉减，心前区疼痛亦大减，每日发作次数明显减少，未再发生类似休克样表现，睡眠不佳，舌中心有薄黄苔，脉象沉细。原方去大枣，加宣木瓜10g，琥珀粉2g（冲服）。再进14剂。

四诊：药后诸证消失，舌苔薄白，脉沉细，唇已不紫。属心气已通，痰湿渐化。原方略有增损，除感冒外可以常服，二三日1剂。此后病情稳定，心绞痛一直未作。

医家皆知瘀血恒存于冠心病心绞痛整个病理过程中，是本病的主要致病因素，因此活血化瘀的应用始终贯穿于整个治疗过程中。笔者临证所见：活血化瘀治疗本病有的确有疗效；有的初用有效，继则无效；有的乏效；有的非但无效甚或加重病情。究其原因，盖有效者，谓单纯心血瘀阻也；初用有效，继则无效者，瘀血去而复生，病因未除也；乏效或加重者，标本不明反伤其正也。老师根据本病的病因病机及其转归预后提出"见瘀休治瘀，重审因论治"的观点。曾教诲我们说：瘀血虽当用祛瘀，但这是治标之法，是浅层次的治法。人们皆知丹参、川芎、桃仁、红花、水蛭、土鳖虫等可以活血化瘀，若气虚无力运血所致瘀血者，黄芪、人参、太子参、西洋参、太子参等可否活血化瘀？若阴津亏损、无水舟停所致者，生地黄、麦冬、元参、石斛、沙参等可否活血化瘀？若气机不畅、气滞血阻所致者，柴胡、香附、枳实、旋覆花、檀香、降香等可否活血化瘀？若痰浊闭阻、血行不畅所致者，全瓜蒌、薤白、半夏、陈皮、茯苓、贝母等可否活血化瘀？其他如阳虚、血虚、寒凝、火郁、毒邪、食滞、虫积等皆可致瘀，临证皆可审因论治，达到治瘀之目的，切不可单纯治瘀，反生他患。老师曾用越鞠保和丸、苓桂术甘汤等方加减治疗冠心病心绞痛获得捷效。曾治一例大叶性肺炎合并下壁心肌梗死在某医院住院治疗1个月，心绞痛仍持续不缓解，伴大汗不止、神疲乏力、血压不升的休克患者，用竹叶石膏汤进退获得佳效。

病例2. 刘某，女，56岁，2010年2月18日初诊。患冠心病两年余，曾用中西药物治疗无效。慕名邀老师诊治。症见：胸闷气短、胸痛隐隐，时作时止，累甚，伴见倦怠乏力，心悸眠差，纳呆食少，时有汗出，脘腹胀满，便溏日二三行。面色萎黄，舌淡胖、有齿痕、苔薄白水滑，脉沉细。此乃脾胃气虚，生化乏源，心脉失养所致。治拟健脾胃、滋化源、养心脉。方用香砂六君子汤加减：木香 3g，砂仁 5g，党参 12g，太子参 15g，茯苓 15g，炒白术 12g，陈皮 10g，当归 10g，炒枣仁 12g，夜交藤 15g，炒麦芽 12g，炒谷芽 12g，甘草 10g，大枣 30g。7 剂，水煎服，每日 1 剂。

二诊：纳食稍增，精神体力渐增，大便不成形，每日 2 次，余症同前，舌胖、有齿痕、苔薄白，脉沉细。治宗原法，上方去当归，加丹参 12g，琥珀粉 2g（冲服）。14 剂。

三诊：胸痛未作，唯劳累后稍觉胸闷气短，纳眠正常，脘腹胀满已不明显，大便日一二次、基本成形，心悸汗出基本消失。心电图缺血改变亦不明显。见效机，原方略有进退，先后服药 50 余剂，心绞痛未作，诸症消失，停药一年病未复发。

冠心病心绞痛虽病发于心，但五脏相关，经络相连。《素问·至真要大论》曰："必先五胜，疏其血气，令其调达，而致和平。"冠心病发作除心脏本身病变外，尚可因其他四脏病理影响而发病，早在《灵枢·厥病》就有厥心痛、脾心痛、肺心痛、肾心痛之论。现代医学有胆心综合征之说，故必须从整体辨治，因此老师提出："见心休治心，重从整体辨治"的思路。老师曾用健脾、宣肺、疏肝、温肾治疗顽固性心绞痛患者获得佳效。

病例 3. 董某，男，62 岁，2010 年 8 月 21 日初诊。主诉心前区灼热疼痛 7 年，在多家医院诊为冠心病，历治不效，求治于老师。症见：阵发性心前区灼热疼痛，多于早晨 5—6 时发病，伴见心胸烦闷，胁肋胀痛，头晕失眠，口苦，纳欠馨，舌边尖红偏暗、苔薄黄，脉弦细而结。此病有"休作有时"，病发于少阳之时的特征，综合脉症当诊为胸痹心痛，证属少阳枢机不利，肝胆郁热。治拟小柴胡汤合栀子豉汤加减以疏利肝胆、清解郁热、畅达气血。方药：柴胡 15g，黄芩 10g，姜半夏 10g，太子参 15g，栀子 8g，丹参 15g，郁金 12g，茯苓 15g，炒枣仁 15g，炙甘草 8g，生姜 5 片，大枣 6 枚。每日 1 剂，水煎 2 次去汁 400mL 分早晚 2 次服，服 7 剂，同时于每日早 5 点前服速效救心丸 8 粒。

二诊：药后心前区灼热疼痛基本消失，纳眠基本正常，唯稍有心胸烦闷感，舌边微红暗、苔薄微黄，脉弦细，未见歇止。停服速效救心丸，守初诊方栀子改为炒栀子 6g，继服 7 剂，诸症消失。

冠心病为五脏尤其是心脏功能衰减或受损而为病，多为本虚标实。本虚主要为心气不足，心阳不振；标实主要为血瘀、痰浊、气滞、寒凝等。《金匮要略》指出"阳微阴弦，即胸痹而痛"，"阳微"即正虚，"阴弦"指邪实。治病求本，"责其极虚"。因此高社光老师治疗本病倡导"治病必求于本"，或急则治其标、缓则治其本的原则，处常应变，权衡标本缓急，提高临床疗效。"急则治其标"对缓解胸憋剧痛非常必要，甚至可挽救生命，待疼痛缓解后，再转向治本。高社光老师对由于瘀血所致者，如心胸剧痛难忍、疼痛不易缓解、舌质黯或有瘀斑等，多选用丹参饮合失笑散加减，常用丹参、川芎、降香、血竭、蒲黄、五灵脂、延胡索等药；对痰浊闭阻者，如胸闷憋气、舌苔厚腻等，选用枳实薤白桂枝汤加减；气滞者，往往由情志不舒而导致胸闷疼痛，两胁胀满，选用四逆散合瓜蒌薤白白酒汤或用血府逐瘀汤；寒凝者，因寒而作，形寒肢冷等，选用麻黄附子细辛汤或苏合香丸。嘱患者平时常备速效救心丸、麝香保心丸等药，在发作时用于救急。

高社光老师对冠心病的缓解期治疗，除强调辨证论治外，首先强调"气以通为补，血以和为补"，善用蒲辅周所创的双和散，处方：党参（或人参、西洋参、太子参）、茯神、菖蒲、远志、丹参、鸡血藤、郁金、血竭、琥珀。本方具有补益心气、调气活血之用，临床随证加减，治疗冠心病取效甚佳。高社光老师治疗本病还特别强调遵《难经》"损其心者，调其营卫"的原则，认为心主血脉，营气运行要靠心气推动，心为阳中之太阳，对于心脏虚衰、益气温阳的同时必须结合调其营卫。故其常用人参、茯神、菖蒲、远志、桂枝、甘草、生姜、大枣等，血瘀加丹参、川芎，气阴两伤加麦门冬、五味子，肝肾亏虚加黄精、补骨脂，心阳不振加附子。余验之于临床，疗效较好。"有是证用是药"，顽疾沉疴均随手而愈、化险为夷。

四、用药精当效廉，善寒温并用，标本兼顾

高社光老师临证用药虽然广泛，但其辨证用药准确，疗效显著。他教导我们临证用药尽量做到既效且廉，从不标新立异，"处以贵药，令彼难求"。其治疗寒热错杂的疑难重症，善寒热并用，标本兼顾，攻补兼施，注意处理补泻、寒温、开合、升降之关系。融会新知，勿有门户之见，现代医学对中医药的研究成果，对中医学的发展有参考价值，如降血糖、降压、抗肿瘤等民间验方的研究有临床指导意义。常见其治疗"顽固性胆汁反流性胃炎"取姜连相配；治疗虚寒性便秘取大黄、附子共用，时获佳效。此类案例，不胜枚举。如下案：

齐某某，男，56岁，2014年3月3日初诊。主诉：左足疼痛2个月余，伴左足小趾发绀坏死1个月。患者于2014年3月3日14时以"血栓闭塞性脉管炎"收入院，慕名请老师会诊。症见：面色憔悴，表情痛苦，自述左足疼痛难忍，不能相近触碰，昼夜哭嚎，用盐酸奈福泮、杜冷丁等只解一时之急，旋即又痛，左足趾端发绀，按之发

凉，左小趾端近内侧坏死如黄豆大、色紫黑，口苦，大便不通，舌紫暗、苔白微黄，脉沉弦。阅其发病后治疗资料，在多家上级医院确诊为"血栓闭塞性脉管炎"，遍用抗菌消炎、溶栓抗凝类西药，又多用解毒清热、化瘀活血类中药，均不能有效控制。老师细审该证诊为寒凝经脉、瘀毒内阻，治当温经散寒、化瘀解毒。方用四妙勇安汤合阳和汤加减：金银花 30g，连翘 20g，当归 20g，生地黄 30g，玄参 20g，鹿角胶 10g（烊冲），麻黄 10g，荆芥 12g，肉桂 10g，黄芪 20g，水蛭 6g，土鳖虫 8g，制乳香 10g，制没药 10g，皂角刺 15g，白芷 15g，生甘草 10g。嘱第一、第二煎取汁 400mL，第三煎取汁 2000mL，纳芒硝 50g，浸泡左足 1 小时。

二诊：2014 年 3 月 8 日。患者用药三剂后疼痛稍减，但因之前遍用中西药品，未能有效控制，故对用中药治疗持怀疑心理，只待截肢，初诊开出的洗方没有采用，经再三劝解，才同意如法应用。初诊方加徐长卿 15g，浸泡方如前。

三诊：2014 年 3 月 14 日。如法用药第 3 日开始，疼痛渐能忍受，停用止痛针剂，之后疼痛逐渐消失。既效，上方坚持应用。

经用药 1 个月后，足部发绀消失，触之已温，左小趾坏死处已如常，舌红微黯、苔白，脉细。阳气得复，寒邪渐消，瘀毒已除，气血待复。停用外洗药，三诊方去麻黄、肉桂、荆芥、白芷，加白芍 15g，30 剂。间日 1 剂，以固疗效。

该病多为本虚标实，阴阳气血不足为本，寒毒瘀阻为标，故《素问·举痛论》曰："寒气入经而稽迟，泣而不行，客于脉外则血少，客于脉中则气不通。"患者阳气不足，气血亏虚，寒邪入侵，凝滞经脉，日久蕴毒，遂致本证。方中肉桂、鹿角温里助阳，麻黄、荆芥、白芷走表散寒，合用则并祛表里之寒；银花、连翘、甘草解在里之瘀毒；当归、生地黄、元参、水蛭、土鳖虫活血化瘀；乳香、没药化瘀生肌；黄芪益气托腐生肌，皂角刺《本草备要》云："但其锋锐，能直达患处，溃散痈疽。治痈毒妒乳，风历恶疮。"芒硝《经疏》曰："硝者，消也。五金八石皆能消之。"《本草备要》载其能治疗"留血停痰""瘰疬疮肿"。其合诸药外洗患处，既可散瘀消肿，又可增强渗透之功，使药效直达病所。诸药寒热并用，共具温经散寒、化瘀解毒、托毒生肌、标本兼治之功。

总之，老师临床经验丰富，理论功底深厚，总结之处，难免会现以偏概全，顾此失彼，不当之处，敬请补正。

第二章　疑难病经典理论概述

一、概　念

疑难杂病是指诊断难明（疑），复杂多变（杂），缺乏特效治疗（难）的一类病症，该类疾病严重威胁着人类的健康和生命，为医家关注的焦点，世界医学领域投入了大量人力、物力、财力进行不懈的研究和攻克。历代医家对奇难杂症都比较重视，中医药对这类疾病的治疗有其一定的优势。

二、病　因

失治、误治致病机复杂难以捉摸。《素问·痹证》曰："病久入深，荣卫之行涩，经络时疏，故不通。"疾病的发展是个动态的过程，随着时间疾病不断地深入脏腑，直到成为疑难杂病。我们在研读《伤寒论》的过程中，特别是太阳病篇，条文相当多，占据了该书一半的内容，多涉及太阳病及其变证，张仲景在其序中云"怪当今居世之士，曾不留神医药，精究方术，上以疗君亲之疾，下以救贫贱之厄，中以保身长全，以养其生。但竞逐荣势，企踵权豪，孜孜汲汲，唯名利是务，崇饰其末，忽弃其本，华其外而悴其内"，思其今日又何尝不是如此，仲景之意乃授后世以渔也。"观其脉症，知犯何逆，随证治之""辨证论治"为中医治病之核心，《伤寒论》用药较现在的用药剂量颇大，多为一剂知，二剂愈，但如果辨证错误，患者多发展为变证，较前更难治疗。现代社会，药品繁多，患者的主动性较强，在没有接受正规治疗前可能已经运用了大量与病症不相符的药物；临床输液治疗为失治、误治保驾护航的同时，由于静脉药品的滥用也使疾病的病机不断变化。

"心者，君主之官……故主明则下安，以此养生则寿，殁世不殆，以为天下则大昌。主不明则十二官危，使道闭塞而不通，形乃大伤，以此养生则殃……"《素问·举痛论》云："怒则气上，喜则气缓，悲则气消，恐则气下……惊则气乱，劳则气耗，思则气结。"过度的情志刺激使气机离乱，导致疾病的发生。《素问·疏五过论》"凡欲诊病者，必问饮食居处，暴乐暴苦，始乐后苦，皆伤精气"。心为五脏之大主，心乱则神乱，"生物—心理—社会医学模式"概念的提出，强调医学的研究对象应重视人的状态和所处的环境，"形"与"神"是统一存在的。心理上的创伤或混乱往往能反映在机体上，以具体的脏腑或症状进行辨证施治往往起不到作用，患者所在的环境也是疑难杂病的一个主要病因。

内伤脾胃，百病由生。《灵枢·决气》说："中焦受气取汁，变化而赤是谓血。"脾胃为气机升降之枢纽，脾脏清阳之气主升，脾气升，则肝气随之而升，肾水随之气化，脾气升而水谷精微转输于肺脏而敷布周身；胃的浊阴之气主降，胃气降则糟粕得以下行，胃气降则肺气随之肃降，心火随之下潜，心肾得以相交。遵路志正老师"百病皆有湿作祟""湿为万病之源""内伤脾胃，百病由生"观点。随着社会时代的变革，人们的生活节律加快，因脾胃失调而致的疾病也越来越多。饮食自备或过度饥饿及餐饮无规律，过度膏粱厚味，冷热不调，都能损伤脾胃，使运化失司，生化乏源，脏腑经络四肢百骸失养，出现气血津液不足的病理状态。气虚日久可致阳虚，阳虚则寒邪易生；血少则经脉空虚，脉虚血少则瘀血内停。脾运失职，内湿易停；感受外湿，湿易困脾；内外合湿，湿聚则成饮，饮聚可生痰，痰饮水湿蓄于体内，可变生诸多病证，影响各个系统。

三、病 机

疑难症与精神、心理因素密切相关，患者自觉痛苦多，症状繁杂多变，多疑似难辨或"无形"可辨，病位常以肝为主，涉及心、脾。肝喜条达，易动而难静。"肝为五脏之贼"，肝病最易延及他脏，使疑似症状百出，复杂难辨，故有"诸病多自肝来"之说。故疑难杂病在疑似难辨之际，特别是对女性患者，应着重从肝入手，首辨气郁，注意其化火、生风及挟痰、挟瘀的情况。

《杂病源流犀烛·痰饮源流》所说："人自初生，以至临死，皆有痰……变怪百端，故痰为诸病之源，怪病皆由痰成也。"即"怪病多痰"。痰既是病理产物也是发病之因，对痰的治疗应首分脏腑虚实，其次应审标本缓急。治痰还须理气，气顺则津液自无停积成痰之患。同时治痰应兼治火，气火偏盛灼津成痰者，治宜清降；气火偏虚津凝为痰者，又当温补，如"病痰饮者，当以温药和之"。若治疗使顽痰化，则三焦畅、气血达，诸多病症则不难得除。

叶天士《临证指南医案》："大凡经主气，络主血，久病血瘀。"瘀血与痰浊一样，既是病理产物，又是导致多种病症的病理因素，凡疑难杂病临床上如反映"瘀血"病理特征，或兼有"瘀痛"，青紫瘀斑，癥瘕积聚，"瘀热"，舌青紫斑点，脉涩、结、沉、迟，出血，精神神志和感觉、运动异常等"瘀血"症状者，皆可采用"活血祛瘀"法。且在应用活血祛瘀法时应掌握主症特点和病的特殊性，采取相应祛瘀法，加强针对性，提高对疑难杂症的治疗效果。

四、临床特点

疑难杂病多非一脏一腑为病，病变往往涉及多个层次、多个脏腑。可同时患有数病，如合病、并病等。由于五脏互为资生制约，脏与腑表里相合，病则互相影响，故治疗不仅要按其生克关系从整体立法，有时还需两脏或多脏同治，把握疾病传变的规律。治病不如防病，上工治未病，采取先期治疗，未病先防，既病防变，如"见肝之病，知肝传脾，当先实脾"，当是治疗疑难杂病的捷径。

五、历代医家对疑难病的认识

中医治疗的重要原则之一就是调和人体阴阳的偏盛偏衰，使其达到相对平衡状态。《素问·至真要大论》说："谨察阴阳所在而调之，以平为期。"《灵枢·邪客》指出："补其不足，泻其有余，调其虚实，以通其道。"《素问·三部九候论》"必先度其形之肥瘦，以调其气之虚实，实则泻之，虚则补之。必先去其血脉，而后调之，无问其病，以平为期"。药物治疗的枢机在于以药味之偏调节人身阴阳之偏，从而达到平衡。辨证论治要注意两点，首先须明辨证候性质，如用温法时，要注意有无真热假寒的情况；其次注意补偿量要适当，即用药剂量恰到好处。华佗可谓外科学的鼻祖，首创麻沸散治疗外科疑难杂病。汉代张仲景对疑难杂病总的概括为"观其脉症，治犯何逆，随证治之"。唐代王冰在"治病求本，本于阴阳"的原则指导下，临证强调应明辨阴阳水火。对于真阴虚损者，主张"壮水之主，以制阳光"；对于阳气不足者，主张"益火之源，以消阴翳"。孙思邈是古今医德医术堪称一流的名家，善搜集民间验方、秘方来治疗疑难杂病，其"大医精诚"被后世医家作为行医准则，为疑难病的攻克奠定了思想基础。宋代钱乙将五脏辨证方法运用于小儿，为儿科疑难病的治疗提出了辨证方法。刘完素倡伤寒火热病机制论，主寒凉攻邪。张元素的脏腑辨证说对中医学的发展做出了重要的贡献。张从正主张攻邪，反对妄用温补，力主"邪气加诸身，攻之可也"，要祛邪正始能安。李杲主张"脾胃内伤，百病由生"，重视脾胃功能的调节。朱丹溪主张"相火论""阳有余阴不足论"，并在此基础上，确立"滋阴降火"的治则。张景岳善辨八纲，探病求源，擅长温补，并在其医学著述和医疗实践中充分反映，治疗虚损颇为独到。清代的王清任善从瘀血论治疑难杂病。叶天士提出"胃为阳明之土，非阴柔不肯协和"，主张养胃阴；

在妇科方面，阐述了妇人胎前产后、经水适来适断之际所患温病的证候和治疗方法；对中风一症有独到的理论和治法。他还提出久病入络的新观点和新方法，如此等等，不一而足。近代名医张锡纯融汇中医西药。他每遇疑难重证，辗转筹思，查考书籍，一旦有定见，虽昏夜立命车亲赴病家调治。施今墨曾说"治疑难大症，必须集中优势兵力，一鼓作气，始能奏效，因循应付，非医德也"。

历代医家重视疑难病的诊断及治疗，不同时期环境，不同专业专长，疑难病类型不尽相同，百家争鸣，但历代医家之所以称得上是名医必以大医之精神，必以辨证贯穿治病的始终，其中交叉个人独到见解及理论。

六、中医治疗的优势

对疑难杂病的诊治，应以动态平衡为原则把握人体阴阳平衡，可"无问其病，以平为期"。高老师在内科、妇科及儿科方面均有较深造诣，高老师经常说的一句话就是"真正一个中医大家不是专家"，高老师十分重视中医经典理论，每天无论多忙总要拿起书本学习，《伤寒论》及《金匮要略》等经典条文烂熟于心，虽已年过甲子，但记忆力不减，不同病种的重点、常用方剂常能娓娓道来。"我在临床中遇到很多患者，多次治疗效果都不理想，可他还是找你看病，患者的信任督促我不断地学习不断地进步"，是患者造就了名医。《千金要方》说：读方三年，便谓天下无病不治；治病三年，乃知天下无可用之方。活学经典，结合临床，切忌生搬硬套、人云亦云、胶柱鼓瑟，要能钻进去，还能跳出来，年轻中医要从基本功练起。

高老师崇尚张仲景，在治疗疑难杂病善于应用经典理论作为指导。他的方剂多以《伤寒论》及《金匮要略》方剂为主。应用时能手到拈来，同时还要明白经方要旨、识其病机、掌握每个经方应用要点，可以做到方证对应，获取桴鼓之效；在具体应用时，当尊"但见一证便是，不必悉具"之旨，抓主要症状，不必苛求全面，处方用药常尊原方剂量，亦常根据临床实际情况，取经方之法度而选某方中主药或是能够体现该方组方法度的一二味药物应用，也常取奇效。

中医的历史源远流长，不同的生活环境，造就着人们不同的体质，也造就了一个时代的中医。高老师主张对历代名家医著和古人经验，要融会贯通，验之临床，并加以发展，反对脱离实际，奢谈理论；对汉代以后的学术流派勤求博采，撷英咀华，尤其受李东垣、叶天士影响最深，尊崇路志正大师，最重脾胃，湿邪常在，不独南方多见，北方亦多湿邪的观点。高老师宗温病学说而不泥于四时温病，冶伤寒、温病于一炉，对清代叶、薛、吴、王等诸家的温病学说尤为服膺，并颇有心得。他反对抱残守缺、故步自封，临床诊病细致入微，常常灵活运用各家学说经验治疗各科疑难杂病。临证诊病时他常参天时地理，人事体质，诸种因素，全面斟酌，辨证求因，治病求本，处方用药，果敢审慎，殚精竭虑，务求其当。

中医的五脏理论是中医最基础也是最有代表性的理论，五脏之间相生相克，生化无穷。人是一个整体，五脏六腑不是孤立着的一个个脏器，它们之间在生理上相互促进又相互制约着，以五脏为中心，配以五行，通过五脏之间的生克制化来维持人体的生理平衡；在病理上相乘、相侮和母子关系而相互影响，相互转化。对某些难治重症，经常规治疗无效者，高老师常能另辟蹊径，从脏腑相关理论中求之，多获奇效。"见瘀休治瘀、重审因论治，见心休治心、重从整体辨治，权衡标本缓急、重治病求本"病变在心，但其发生又与肺、脾、肝、肾有着密切关系，这些脏器的功能异常，亦可导致心的功能异常而发心绞痛，临证辨治，不可不知。"五脏六腑皆令人咳，非独肺也"，是《内经》示人以法则，而非独言咳嗽之治也，其他疾病皆然。

《金匮要略》有"四季脾旺不受邪"；李东垣"内伤脾胃，百病由生"。脾胃居中州，主斡旋气机，通调上下，是气机升降之枢，又是气血生化之源，人身之后天之本。高老师认为脾胃损伤，其一，气血营卫生化乏源，元气衰微，肌肤腠理不固，则而百病沓来；其二，升降失常，不但影响水谷精微之纳化、输布，还会打破整个人体之阴阳、气血、水火之升降平衡，而变证百出；其三，脾胃一败，则药食难施；其四，脾居中州，灌溉四旁。脾胃健而五脏安，脾胃受损，则易殃及四旁，致其功能紊乱。加之当今之世，世人多恣食醇酪肥甘，或多生冷，或过服药物为害，戕伐脾胃；或感于社会压力，思虑过度伤脾，使脾气郁结，运化失职等均可致脾胃功能受损，使得水饮不化，聚而为湿为痰，变生百病。思为脾所主，脾居中属土，为五脏六腑之源，气机升降之枢纽。故情志所伤，虽有先伤所藏之脏，但终必及于脾胃。影响脾之运化、胃之受纳，最终导致气血化生障碍，运行输布失常，精血耗伤，诸病由生。高老师调治脾胃病，亦常以心、肝、脾入手，认为五脏气机失调是情志病的辨治关键。

随着社会的发展，人们的居处环境、工作条件得到了极大的改善，身体素质有了明显的提高，抵御外邪的能力明显增强，外湿致病明显减少。同时随着生活的改善，饮食不节，损伤脾胃而导致的内湿病证明显增多。湿邪症状具有重浊性，湿为阴邪，其性重浊黏腻，所以湿邪为患，多有四肢沉重，周身倦怠，头重如裹等症。湿性秽浊，因此常把面色晦滞，带下腥臭，大便黏滞不爽，小便短黄或混浊，苔腻苔垢，作为诊断湿病的重要依据。湿性弥漫无形，无处不到，内而脏腑，外而躯体，四肢百骸、肌肉皮肤，均可侵犯，所以湿邪兼夹证多。治湿病，理气为先。湿性黏腻，易阻气机，湿病治疗首当疏畅气机。疏畅气机，应着眼于肺、脾、肝。脾属阴土而位居中央，既能运化水谷精微，又主人身之气机升降，所以脾具有坤静之德，又有乾健之能，可使心肺之阳降，肝肾之阴升，而成天地交泰之常，故为气机升降之枢纽。所以，只有脾肺之气机通畅，才能达到气化湿亦化的目的。高老师在治疗湿邪善用通、化、渗三法，"通"即宣通三焦气机，调理脾胃升降；"化"为注意湿邪的转化或温而化之，或清而化之，芳香化之；"渗"即甘淡渗湿，清热利湿等。临证以综合运用为多。治疗湿病，药不在多而在精，量不在大而在能中病，贵在轻灵活泼，恰中病机。轻灵之药多轻清宣肺，芳香流动之品以活泼醒脾，调畅气机，推陈致新。高老师常说补而勿壅，滋而勿腻，寒而勿凝，疏其气血，令其调达，而致和平。肺气畅，脾胃健，肝气调，则湿邪可祛，即便味厚气雄之药，使用方法不同，亦可改变其性。

高老师在临床辨证用方的同时结合现代中药研究成果加用一两味"验药"，能够显著提高疗效。例如：治疗糖尿病加用翻白草、金钱草、鬼箭羽，痹症加用五指毛桃、生地黄、乌蛇、全蝎等，癌症加用山慈菇、半枝莲等。

《素问·疏五过论》所论述的"圣人之治病也，必知天地阴阳……以明经道，贵贱贫富，各异品理，问年少长，勇怯之理……谨守此治，与经相明……审于终始，可以横行"。祖国医学之所以是个伟大宝库，不仅有独特的理论体系和丰富的医疗经验，被数十万中医药人员所掌握，为广大人民防病保健工作服务，且有浩如烟海的医药书籍，是我们取之不尽、用之不竭的宝贵财富。蒙古族、藏族、维吾尔族等少数民族医学，更是别具一格，各有特色，为少数民族的医疗保健事业做出了贡献。此外，还有不少行之有效的医疗方法和单方验方等，流传在民间，同样是祖国医学的组成部分，这些散在于民间的有效疗法，确是丰富多彩，值得挖掘、整理和研究，加以提高，不应等闲视之。高老师非常重视民间单方和验方的搜集整理，经常灵活运用民间单方、验方治疗各科疑难病症，并且多有发挥，拓宽了临床治疗思路，扩展了民间单验方的应用范围，提高了临床疗效。

疑难杂病也是病，高老师常说"没有治不好的病，只有治不好病的医生"，《灵枢·九针十二原》也有"言不可治者，未得其术也"。在临床工作中也要懂得借鉴前人的错误，引以为鉴。中医是中华民族的瑰宝，只有不断攻克疑难杂症，只有不断地交流进步、相互学习，才能真正地把中医发扬光大。

第三章　高社光治疗疑难病医论

第一节　谈经典理论论治疑难病

一、邪在胆，逆在胃

《灵枢·四时气》云："邪在胆，逆在胃，胆液泄则口苦，胃气逆则呕苦，故曰呕胆。"胆胃同属于六腑，两者关系密切。肝胆疏泄正常，胆汁排放有序，则注入肠道，参与食物的消化吸收。若邪郁肝胆，疏泄失司，木郁犯胃，胃气上逆，则胆汁随逆而呕，出现呕苦、泛酸等肝胃不和之证。其病机为胆热犯胃，胃失和降，治疗应以清泻胆火，降胃止呕。

段某，男，56岁，2013年9月12日初诊。反复烧心、吞酸2年余，加重1月。患者慢性胆囊炎史1年，2年前因持续饮酒出现烧心、胃痛，经住院治疗，症状缓解，后烧心、吞酸反复发作，时轻时重，曾诊为胆汁反流性胃炎，借雷尼替丁、奥美拉唑控制，遇饮酒食肉，或情志不遂，则症状加重。1个月前，因事烦心饮酒而致右胁、胃脘灼痛，痛彻肩背，烧心，呕吐黄酸苦水，甚者红褐色液体，刺激咽喉及食道辛辣灼热感，纳差欠馨，口干苦，夜卧不安，诸药不效。经查B超：胆囊壁增厚、粗糙；胃镜显示：胃黏膜充血、水肿、糜烂，胆汁反流；^{13}C吹气实验检查：幽门螺杆菌阳性。舌红、苔薄黄腻，脉弦。诊为胆热犯胃，胃失和降之吞酸。治宜清泻胆火，和胃降逆。方药：柴胡12g，黄芩12g，黄连8g，姜半夏10g，竹茹12g，党参15g，蒲公英20g，吴茱萸4g，乌贼骨15g，浙贝母12g，旋覆花10g（包），代赭石12g，茯苓15g，陈皮10g，延胡索12g，白及10g，三七粉5g，甘草10g，生姜10g。

二诊：胃痛消失，吞酸减轻，已无吐红褐色液体。上方去延胡索、白及，继服7剂。

三诊：烧心、吞酸明显消失，余症减轻。复查胃镜示：慢性浅表性胃炎。经查：

幽门螺旋杆菌阴性。上方去吴茱萸、乌贼骨、浙贝母、旋覆花、代赭石，继服 7 剂，善后。

该病为胆热犯胃、胆汁随胃气上逆而致，选半夏泻心汤、小柴胡汤、旋覆代赭汤等合方加减，取其清胆热、降胃气、和胃酸之效。

二、阳加于阴为之汗

《素问·阴阳别论》曰："阳加于阴谓之汗。"张志聪曰："汗乃阴液，由阳气之宣发，而后能充身泽毛。"生理情况下，汗为水谷精微之化生，阴津得阳气之温煦蒸发，鼓动外泄而为汗。但在病理情况下，阳虚不能摄津则自汗、盗汗；阳热亢盛，疏泄太过，迫津外泄，则汗出溱溱；也有阴津不足，无以资汗，则见无汗；更有阳虚，腠理枯涩，无力鼓动阴津，也可无汗。

周某，女，45 岁，2014 年 6 月 18 初诊。全身无汗一年余。一年前，无明显诱因渐及全身无汗，甚者剧烈活动、饮汤进粥也未见汗出，伴四肢发凉，冬季肢节冷痛，夏季衣服不减，面色㿠白，体倦乏力，经期提前，量多色淡，舌淡胖、苔薄白，脉细弱。诊为阳气亏虚，鼓动无力之无汗证。治宜温阳益气，开泄腠理。方药：制附子 10g，麻黄 10g，桂枝 10g，细辛 5g，白芍 12g，当归 12g，黄芪 15g，炙甘草 10g，通草 8g。7 剂，水煎服，每日 1 剂，服药后嘱其饮热稀粥。

二诊：药后四肢转温，手心时有微汗，继服上方 7 剂。

三诊：服 3 剂后，手足心蛰蛰汗出，四肢温暖，诸症缓解。

该患者为阳气亏虚，不能鼓动阴津外泄则无汗，四肢末失温则肢厥，不暖胞宫则宫寒，月经提前量多色淡，方用麻黄附子细辛汤合当归四逆汤加减。附子、细辛温中回阳，麻黄、桂枝开泄腠理，黄芪、甘草益气温阳升提，当归、通草温通阳气，白芍酸收，取其散中有敛之效。

三、脾者土也，治中央，孤脏以灌四旁

《素问·太阴阳明论》曰："脾者土也，治中央。"《素问·玉机真脏论》中曰："脾脉者土也，孤脏以灌四旁者也。"脾属土，土生万物，位居中州，脾胃为后天之本，气血生化之源，气机升降之枢，化生水谷精微，以灌溉四旁，营养周身。若中州健运，气血化源充足，则正气存内，邪不可干；若脾胃损伤，气血匮乏，则邪之所凑，其气必虚；脾胃衰败，则药食难施，则病危难愈。《灵枢·本神》曰："脾气虚则四肢不用，五脏不安。"《脾胃论》曰："胃虚，脏腑经络皆无所受气而俱病。"《景岳全书·卷十七》

云："善治脾者，能调五脏，即所以治脾胃也。"所以"治脾胃即可以安五脏"。路老提出"持中央，运四旁"。治中央，可使后天精气充足，先天精气得以培育，脏腑精气充足，五脏得安，则有利于疾病痊愈。所以在治疗慢性消耗性疾病或疑难杂症时，从脾胃着手，调理中央，就能沉疴之中转出生机，故曰"有一分胃气，便有一分生机"。

苗某，男，81岁，2008年2月22日初诊。因痴呆，左半身不遂2年，厌食1个月而入院。曾患肺心病26年，冠心病、房颤4年，老年性脑痴呆3年。2年前突发脑梗死，经治疗留有左侧肢体活动不利，语言謇涩，流涎，生活勉强自理，神志呆滞，健忘，头晕，日渐加重。近一个月来，不欲饮食，脘闷呕恶，体倦乏力，少言寡语，近事善忘，嗜卧少动，步态艰难，痰黏不易咯出，面色晦暗。头颅CT检查：①右侧基底核片状低密度软化灶伴多发性小片低密度影；②老年性脑改变。舌胖、暗淡、苔白腻，脉细滑，诊为中气不足，痰瘀阻络之证。治宜健脾醒胃、振奋中阳、化痰通络。方药：黄芪30g，党参15g，炒白术15g，茯苓20g，陈皮12g，姜半夏10g，木香10g，砂仁8g，藿香10g，枳实12g，莱菔子20g，焦三仙各15g，浙贝母15g，竹茹12g，石菖蒲15g，郁金12g，远志10g，水蛭10g，地龙15g，制附子6g，桂枝10g。7剂，水煎服。

二诊：药后饮食渐增，无脘闷呕恶，大便已畅。继服上方7剂。

三诊：食欲正常，气力渐增，能下床活动。上方去浙贝母、竹茹，加生地黄15g，山茱萸12g，肉苁蓉12g，巴戟天12g。继服10剂。

四诊：患者活动有力，生活能自理，仍左侧肢体活动不利，语言謇涩，健忘等，余症消失，出院带如下方药：生熟地黄各15g，山茱萸12g，黄芪30g，当归15g，人参12g，炒白术15g，茯苓20g，陈皮12g，姜半夏10g，砂仁8g，藿香10g，莱菔子20g，炒谷麦芽各15g，天麻12g，葛根15g，竹茹12g，石菖蒲15g，郁金12g，远志10g，水蛭10g，地龙15g，制附子6g，肉桂6g，肉苁蓉12g，巴戟天12g。20剂。水煎服。后来电告知，纳可，便溏，病情趋向好转。

患者久病入络，耗伤气血，脾胃诸脏皆不足，中州失司，运化不及，聚湿生痰，旁及诸脏，则病情加重。治疗始终不离脾胃，振奋中阳，运转中州，配合益气活血，化痰通络，则病情趋向好转。

四、脾病而四肢不用

《素问·太阴阳明论》云："脾病而四肢不用……今脾病不能为胃行其津液，四肢不得禀水谷气，气日以衰，脉道不利，筋骨肌肉皆无气以生，故不用焉。"脾主肌肉四肢，脾健则肌肉丰满强健，肢体有力，活动自如。若脾病不能为胃行其津液，气血生化无源，四肢得不到水谷充养，则四肢肌肉痿削，软弱不用。或久居湿地、冒雨涉水；或嗜食肥甘厚腻，损伤脾胃，聚湿化热，湿热浸淫筋脉，气血不行，肌肉弛纵不收；或脾胃素虚气血化源不足，肌肉筋脉失养致四肢不用。反之，四肢的运动，有利于脾胃的运化，故宜从脾胃治疗，或清热利湿，或健脾益气，均能收效显著。

王某，男，35 岁，2009 年 4 月 8 日初诊。四肢痿软无力 3 个月余，加重半月。3 个月前无明显诱因，始觉四肢活动无力，渐及活动不利。近半月，病情加重，手不能握物，足不能远行，两眼睑下垂，右侧稍甚，诊为重症肌无力。经激素、能量等药治疗，疗效不显，延余诊治，见四肢肌肉消瘦，面色㿠白，乏力，纳差，腰膝酸软，舌淡胖、边有齿痕、苔薄白，脉沉细。诊断为脾肾两虚、气血不足之痿证。治宜健脾益肾、益气养血通络。方药：生黄芪 50g，党参 18g，炒白术 15g，陈皮 10g，砂仁 6g，炒谷麦芽各 15g，当归 15g，炙甘草 10g，升麻 10g，附子 10g，鹿角胶 10g（烊），熟地黄 18g，山茱萸 12g，菟丝子 10g，五爪龙 30g，鸡血藤 18g，川续断 15g，杜仲 12g。10 剂，水煎服。

二诊：药后肢体渐感有力，食欲增加。继服 10 剂。

三诊：肢体活动较前有力，手能握轻物，腰酸改善，方去川续断、杜仲。继服 10 剂。

四诊：肢体活动有力，眼睑下垂改善，上方汤剂改制丸药，继服 3 个月。

该患者为脾肾两亏，气血生化乏源，不能充养肌肉，则肢体消瘦不用。治宜健脾益肾，益气养血通络而收效。

五、天运当以日光明

《素问·生气通天论》云："阳气者，若天与日，失其所，则折寿而不彰，故天运当以日光明。"太阳普照，离照当空，大地温和，生机无限。若天无此日，天体不运，则昼夜不分，四时无序，万物不彰。人身之阳气，犹如天日，心为阳中之阳，运行气血，充养全身。若心阳不足，寒湿、痰浊、瘀血、气滞等病邪，乘虚侵居阳位，闭阻胸阳，则胸痹心痛，就会损害寿命。正如喻嘉言所说："胸中阳气，如离照当空，旷然无外，设地气一上，则窒塞有加，故知胸痹者，阳气不用，阴气上逆之候也。"叶天士亦指出："若夫胸痹者，但因胸中阳虚不运，久而成痹。"脾居中州，主运化水湿，为气机升降之枢纽，凡外感寒湿，或饮食不节，致使脾胃损伤，聚湿生痰，痰浊上乘，闭阻胸阳则发胸痹。高老师多从脾胃论治胸痹，健脾化湿，芳香化浊，开胸散结，收效显著。

李某，男，57 岁，2013 年 8 月 16 日初诊。主诉：心前区憋闷疼痛 3 年，加重半月。

患者 3 年前因劳累而致胸闷心痛。曾去医院诊为冠心病心绞痛，服异山梨酯、倍他乐克、丹参滴丸等症状缓解，后不时发作。半月前，因冒雨行走，诱发心前区憋闷疼痛，值阴雨闷热天气尤甚，服硝酸甘油可缓解，伴胸闷脘痞，纳差，肢体困重，头昏不清，口黏。心电图检查：心下壁供血不足。舌胖有齿痕、质暗淡、苔白厚腻，脉细滑。诊为湿浊痹阻，胸阳不展之胸痹。治宜健脾化湿、温通心阳。方药：茯苓 15g，桂枝 10g，法半夏 12g，陈皮 10g，杏仁 10g，薏苡仁 30g，白豆蔻 6g，厚朴 12g，枳壳 10g，瓜蒌 12g，薤白 10g，藿香 10g，荷梗 10g，石菖蒲 12g。7 剂，水煎服，每日 1 剂。

二诊：药后心前区疼痛次数减少，诸症减轻。继服上方 10 剂。

三诊：患者胸痛未发作，饮食改善，肢困、头昏明显减轻，舌淡暗、苔薄腻，脉细滑。继服上方 10 剂。后电话随访，诸症消失。

患者平素胸阳不足，脾虚湿盛，复感外湿，内外合邪，乘居胸阳，痹阻不通，则发胸痹心痛。治宜健脾芳香化湿，开胸温阳散结之法，使其心阳，离照当空，阴霾自散，恰合病机而收效。

六、诸躁狂越，皆属于火

《素问·至真要大论》病机十九条中"诸躁狂越，皆属于火"，是言多种躁动不安，狂乱奔走、行为越常、神志失常的病证，多与火邪有关。或情志不遂，五志化火；或痰火扰心，心神不安；或阴亏火旺，内扰心神，神不守舍，皆可导致该病发生。治疗多以清心泻火，涤痰安神之法，每每收效。

张某，女，23 岁，2013 年 3 月 10 日初诊。神志错乱，狂躁不安半年，加重半月。半年前，因精神刺激出现神志错乱、烦躁不安，时而郁闷不舒，失眠，多梦易惊，时轻时重，曾服镇静药病情稍缓解，但停药又发，症状渐及加重。半月前因家事不遂致烦躁易怒，打骂狂言，整日不休，彻夜不眠，甚者离家出走，伴面红目赤，痰涎壅盛，大便秘结，舌红、苔黄燥，脉滑数。诊为痰火扰心，神不守舍之狂证。治宜清心涤痰，重镇安神之法。方药：礞石 10g，黄芩 10g，黄连 10g，大黄 12g，生铁落 30g，天竺黄 10g，胆南星 10g，浙贝母 12g，生地黄 10g，茯神 25g，珍珠母 30g，龙骨 30g，牡蛎 30g，石菖蒲 12g，郁金 12g，炒枣仁 30g，远志 10g，合欢花 15g，丹参 15g。7 剂，水煎服，每日 1 剂。

二诊：药后患者大便泻下半痰盂，神志较前稍稳定，晚上能睡 3 ～ 4 小时。上方减大黄至 8g。继服 10 剂。

三诊：药后神志稳定，睡眠明显好转，能睡 5 ～ 6 小时，吐痰量少，自述月经量少，有瘀块，舌尖红、苔白，脉弦。上方去生铁落、龙骨、牡蛎、珍珠母，加当归 15g，桃仁 10g，红花 10g。7 剂，水煎服，每日 1 剂。

四诊：睡眠正常，情绪稳定，更上方：黄芩 10g，黄连 10g，胆南星 10g，竹茹 12g，枳实 10g，茯苓 15g，茯神 25g，石菖蒲 10g，郁金 12g，远志 10g，青陈皮各 10g，柴胡 12g，法半夏 10g，龙骨 30g，牡蛎 30g，炒枣仁 30g，炙甘草 10g。10 剂，水煎服。电话随访，诸症皆消。

患者长期情志不遂，久郁化火，炼液成痰，痰火扰心，神不守舍而致狂证。初用生铁落饮合礞石滚痰丸清心降火、重镇安神。症状缓解，病情稳定后，改用黄连温胆汤合柴胡加龙骨牡蛎汤善后而收效。

七、消渴，治之以兰

《素问·奇病论》云："有病口甘者……此五气之溢也，名曰脾瘅。夫五味入口，藏于胃，脾胃之行之精气，津液在脾，故令人口干也，此肥美之所发也，此人必数食甘美而多肥也，肥者令人内热，甘者令人中满，故其气上溢，转为消渴。治之以兰，除陈气也。"瘅者热也，脾瘅乃由于嗜食甘美肥腻之品，湿热蕴积而致的以口甘为主要特征的病，脾瘅可转为消渴，治疗可用佩兰、藿香、陈皮、苍术等之类的药物，芳香醒脾，化浊辟秽，清热利湿，以祛除体内郁积的陈腐秽浊之气，使中州得运，水谷得布，五脏六腑得以濡润。

苏某，男，55 岁，2013 年 8 月 17 日初诊。头晕，嗜睡，身体困重 3 个月。患者身体肥胖，喜酒嗜肉。3 个月前，出现头晕头沉如裹，嗜睡好逸，身体困重，呕恶口黏，口渴纳可，大便不爽。生化检查：甘油三酯 3.8mmol/L，胆固醇 5.9mmol/L，空腹血糖 8.7mmol/L。舌胖、苔白腻，脉滑。诊为湿浊困脾，脾虚不运之证。治宜芳香化浊、醒脾祛湿。方药：藿香 10g，佩兰 10g，杏仁 10g，薏苡仁 30g，白豆蔻 6g，厚朴 12g，茯苓 20g，半夏 10g，陈皮 10g，苍术 12g，荷叶 10g，葛根 15g，川芎 15g，天麻 15g，蔓荆子 12g，石菖蒲 12g，郁金 10g。7 剂，水煎服，每日 1 剂。并嘱其忌烟酒，清淡饮食。

二诊：药后大便黏腻，次数增加，头晕减轻，检查空腹血糖 8.0mmol/L。继服上方 7 剂。

三诊：大便次数减少，头晕嗜睡明显减轻，检查空腹血糖 7.4mmol/L，舌苔薄腻，脉细滑。继服上方 10 剂。

四诊：大便已成形，余症消失。生化检查：甘油三酯 2.4mmol/L，胆固醇 5.1mmol/L，空腹血糖 7.0mmol/L，舌苔薄腻，脉细滑。继服上方 7 剂，善后。

该患者为湿浊困脾，脾虚不运之证，方用藿朴夏苓汤加葛根、川芎、天麻、蔓荆子、石菖蒲、郁金，芳香化湿，通阳开窍。药后大便次数增加，为湿浊排泄之故，大便成形乃"脾家实，腐秽当去故也"。

八、髓海不足则脑转耳鸣

《灵枢·脉度》说："肾气通于耳，肾和则耳能闻五音矣。"《灵枢·海论》曰："髓海不足，则脑转耳鸣。"耳为肾窍，足少阴肾经上行于耳，肾精充足则耳闻而聪，肾主骨生髓通于脑，若先天不足，肾精不充，或房劳过度，肾精亏耗，髓海空虚，不能上濡清窍，则耳鸣如蝉，头晕目眩，腰膝酸软。治宜滋补肾精、宣通耳窍，每获良效。

肾虚眩晕主要在于肾精亏损，以肾主藏精生髓，肾虚精亏，不能充养清窍则见眩晕、耳鸣、精神萎靡、腰膝酸软，甚则遗精、盗汗。故"髓海不足，脑转耳鸣，胫酸眩冒，目无所见"，治宜补肾填精，可选左归饮、杞菊地黄丸或龟鹿二仙胶之类。

病例1.季某，男，75岁，2014年8月3日初诊。眩晕耳鸣，腰膝酸软3年余。现症见：眩晕，耳鸣，腰膝酸软，神疲乏力，少寐健忘，心烦口干，舌红苔薄，脉细。诊为肾精亏虚之眩晕。治宜滋养肝肾、益阴填精。方选左归丸加减，方药：熟地黄15g，怀山药15g，山茱萸15g，枸杞15g，当归10g，杜仲20g，川牛膝15g，炒龟甲20g，天麻10g，菊花10g。服15剂。该患者复诊4次，连服2个月药，诸症告愈，随诊未见其复发。

此证属典型肾虚之眩晕，因其年事已高，体质减弱，故病程较长。方中熟地黄滋肾益精，怀山药补脾益阴、滋肾固精，山茱萸养肝滋肾，枸杞补肾益精，当归补血，川牛膝、杜仲益肝肾、强腰膝、健筋骨，龟甲益肾健骨，天麻止眩，菊花养肝明目。肝肾得以滋养，眩晕自瘥。

病例2.董某，男，67岁，2013年11月10初诊。耳鸣1年余，加重1个月。一年前，因操劳过度，自感耳鸣如蝉，渐及加重，甚者昼夜不停，经多方治疗，疗效不佳。伴头晕健忘，腰膝酸软，心烦，夜寐不安，舌苔薄黄，脉细弱。诊为肾精亏虚、虚火上炎之耳鸣。治宜益肾填精、滋阴降火。方药：生熟地黄各15g，山茱萸12g，怀山药15g，牡丹皮10g，茯苓15g，泽泻12g，石菖蒲15g，磁石30g，五味子10g，远志10g，炒酸枣仁30g，女贞子15g，墨旱莲12g，知母12g，黄柏12g，杜仲15g，怀牛膝15g。10剂，水煎服，每日1剂。

二诊：耳鸣时间明显缩短，日轻夜重，上方加龟甲胶15g。继服10剂。

三诊：耳鸣明显减轻，睡眠改善，诸症减轻，上方去炒枣仁。继服10剂。

四诊：耳鸣消失，余症愈。继服 7 剂，善后，随诊，3 个月未复发。

患者殚精竭虑，耗伤肾精，阴亏火旺，虚火上炎耳窍，而致耳鸣。方用左慈耳聋丸加知母、黄柏、女贞子、墨旱莲，滋补肾精，清降虚火而收效。

九、上气不足，耳为之苦鸣

《灵枢·口问》："上气不足，脑为之不满，耳为之苦鸣，头为之苦倾，目为之眩。"头为诸阳之会，五脏六腑之精气皆上会于头。耳为宗脉之所聚，十二经脉所灌注，若思虑太过，劳倦太甚，久病不愈致使脾胃气虚，气血生化匮乏，或中气下陷，不能上充清窍，则眩晕耳鸣。治宜益气升清。方用补中益气汤或益气聪明汤加减，每获良效。

王某，女，50 岁，2014 年 3 月 8 初诊。耳鸣 3 个月，加重半月。3 个月前，因忙于家事，出现头晕耳鸣，休息稍减，稍劳则重。半月前，又因劳累，耳鸣症状加重，声细如蝉，伴头晕乏力，心悸气短，失眠纳差，面色㿠白，舌淡苔白，脉细弱。诊为中气不足、清阳不升之耳鸣。治宜补中益气、升清开窍。方药：党参 18g，黄芪 30g，炒白术 15g，白芍 12g，炙甘草 9g，葛根 15g，升麻 8g，蔓荆子 12g，黄柏 10g，磁石 30g，远志 10g，炒酸枣仁 30g，茯神 25g，石菖蒲 12g，川芎 15g，当归 15g。10 剂，水煎服，每日 1 剂。

二诊：耳鸣及诸证明显减轻。继服上方 10 剂。

三诊：耳鸣消失，睡眠改善，诸症皆愈，上方去炒枣仁。继服 7 剂，善后。随诊 2 个月未复发。

该患者烦劳过度，损伤脾胃，中气虚陷，不能上充于耳而致耳鸣。用益气聪明汤加味治疗，收效明显。

十、湿与温合，蒸郁而蒙蔽于上，清窍为之壅塞

《温热论》曰："湿与温合，蒸郁而蒙蔽于上，清窍为之壅塞，浊邪害清也。"湿为阴邪，重浊黏腻，热为阳邪，其性炎上，湿热相搏，胶结难解，热蒸湿动，蒙蔽于上，壅塞清窍，可见耳鸣如潮，反复发作，缠绵不愈。治宜清热利湿、化痰开窍。方用温胆汤加减。

赵某，男，48 岁，2013 年 8 月 10 日初诊。耳鸣如潮 5 个月，反复发作，时轻时重，自觉耳中憋闷，黏腻感，体胖，伴头晕，痰多，口干苦，大便黏腻不爽，舌苔黄腻，脉滑。诊为湿热蕴结、上蒙清窍之耳鸣。治宜清热利湿、化痰开窍。方药：黄连 10g，黄芩 10g，竹茹 12g，枳壳 12g，茯苓 20g，陈皮 10g，法半夏 10g，胆南星 9g，石菖蒲

15g，郁金 12g，荷叶 10g，蔓荆子 10g，滑石 10g，通草 10g。10 剂。水煎服，每日 1 剂。

二诊：耳鸣稍减，上方加天麻 10g，葛根 15g。继服 10 剂。

三诊：耳鸣声音减小，诸证减轻。继服上方 10 剂。

四诊：耳鸣明显减轻，时有反复，继服 10 剂。

五诊：耳鸣基本消失，诸症皆愈。继服上方 7 剂，善后。随诊 2 个月未复发。

该患者湿热蕴结，上蒙耳窍，发为耳鸣，湿热黏腻，反复发作，方用黄连温胆汤加荷叶、蔓荆子升阳通窍，滑石、通草引湿热从小便而出，则耳鸣得愈。

十一、汗出见湿，乃生痤痱

《素问·生气通天论》曰："汗出见湿，乃生痤痱。"正值汗出，遇风寒湿邪袭之，则汗出不畅，郁于肌肤而蕴热，则易发生痤疮和疖痱。不仅为此，若嗜食肥甘厚味，酒肉辛辣，损伤脾胃，聚湿生热，或久居潮湿，湿热蕴结肌肤，也可发为痤痱，唯痤疮为重。湿热致病，常反复发作，缠绵不愈。多见痰湿体质，阳气旺盛之人。治宜清利湿热、解毒散结、宣透邪气。

王某，男，32 岁，2013 年 7 月 6 日初诊。面部痤疮，反复发作 1 年余，加重 3 个月。患者嗜好烟酒辛辣，体胖。面部痤疮，此起彼伏，反复不愈，丘疹红肿疼痛，瘙痒，有脓疱，面颊、下颌部有散在的硬结、囊肿及色素沉着，面部垢腻，头皮脂溢明显，伴心烦口渴，大便黏腻不爽。舌尖红、苔黄腻，脉滑。诊为湿热蕴结之痤疮。治以清利湿热、解毒散结、宣透邪气。方药：黄连 10g，黄芩 12g，炒栀子 10g，淡豆豉 10g，酒大黄 10g，薏苡仁 30g，苍术 10g，土茯苓 30g，车前草 30g，地肤子 15g，白鲜皮 15g，当归 15g，赤芍 15g，僵蚕 10g，蝉蜕 10g，姜黄 10g，败酱草 20g，白花蛇舌草 30g，夏枯草 15g，牡蛎 30g。10 剂，水煎服，每日 1 剂。并在硬结处外涂丹参注射液，每日 2 次。嘱其忌用凉水洗脸及食辛辣刺激食物。

二诊：丘疹及脓疱明显减少，大便通畅，余症减轻。上方加浙贝母 12g，山慈菇 8g。继服 10 剂。

三诊：丘疹稀疏散在，无脓疱，皮下硬结部分消退，大便调。继服 10 剂。

四诊：面部丘疹、硬结消退，色素沉着改善，余症消失。继服 10 剂。随访 3 个月未复发。

该患者为湿热内蕴，郁结于面部肌肤，发为痤疮。用黄连解毒汤加薏苡仁、苍术、土茯苓、车前草等清热利湿解毒、升降散宣透湿热；浙贝母、山慈菇、夏枯草、牡蛎、败酱草、白花蛇舌草解毒散结。

十二、阳气者，精则养神，柔则养筋

《素问·生气通天论》云："阳气者，精则养神，柔则养筋。"此言是指阳气的生理功能，原文为倒装句，应理解为"阳气者，养神则精，养筋则柔"。阳气可充养神气，使神气精明；可温养形体，使形体（筋脉）活动自如。肢体运动障碍性疾病如中风偏瘫，或神志障碍性疾病，多与阳气不足，失于养神柔筋有关。通过调补阳气，使阳气发挥"精则养神，柔则养筋"之功，精神旺盛，神气十足，肢体筋脉强健，运动自如。

贾某，男，58 岁，2013 年 7 月 29 号初诊。嗜睡，精神萎靡 3 个月余，加重半月。患者形体肥胖，平素嗜好烟酒肉食。3 个月来常感困倦，纳差，乏力，嗜睡，精神萎靡。近半月症状加重，白昼嗜睡绵绵，甚者轻叫不应，重则刺激方醒，醒后又睡，夜间睡眠不实，伴身体沉重，呵欠，头晕头沉，胃脘胀满，恶心，纳差，嗳气，舌苔白腻，脉濡缓。生化检查：总胆固醇 6.97mmol/L，甘油三酯 6.82mmol/L，头颅 CT 提示基底核腔隙性梗死。诊为湿浊困脾、清阳不升之嗜睡。治宜健脾利湿、升阳开窍。方药：苍术 10g，厚朴 10g，清半夏 12g，陈皮 12g，茯苓 25g，薏苡仁 30g，杏仁 10g，白豆蔻 6g，荷叶 10g，升麻 10g，葛根 18g，防风 8g，石菖蒲 18g，远志 10g，郁金 12g，天麻 15g，川芎 12g，泽泻 15g，生山楂 30g，枳壳 12g。10 剂，水煎温服，每日 1 剂。

二诊：二剂药后大便次数增多，每日 3～4 次，继之次数减少，嗜睡症状减轻，饮食改善，舌苔薄腻，脉滑。继服上方 10 剂。

三诊：嗜睡明显减轻，精神较前好转，苔薄腻，脉滑。生化检查：总胆固醇 5.43mmol/L，三酰甘油 2.24mmol/L。继服上方 10 剂。

四诊：患者嗜睡消失，余症皆愈，苔薄白微腻，脉滑。继服上方 7 剂善后。

该患者嗜好烟酒肉食，痰湿内盛，阻遏脾阳，清阳不升，而致诸症。方用平胃散合三仁汤健脾化湿，清震汤加葛根、防风、川芎升举阳气；石菖蒲、远志、郁金化湿开窍；泽泻、生山楂降浊化湿。全方共奏化湿降浊、升阳开窍之效。

十三、胃不和则卧不安

"胃不和则卧不安"出自《素问·逆调论》："阳明者胃脉也，胃者六腑之海，其气亦下行，阳明逆不得从其道，故不得卧也。《下经》曰：胃不和则卧不安。"是由于饮食不节，宿食停滞，痰湿内阻，或肥甘厚味，醇酒炙煿，痰湿蕴热，胃气不和，阴阳之气受阻，阳不入阴，营卫失调，而致"不得卧""目不瞑""卧不安""不眠"等。其治疗法则乃补泻兼施、交通阴阳、和调营卫。"以通其道，而祛其邪"。所谓"通其道"者，则祛除邪气，开通阴阳交会之道路，使其调和贯通，则能安卧入眠，方用半夏秫米汤。《灵枢·邪客》曰："此所谓决渎壅塞，经络大通，阴阳和得者也。"由此而能"阴阳已通，其卧立至"。半夏秫米汤由半夏、秫米二药组成，药味简单而意旨深厚。半夏性温味甘能通阳，降逆而通泄卫气，《本草纲目》言半夏能除"目不得瞑"；秫米性味甘凉能养营、益阴而通利大肠，李时珍说："秫，治阳盛阴虚，夜不得眠，半夏汤（即半夏秫米汤）中用之，取其益阴气而利大肠也，大肠利则阳不盛矣。"根据具体病情，应适当化裁，如心脾两虚加党参、炒白术，痰热扰心加黄连、淡竹茹，食滞胃脘加陈皮、六神曲等。但方中半夏的用量较大，常可用至15～30g。秫米，今医以高粱米、薏苡仁代之。

周某，男，50岁，2016年9月10日初诊。2年前患者失眠多梦，不易入睡，易醒，醒后再难以入睡，甚则彻夜不眠，曾服艾司唑仑方可合眼，观前方服酸枣仁汤、安神定志汤等疗效不显，昼日昏昏欲睡，心烦，疲倦，脘闷纳差，口苦痰多，舌苔黄腻，脉滑。诊为痰热扰心、胃失和降之失眠。治宜清热化痰、和胃安神，方用半夏秫米汤合黄连温胆汤加减。方药：法半夏30g，秫米30g，夏枯草10g，黄连10g，竹茹12g，枳壳12g，陈皮10g，茯苓20g，茯神30g，石菖蒲12g，远志10g，郁金15g，合欢皮15g，夜交藤30g，黄芩12g，柴胡12g，栀子10g。7剂，水煎服，每日1剂。

二诊：药后失眠改善，夜间睡眠已达4小时，余症减轻。继服上方7剂。

三诊：失眠、饮食明显改善，心烦咳痰消失。继服上方7剂。

该患者痰湿内阻，蕴久化热，脾胃不和，气机不畅，痰热扰心，心神不安，则失眠，反复不愈，心烦口苦。方中重用半夏燥湿化痰、交通阴阳、引阳入阴；合用夏枯草善治失眠，用温胆汤清热化痰，竹茹止呕除烦，枳实行气消痰，石菖蒲、远志、郁金、茯神、合欢皮、夜交藤化痰宁心安神，黄芩、柴胡、栀子清热除烦。诸药合用清热化痰、和胃安神、痰去胃和则寐安。

十四、诸风掉眩，皆属于肝

肝风内动，即肝阳上亢，阳亢风动，上冲头目而致眩晕。《内经》云："诸风掉眩，皆属于肝。"《严氏济生方》又云："肝风上攻，必致眩晕。"此证每于情志刺激则发作益甚，见有眩晕，耳鸣，头胀且痛以及心烦，少寐，面色潮红，四肢麻木等症。治宜平肝息风，可选用天麻钩藤饮加减。

刘某，女，60岁，2014年7月14日初诊。眩晕，头胀，面麻2月余。眩晕半年，遇怒则加重，头胀，颜面麻木，口微干，腰膝酸软，舌苔薄而黄白相兼，脉弦而细。诊为肝阳上亢之眩晕。治宜平肝潜阳以息风。方用天麻钩藤饮加减。方药：天麻 15g，钩藤 20g，石决明 20g，川牛膝 15g，杜仲 15g，桑寄生 10g，夜交藤 10g，益母草 6g，茯神 15g，黄芩 6g，僵蚕 20g，甘草 6g。服 7 剂。

二诊：上症显减，舌脉如前。以原方再进 10 剂，痊愈。

本证因肝肾不足，肝阳偏亢，以致眩晕。治宜平肝潜阳以息风，治宜天麻钩藤饮。方中天麻、钩藤为平肝息风之要药；石决明性味咸平，以平肝潜阳、除热明目，与天麻、钩藤合用，加强平肝息风之功；川牛膝引血下行；黄芩清热泻火，使肝经之热不致上扰；益母草入肝活血；杜仲、桑寄生补益肝肾；夜交藤、茯神安神定志。证药相符，故收卓效。

十五、外证身体不仁，如风痹状，黄芪桂枝五物汤主之

见于《金匮要略》："血痹，阴阳俱微，寸口关上微，尺中小紧，外证身体不仁，如风痹状，黄芪桂枝五物汤主之。"阴阳俱微是阴阳气血营卫的不足；寸口关上微，尺中小紧，是阳气不足，感受风邪，血脉瘀滞，表现为局部肌肤麻木，甚者轻微疼痛为特征。治疗以黄芪桂枝五物汤，即桂枝汤去甘草之甘缓，倍生姜，加黄芪，以温阳益气、行阴通痹，即《灵枢·邪气脏腑病形》所说"阴阳形气具不足，勿取以针，而调以甘药"之意。凡证属气血不足，营卫不和，寒凝血瘀者，皆可选用。广泛用于面瘫、雷诺病、中风后遗症手足无力、肢体不仁者等，可加当归、细辛、川芎、红花、鸡血藤。本方治疗产后痹证疗效甚佳，根据产妇多有气血虚弱，营卫俱虚，卫阳不固，腠理空疏，易感受风寒侵袭的特点，故中用黄芪、桂枝为主，下肢疼痛加杜仲、牛膝、木瓜；上肢痛加防风、秦艽、羌活；腰疼重加补骨脂、川续断、狗脊、肉桂等。

孔某，男，30 岁，2013 年 8 月 19 日初诊。左侧面瘫 1 周。1 周前，因酒后夜卧，受电扇风吹，次日晨起突见左侧面肌瘫痪、麻木，口角向右侧歪斜，继之额纹消失，鼻唇沟平坦，流涎，怕风体倦懒言，面色不华，舌淡苔薄白，脉细弱。诊为卫阳不足，腠理空虚，风邪乘虚入络而致面瘫。治宜益气温阳、祛风通络。方药：黄芪 25g，桂枝 12g，白芍 12g，生姜 15g，大枣 12g，全蝎 9g，僵蚕 10g，防风 10g，红花 10g。7 剂，水煎服，每日 1 剂。

二诊：药后左侧面部肌肉麻木及口角歪斜减轻。继服 7 剂。

三诊：已能闭目，左侧面部肌肉麻木已基本消失，口角歪斜不明显。上方去全蝎、僵蚕。继服 5 剂病愈。

该患者营卫气血虚弱，卫阳不足，腠理空虚，风邪乘虚侵入颜面，脉络痹阻而致面

瘫。方用黄芪桂枝五物汤，益气温阳，祛风通络，加全蝎、僵蚕、防风、红花增强祛风通络、活血通脉之效。

十六、胆气上溢，而口为之苦

《素问·奇病论》曰："胆气上溢，而口为之苦。"是指口苦乃为胆气上溢所致。胆气上溢病机不同，而治疗异也。有肝阴不足，虚火上炎，胆气上溢者，表现口干苦，眼涩，大便干，舌红苔少，脉弦细。治宜滋养肝阴、泻火润肠。方药：生地黄15g，枸杞子15g，白芍15g，甘草15g，龙胆草3g，菊花10g，柏子仁15g。7剂，每日1剂，水煎服。

少阳胆郁，胆气上溢，表现口苦咽干目眩。治宜和解少阳，选用小柴胡汤。肝胆火盛，胆气上溢，表现口干苦，面赤烦躁，便秘者，治宜清泻肝胆，选用龙胆泻肝丸加牡蛎。

第二节　基于"审因辨治"思想治疑难病

一、缘　起

"审因辨治"是个既经典又新颖的话题，说它经典是说该法从《黄帝内经》时代开始就被强调了，主张诊疗疾病"必伏其主而先其所因"，但是，随着社会的发展和西医学的影响，很多医生注重的是目前的诊断、病理、生理等内容，也多从这个角度去考虑，很少或者说是忽略了中医学的"审因辨治"，临证之余，常思当重申之，所以又说是个新颖的话题。

高社光教授曾讲到，他偶读佛教之书，讲到因果报应，说"有因则必有果，有果则必有因，是谓因果之理"。由此联想到疾病的发生发展何尝不是如此。有一定的病因，在一定的条件下发生发展和转化，诊治疾病，当知其因，审因辨治。从解决和控制其因（发病原因）、缘（发病条件）两方面入手，防其发展和恶化。故认为：万事万物有其果必有其因，任何症、证和病机都有其特定的因。由此提出审因辨治论的观点，以此方法治疗各科疑难重病，总能立起沉疴。

当下之时，中医工作者思维西化现象很严重，许多中医基础理论不够扎实、临床思维模式与中医思想相背离的临床医生，在临床诊疾用药时，多断章取义，根据病人一般的临床表现和西医检验结果不加详辨，随手处方；或有什么样的症状就列出什么样的药物。譬如一咳嗽病人，发热，咳嗽，胸片示肺纹理增多紊乱，考虑急性支气管炎，好了，他便处以清热解毒之剂，甚者会说是清热抗炎、消炎的方子。如果说病人还有腰痛，便加上独活、寄生；便秘，便加上大黄、火麻仁；腹泻，便加上诃子、赤石脂等等，不分何因而致，寒热温凉莫辨、表里虚实不审，其疗效依何而获？

相当一个时期以来，在强调中医辨证论治特色同时，辨证论治几乎成了中医的"金科玉律"，大凡中医人士都以"辨证论治"为根本来指导疾病的治疗。但在临床诊治过程中，病人的情况往往是错综复杂的，通常是多个证候叠加在一起，而非单一病机所致，且随着治疗会不断发生变化。再者，不同医家辨证不尽相同，难分孰是孰非；抑或是辨证无误，依辨证立法处方，但治疗效果不佳；更有甚者，无明显不适，看似无证可辨。总体来说，一是难以辨证准确；二是依证立法，疗效不显。每遇此时，往往从审因入手，从因论治多获捷效。

审因是寻求致病根源的重要手段。症状、证候是疾病形成后的结果，病因则是疾病形成的源头，相对于病而言，因是疾病链的始端。有时病因不去，源头不断，疾病难愈。陈无择在《三因极一病证方论》中言："凡治病，先须识因；不知其因，病源无目。"并将病因分为内因、外因和不内外因，即强调了辨病因的重要性。审因辨治是直接针对病因的治疗，在辨证、辨病治疗难以取得疗效时，往往需要审因治疗。

审因，还要注意恒动观——动态地看问题，外来致病因素作用于人体后不是一成不变的，常常会随着病人的体质因素不同而发生一些变化，同时，治疗的过程也是改变病因性质引起病因发生变化的重要因素，我们在审因时要注意这些方面的问题。

实际上，中医所指的一些辨证论治其本质为辨因论治。如辨呕吐，有伤食呕和非伤食呕，食伤所致者，食积是因，治应消食化积。再如终末期肾病，常因外感风寒致水肿反复、病情加重，体虚外感是因，治应护卫固表，同时外避风寒。目前中医界存在对病因重视不足的现象，并常常将其与病机、病性混淆，在一定程度上影响了疗效，这是需要弥补和发展的部分。

二、理论渊源（历代医家论述）

1.《内经》关于审因辨治方面的论述

《素问·至真要大论》说："必伏其所主，而先其所因。"《素问·征四失论》说："诊病不问其始，忧患饮食之失节，起居之过度，或伤于毒，不先言此，卒持寸口，何病能中。"

张景岳注云："必伏其所主者，制病之本也。先其所因者，求病之由也。"

2.《伤寒论》关于审因辨治方面的论述

《伤寒论》云"太阳病三日，已发汗，若吐、若下、若温针，仍不解者，此为坏病，桂枝不中与之也。观其脉证，知犯何逆，随证治之"。"犯何逆"即是坏病之因。

3.后世医家论述

孙思邈《千金要方·诊候第四》中说："夫欲理病，先察其源。"

明代秦景明《脉因证治》，从书名来分析："脉"为生命体征，"因"为致病原因，"证"即指证候，再根据前述来进行治疗。

陈无择《三因极一病证方论》说："凡治病，先须识因；不知其因，病源无目。"

喻嘉言《医门法律》亦说："故凡治病者，在必求其本，或本于阴，或本于阳，知病所由生而直取之，乃为善治。"这个"所由生"就是指病因。

三、高社光教授审因论治思想与方法

1.有其果必有其因

一切皆有因，有因必有果，病人目前的疾病状态即是果，我们要探寻发生的原因。印光法师说："如来成正觉，众生堕三途，皆不出因果之外。"因果报应是可以转化的，我们可以控制其缘起，便可改变结果，使其向好的方向发展。从佛法因果观来看，我们现在所受的是过去种的因，又必感未来的果。种的因即可以改变，结的果怎么不能改变？因变了，果一定会变。"因"要形成"果"，中间须要有"缘"（条件）来会合促发。已造的"因"无法改变，能改变的在"缘"。经中又说："假使百千劫，所作业不亡。因缘会遇时，果报还自受。""百千劫"是很遥远的时候，"所作业"是自己所种的远因，远在百千劫前种的业因，并不会自行消失。"因缘会遇时"指现在的因缘成熟，"果报还自受"还得自食其果，

2.任何症、证和病机都有其特定的因

常见的几种发病因素。

1）体质因素（包括遗传因素）

《素问·刺法论》说"正气存内，邪不可干"；《素问·评热病论》说"邪之所凑，其气必虚"；《灵枢·百病始生》说"风雨寒热不得虚，邪不能独伤人。卒然逢疾风暴雨而不病者，盖无虚，故邪不能独伤人。此必因虚邪之风，与其身形，两虚相得，乃客其形"，这些都强调了体质因素在发病中的作用。如脾胃弱者，易伤食；表虚者，易感风寒等。

另外，体质的偏寒偏热等情况对疾病的发展演化起着很重要的作用。《伤寒心法要诀》"六经为病尽伤寒，气同病异岂期然，推其形脏原非一，因从类化故多端"，讲得就是感邪之后随体质而发生从化的问题。

2）心理因素（个人性格和生活习惯）

性格内向者多抑郁，优柔寡断者多思虑，性情暴躁者多肝旺，性情多疑者多胆经郁热，起居有悖昼夜规律者多内分泌和代谢疾病，暴饮暴食者多伤脾胃，不适寒温者多痹症等。当今社会更是复杂，又如吸毒者、生活不检点者以及某些特殊职业等，都会对疾病的发生发展起着相对特殊的作用。

3）年龄因素

少小多食积；中学生节段则易劳心过度、饮食不节、睡眠不足，易心脾两虚；青壮年则血气方盛，病多实证且易愈；中年多压力过大，心脾肾易损，高血压、糖尿病等慢病增多；老年则脏腑皆衰，易感外邪、易患绝症等等。

4）气候因素

南方多阴雨潮湿、北方多燥；春天多风温之邪、夏则易伤暑湿、饮冷等等。

5）医药保健因素

这是当今社会不可忽视的致病因素之一。保健品琳琅满目，人们为求健康长寿，妄用补药者甚众，滥用泻药者亦不鲜见；病者诸药杂投者比比皆是等，导致因药物或过食保健品而致疾病的屡见不鲜。

6）其他因素

如家庭环境、工作环境、人际关系、社会环境等均对不同人产生不同的影响而导致疾病的发生或加剧。

3. 高社光教授审因论治法

（1）详细询问法：诸多因素的审查，可经过详细询问求得。

（2）观相推论法：可通过观察病人的神情动作来判断，如表情呆滞抑郁者，多气结之证。

（3）侧观旁引法：通过侧观其周围人的动静反应来推测，如老人看病，子女的不耐烦或过度关心等表现会影响到老人的心理。

（4）病史探因法：通过病史探求病因，如股骨头坏死病人，有很久的皮肤病史，且经过长期的治疗，那么，坏死的原因很有可能是应用激素所致。

（5）审症求因法：如小儿呕吐，若呕吐物为酸腐之未消化的食物，则因于食积。

（6）辨证求因法：就是在审察内外、整体察病的基础上，根据患者一系列的具体表现，加以分析综合，求得疾病的本质和症结所在。所谓辨证求因的"因"，除了六淫、七情、饮食、劳倦等通常的致病原因外，还包括疾病过程中产生的某些症结，即问题的关键，作为辨证论治的主要依据。辨证所求之因，即以病症的临床表现为依据进行综合分析，推求病因，疾病的原因、性质、体质特点等是辨证的结果，含有疾病发生的客观规律或特定趋势；如临床上根据自然界的风具有"善行、主动"的特性，把全身关节游走性疼痛的病因概括为"风邪"。辨证所确定的病因，与导致疾病发生的始因或诱因不完全相同。六淫外感、七情刺激、外伤、劳倦等，是导致病变发生的原始因素，属于病因学、发病学的范畴。而辨证所确定的病因，是通过临床证候的辨别而对病理本质做出的判断，属于诊断学、辨证学的范畴。这种病因早已超越了自然因素的范畴，是疾病某一阶段病理本质的高度概括，具有病因和病机的双重含义。由于中医学对疾病本质的认识，主要是从症状推求原因，因而病因学研究的病因与辨证学探求的病因往往又是一致的，即前者是由因析果，后者是由果析因；故据疾病的本质来说，直接原因与辨证所求之因应是一致的。

（7）以药测因法：测寒者以热药，测热者以凉药，虚实亦然。

如此等等，临证重在发挥和权变，总以得其要因为的。

四、验案举例

1. 抑郁症案

林某某，女，51岁，于2014年11月21日主因周身不适，神乏懒动1年半来诊。

患者于1年半前出现头身困重，周身不适，几经诊治，不见好转，且有加重，于5个月前就诊于某医院精神心理科，诊断为抑郁症，予以口服"米氮平"等药，疗效不明显。近1个月头目昏沉，不欲睁眼，神疲懒言，周身困重，四肢不适，伴见纳呆，求诊于中医，予以疏肝解郁，清利头目之类未效，遂求诊于余。症状如上，舌淡红、苔白腻，脉沉缓。舌脉见湿郁肌表之象，遂详问病史，得之病始于1年半前（夏季）受凉，遂致感冒，口服西药后症状缓解，不几日即见上证。

中医辨证：湿郁肌表，脾阳被困。

方药：九味羌活汤加味。

处方：羌活10g，防风10g，细辛3g，苍术10g，白芷10g，川芎10g，黄芩10g，生地黄10g，炙甘草3g，菊花20g，草豆蔻6g（后下），厚朴10g，杏仁10g。

3剂，水煎服，日1剂。尽剂病愈，随访半年未发。

[按] 目前，西医之思想、思路不论对公众还是中医同道影响甚大，临证之时，往

往自觉不自觉地受到西医学诊断和所谓一些牵强附会的部分中西医结合思路的影响，中医辨证论治思路受到限制。就拿抑郁症来说，一见到该病（西医的病）就会往中医讲义的"郁病"上套，辨证则局限于七情所伤，肝郁气滞，脾失运化，心神失养等等，很难按照中医的理法方药思路，遵循八纲辨证、六经辨证、脏腑经络辨证或气血津液辨证规律去认真辨析，此例便是一证。该患夏季受凉，必夹湿邪，服药症状有短暂的缓解，为寒邪已解而湿邪仍留于肌表，困厄阳气，气化不利，而成诸症，其舌脉亦是湿困之象。其症候显见，而前医不能识者，未得其始发之因，同时受西医之思路影响之故，临床治病，不可忽视。

2. 遗尿案

蔡某，女，27岁，2012年10月24日因遗尿2年来诊。

患者于2年前因做子宫附件B超时憋尿时间太久，日后出现小便频数，十几分钟即得如厕，否则遗尿，曾就诊于多家医院，口服中西药治疗，症状减轻，最长可以于1小时内不用小解，过时则遗尿如前，再治罔效，如是已2年之久。刻诊：尿频，1小时须如厕1次，否则遗尿。望其神色抑郁，声低神怯，舌体瘦小、质黯红、边尖有瘀点、舌苔薄黄，脉沉细。观前医之方，多活血补肾，固精缩泉之味。此症由憋尿过度，膀胱脉络损伤，气化不利，固摄无权而小便频数失禁。久病入络，又为病所苦，思虑过度，心脾郁结，致心火下炎，热扰膀胱，故其病难愈。

中医辨证：尿频乃心脾郁结，热扰膀胱，络脉不利，气化失司所致。

治则：健脾解郁，清心安神，活血通络之法。

方药：抵当汤、定志丸和导赤散三方加减。

处方：大黄6g，土鳖虫10g，桃仁10g，茯神15g，远志10g，党参15g，五味子6g，柴胡12g，当归10g，白芍10g，白术6g，生甘草6g，竹叶6g，木通6g。

3剂，水煎分2次口服，日1剂。

二诊（2012年10月28日）：诉尽3剂症状大减，可以坚持2小时，诊其舌脉同前，上方继服7剂而愈。随访半年未发。

[按] 该患尿频，系过度憋尿，致使膀胱脉络损伤，膀胱气化失利，固摄无权而致。前医之治皆在于此。然该患者为年轻女性，如此之病会给她带来非常大的不便和心理压力，久则伤及心脾，使病情复杂，致使缠绵难愈。其神色抑郁，声低神怯，舌体瘦小、质黯红、边尖有瘀点，即是见证。治疗须兼顾心脾，方可取效。由此可见，省病问疾，当全面了解，一定要注意病人所处家庭和社会环境及心理活动对疾病的影响；分析病机，当五脏全顾，详析其因，还要分析各个脏腑之间的关系和相互作用，切忌一叶障

目，不见森林。

3. 咳嗽不愈案

张某某，女，56 岁，2015 年 9 月 18 日因咳嗽 3 年来诊。

患者诉于 3 年前出现咳嗽，呈呛咳样，无痰，经当地治疗未效，后历经省二院、天津、北京等地治疗未效。刻诊：阵发性咽痒，干咳无痰，夜间加，影响睡眠，纳食可，二便调。舌质略红、苔薄白，脉略数。心肺查体未见异常，查肺 CT 无异常。便问其素患何病？服何药物？多久？答：高血压病，依那普利，3 年多。思之当是依那普利的不良反应，告之停服该药，改服硝苯地平缓释片即可，患者执意要处方，便拟止嗽散加减，3 剂。次月该病人带另一患者来诊，诉停用依那普利药并服中药 3 剂后咳嗽痊愈，谓之神。

[按] 当今社会，药物和保健品等亦为常见病因，临床治病，不可不知。

4. 哮喘案

刘某某，女，6 岁，2005 年 10 月 7 日因哮喘 2 年来诊。

患儿于两年前出现发作性哮喘，经北京儿童医院诊断为支气管哮喘，历经中西药治疗，效果不理想，来诊。刻诊：患儿间断哮喘发作，每周发作 1～2 次，咳吐黄白相间黏痰，伴见口臭，大便秘结，溲赤，头面经常出现疖疮。舌质红绛、苔薄黄，脉数。一派热毒炽盛之象，然顾其少小，阳气稚嫩，未敢竟用清热解毒之剂，遂以清热宣肺定喘之法治疗未效。复诊时觉得两次来诊都是其祖母带领，均未见其母，便问其详，告曰：其母于孕期嗜食辣椒，每日食用约半斤之多，待患儿产出时便是九窍红肿。知此，便为热毒无疑，得之胎毒。遂拟黄连解毒汤加味治疗，服药 5 剂而效，后以该方加减，重时汤剂煎服，轻时研末冲服，缓解时饮食调理，如是治疗 3 年而愈。至今未发（原始资料遗失）。

第三节　痰瘀论治疑难

人身气血津液，化得其正则为奉生之资，化失其正则为致病之源。痰饮和瘀血是临床常见的病理产物，均由脏腑功能失调，津血不归正化而成，当其形成之后又可以作为新的致病因素而影响人体，使疾病变得更为复杂。

痰饮本皆血气，若人体五脏安和，元真通畅，则"饮入于胃，游溢精气，上输于脾，脾气散精，上归于肺，通调水道，下输膀胱，水精四布，五经并行"，水谷归于正化，即可强形体而充营卫。若肺脾肾三脏亏虚，三焦不利，则血气日衰，而痰饮日增。先贤薛立斋有言："痰者……游行周身，无所不至，痰气既盛，客必胜主，或夺于脾之大络之气，则倏然仆地者，此痰厥也；升于肺，则喘急咳嗽；迷于心，则怔忡恍惚；走于肝，则眩晕不仁，胁肋胀痛；关于肾，不咳而多痰唾；留于胃脘，则呕泄而作寒热；注于胸，则咽膈不利，眉棱骨痛；入于肠，则漉漉有声，散则有声，聚则不利。"从其论述可以看出，痰饮具有流动不测的特点，上至巅顶，下至涌泉，随气升降，周身内外皆到，五脏六腑俱有。人身之用，唯血唯气，人之有病，则血气变而生痰饮，且痰为阴邪，胶着难化，所以中医有"百病皆由痰作祟""顽症多痰"的说法。

中医亦有"久病多瘀"的论述，《素问·调经论》有言："病久入深，营卫为之行涩，经络时疏，故不通。"在治疗方面提出"血实者宜决之，气虚者宜掣引之""疏其血气，令其条达"的原则。《普济方》指出："人之一身不离乎气血，凡病经多日治疗不愈，须当为之调血。"清代的叶天士更是创立了"久病入络"学说，明确指出："初气结在经，久则血伤入络。"王清任更是一针见血地指出："久病入络，即瘀血。"高社光教授认为疑难病之瘀血除与久病入络有关之外，还与"虚""郁"相涉，一者病邪深痼，生气日削，故多虚；两者病程日久效微，患者思绪繁重，故多郁。"虚"则血行不利，且可因虚增瘀；"郁"则气滞血涩，脉痹为瘀，在治疗瘀血时不可忽视这两方面病机。

痰饮和瘀血具有特殊的亲和性，生成之后可以互相结聚，滞经滞络，阻气阻血，形成复杂的病理改变，久之便形成顽病痼疾，酿为难治之病。如《医述》引罗赤诚语："若素有郁痰，后因血滞，与痰相聚，名曰痰挟瘀血。""如先因伤血，血逆气滞，气滞则生痰，与血相聚，名曰瘀血挟痰。"

高社光教授对于疑难病与痰瘀相涉者，治疗有以下几点体会：

一是由于痰瘀为阴凝之邪而具胶痹之性，故治当缓图，不应求速效。若贪图近功而妄用峻利之药，虽一时得效，而久必大危。及至邪盛正微，欲攻邪则碍正，欲扶正则助邪，虽华扁亦难措手矣。

二是注意到痰瘀既是病理产物，也是致病因素的特点，对于痰瘀这种"身外之物"必当除去之。但是对于痰饮和瘀血的治疗也要治之得法，不可豁痰祛瘀之药杂凑成方而谓之全面，也不可单独治疗其中一面而谓之精专。临证应分清主次缓急，视病情轻重而灵活处理，或治痰为主，辅以消瘀，或消瘀为主，辅以化痰，或治痰以消瘀，或消瘀以治痰，或先治痰后治瘀，或先治瘀后治痰。总之，要视病情之机转变化，随证以赴，灵活处方。

三是谨记"见痰休治痰，见血休治血"。疑难之病，虽然多病势缠绵，经久不愈，或莫名所苦，离奇古怪，往往让人茫然无绪，无从下手。但其中与痰瘀相涉者，其病状、舌脉亦必有迹可循，故化痰祛瘀易，而保其不再生痰生瘀则难，中医讲治病必求于本，"先其所因，伏其所主"，从根本处着手施以治疗，方能达景岳所说之"补天圣手"的大境界。

四是在治痰治瘀的时候，化痰祛瘀药应适可而止，不得久用，尤其后期或者在治疗的同时即通过药物或者饮食的调理而养正祛邪，则与经旨"毒药治病"的原则亦相吻合。平日当注意饮食起居，此一点向来不为医家和病家所重视，或只是重视服药期间的饮食起居，而忽视了平时的调养。所谓"功在平时"，医者应根据患者体质，给予不同的建议，曲突徙薪，防患未然，自然不会导致疾病，甚至疑难病的产生。

第四节　论"郁热、郁火、郁毒"

人体气机的升降出入是生命活动的基本形式，它内至脏腑，外至肢体，上至巅顶，下至两足，无处不到，无时不有，纵横往来，运行不息。它的正常运行，使人体吐故纳新，升清降浊，精微输布，气血周流等，以维持人的正常生理功能，故"升降出入，无器不有""故非出入，则无以生长壮老已；非升降，则无以生长化收藏"（《素问·六微旨大论》）。若气机不畅，升降出入功能紊乱，就会产生各种病症。升降出入止息，则生命活动就会终止。故曰："出入废则神机化灭，升降息则气立孤危。"（《素问·六微旨大论》）。

郁，乃郁滞、郁结、壅遏不通之意，是指诸多致病因素导致气机不畅，升降出入功能紊乱，气血郁滞。外感六淫、内外七情、饮食劳倦、刀枪虫刃、阴阳气血失调，皆可致郁。故有气郁、血郁、食郁、痰郁、湿郁、热郁等。邪气闭阻，阳气郁滞，郁久化热生火，不得外泄，而成郁热、郁火，其轻者为热，热甚为火，火为热之极。火热不散，蕴结日久成毒，则产生红、肿、热、痛的郁毒症状，故有"气有余便是火""五志皆可化火""热盛则肉腐，肉腐则成脓"等。郁热、郁火、郁毒所致的病症繁多，错综复杂，往往有假象所惑，故火热郁毒亦是导致某些疑难病症的原因之一。

治疗郁证，应抓主证，辨病因，识病机，随其证而治之。临床上常见有气机郁滞，阳气不达的肢体厥逆症；寒邪闭阻、阳气被郁的里热外寒证；痰湿水瘀内停，皆可使阳气不通，温煦失司而见畏寒肢麻，或清阳不升的眩晕等，应当详辨病机，不应被伪象所迷惑。诊对"郁"，首要宣畅气机，疏通气道，给邪以出路。郁热者，宜辛凉清解；郁火者，宜泻火折之；郁毒者，宜清热解毒。故有"热郁达之，火郁发之"之说。切不可过用冬凉，或滥用酸敛固湿之品，以免闭阻气机，产生关门留寇之弊，变生他证。

一、郁热证治

郁热证，病势轻，病位浅，多属卫分。风寒袭表，卫阳被郁，见发热、恶寒、头痛、无汗，宜麻黄汤、香苏饮、葱豉汤之类，发汗解表散邪；有汗者，宜桂枝汤，解肌散邪；表寒里热，兼烦躁者，可加石膏，或增损双解散，表里双解；水饮内停，阳气被郁之发热者，宜桂枝去桂加茯苓白术汤；少阳郁热者，宜小柴胡汤，和解少阳；外感风热或温热邪毒，郁于肌表，见发热恶风、微咳、咽干者，宜银翘散、桑菊饮之类，辛凉轻解；风热上攻，咽痛目赤者，宜升降散；湿热内停，阳气内郁，见身热不扬，头痛胸闷呕恶者，宜三仁汤合藿朴夏苓汤；气郁发热者，宜四逆散或丹栀逍遥散；血瘀发热者，宜血府逐瘀汤；食积化热，宜保和丸合黄连温胆汤，消食散热；气郁、血郁、痰郁、食郁、湿郁者，宜越鞠丸。

二、郁火证治

郁火证，较郁热病势重，病邪深入，多为气分或气营两燔。郁热不散，热扰胸膈，心烦懊恼，宜栀子豉汤，宣散郁热，兼便秘口渴者，合凉膈散；若表里热盛，内外充斥，身热心烦、口渴、汗出、脉洪大者，宜白虎汤，辛凉清解；邪热壅肺，肺气不宣，咳喘气逆者，宜麻杏石甘汤，清宣肺热；心火独亢，心烦口渴，溲赤者，宜三黄泻心汤合导赤散，清降心火；火毒上攻，头面焮热，红肿疼痛，宜普济消毒饮，清热解毒；胸背面部痤疮不消，红肿疼痛者，宜黄连解毒汤、五味清毒饮合升降散，清热泻火，解毒散结；肝胆郁火，胁痛口苦，心烦便秘者，宜龙胆泻肝汤、化肝煎，清泻肝火；脾经郁火，口糜舌烂者，宜泻黄散合甘露消毒丹，清泻脾火；胃火上炎，牙龈肿痛，口臭便秘者，宜清胃散，清泻胃火；小肠火盛，口舌生疮，小便短赤者，宜导赤散，清小肠火；膀胱湿热或郁火，尿频、尿急、尿痛或尿血者，宜八正散或小蓟饮子；大肠湿热，便溏不爽，里急后重，肛门灼热者，宜葛根芩连汤合小承气汤，清利大肠湿热；火毒炽盛，便下脓血者，宜白头翁汤，凉血止痢；气营两燔，高热心烦口渴，或神昏谵语，斑疹隐现者，宜清瘟败毒散清气凉营。

三、郁毒证治

郁毒乃至郁热，郁火蕴结日久，转变成毒的一种表现，除全身见寒热、烦躁、口渴、舌红苔黄脉滑数外，还表现局部的红肿热痛，或溃烂成脓，或斑疹瘙痒。发于头面、咽喉肿痛者，宜普济消毒饮，清热解毒；面部痤疮红肿成脓者，宜升降散合五味消毒饮，散热解毒；火毒壅肺，咳吐脓血者，宜千金苇茎汤、银翘散合桔梗散，解毒消痈；湿热火毒，蕴结肠中，而致肠痛，发热腹痛，用大黄牡丹汤合千金苇茎汤，活血解毒消痈。

总之，热、火、毒既是致病因素，又是病理产物，三者常相兼为病，互为因果，常因"郁"而致，气郁日久，皆可化热生火，火热蕴结又可酿毒，毒热不除，火邪益盛。治疗以疏散郁滞，畅达气机，给邪以出路，配合清热泻火、解毒等疗法，常可事半功倍，疗效显著。

第五节　用经方论治疑难病

一、何谓经方

所谓经方，顾名思义，亦即经典之方，它是前人在医疗过程中久经实践反复验证的有效方剂。

经方之含义，在中医界有两种看法，一是指宋代以前各个医家所收集和积累起来之有效方剂，二是指汉代张仲景所著《伤寒杂病论》中之方剂，本书所谓之经方，是指后者。

经方，专指《伤寒论》《金匮要略》中的方剂，即张仲景方。《金匮心典·徐序》："惟仲景则独祖经方，而集其大成，惟此两书，真所谓经方之祖。"是指中国汉朝张仲景所著《伤寒杂病论》（后世分为《伤寒论》及《金匮要略》二书）所记载之方剂，是相对于宋、元以后出现的时方而言的。冯世纶对经方的理解：经方近代一般多指经典名方，又多指《伤寒论》《金匮要略》所载之方剂，是与宋、元以后出现的"时方"相对之谓。但确切来说，经方是指一个医学体系，是指以仲景学说指导辨证论治的医学体系。其体系的形成，源于上古神农时代至汉代的用药治病经验总结，先以单味药治病，后以复方治病，渐渐形成以方证理论治病理论体系，其主要理论是八纲、六经。其特点是先辨六经，继辨方证，求得方证对应治愈疾病，是有别于医经的医学体系，其代表著作是《伤寒论》《神农本草经》和《汤液经法》，经方的特点可概括为"普、简、廉、效"。

二、经方运用的指导理论是辨证施治

要想正确地使用经方，就必须掌握中医的辨证施治。张仲景所著《伤寒杂病论》（即《伤寒沦》与《金匮要略》）就是辨证施治的典范。在《伤寒论》中，既有对疾病辨证施治的一般规律，又有对疾病辨证施治具体实施之运用方法。

《伤寒论》以六经分篇，如"辨太阳病脉证并治上""辨太阳病脉证并治中""辨太阳病脉证并治下""辨阳明病脉证并治""辨少阳病脉证并治""辨太阴病脉证并治""辨少阴病脉证并治""辨厥阴病脉证并治"等。而条文中又不断八纲之辨，如论中第 7 条（条文序号均依宋本《伤寒论》，下同）。"病有发热恶寒者，发于阳也；无热恶寒者，发于阴也……"是阴阳之辨，第 70 条"发汗后恶寒者，虚故也；不恶寒但热者，实也……"是虚实之辨；第 91 条"伤寒，医下之，续得下利清谷不止，身疼痛者，急当救里；后身疼痛，清便自调者，急当救表……"是表里之辨；第 122 条"病人脉数，数为热，当消谷引食，而反吐者，此以发汗，令阳气微，膈气虚，脉乃数也。数为客热，不能消谷，以胃中虚冷，故吐也"是寒热之辨。由此可见，六经和八纲是辨证的一股规律。

治疗疑难病必须具备辨证施治的本领，其中，望诊有一定的重要性。

"望而知之谓之神"。望诊为四诊之首，乃医生运用视觉来观察患者的神色、形体、姿态、头面、五官、四肢等局部变化来诊察疾病的诊断方法。高社光教授注重望诊，即患者的精神状态、营养状况、肌肉的松紧、皮肤的色泽以及纹理、骨骼的粗细、脸型、眼睛、腹部等，从反映的信息中来判断患者的体质状态，以选择用方用药。

高社光教授擅于运用经方采用辨证论治的方法治疗疑难病，《伤寒论》中所用之方，有《医方之祖》之称，称为经方，该方药味精练，配伍得当。治疗疑难病原则如下：

（1）治疗求本。《内经》云：治病求本，疾病的表现尽管极其复杂，归纳起来不外阳证与阴证两大类；"善诊者，察色按脉，先别阴阳"，疾病的性质，不外寒热两端；病位的深浅，不外表里；正邪的盛衰，正衰为虚，邪盛为实。

伤寒六经辨证，太阳主表，阳明主里，少阳主半表半里，而三阴病统属于里，三阳病多属热属实，三阴病多属寒属虚，三阳病证以六腑病变为主，三阴病证以五脏病变为主，三阳病重在祛邪，三阴病重在扶正。

伤寒六经是相互依存的，既有顺传，亦有越经传；既有合病，也有并病；"实则阳明""虚则太阴"，邪正相争演变情况多样，治疗疾病要把握疾病的本所在。

疑难病，重点是抓虚实寒热，虚实很重要，虚证当实证治疗叫作"虚虚"，若实证当虚证治疗叫作"实实"。

七情内伤多虚，但疾病，错综复杂，不能概作虚论。

（2）辨证论治。运用经方治疗疑难病，辨证论治是基本准则。高社光教授在运用经方辨证论治治疗疑难病时，关键是抓住疾病的主证，兼顾兼证。主证是决定全局而占主导地位的证候。如太阳病的提纲证：脉浮，头项强痛，而恶寒，为主证。小柴胡汤的主证是口苦，喜呕，胁痛胸满，往来寒热。兼证是在主证的前提下出现，它附于主证而存在，但又补充了主证证候的不足。凡在主证基础上而见新的证候，就叫作兼证，兼证与主证有千丝万缕的联系。

由于人体体质的差异，性别的不同，发病的情况也有不同，基于上述的情况，治疗疑难病是注重主证，不忘兼证。

此外，用经方治疗疑难病时，还注重方剂的使用及煎服，《伤寒论》"桂枝本为解肌，若其人脉浮紧，发热，汗不出者，不可与之也，常须识此，勿令误也"。

高社光教授临证选方时，制方严，选方准，药适量，加减有则。

三、验案举例

1.头痛

病例1.张某，女，38岁。头痛10余年，加重2年。10年前即头痛，刚开始发作次数较少，后逐渐频繁。近2年加重，每疲劳及休息不好时均痛，以两太阳穴附近为剧，伴有恶冷、头晕，近几天鼻塞，低烧，颈项不适。月经量少，目眶发黑。脉细，舌红、苔白略厚。

中医辨证：肝寒犯胃，营血不足兼外感。

治则：温肝暖胃兼解表。

方药：吴茱萸汤合桂枝汤化裁。

处方：吴茱萸6g，党参10g，熟地黄10g，当归10g，川芎20g，桂枝10g，白芍20g，大枣20枚，炙甘草6g，生姜3片，葛根20g，羌活10g，防风10g，黄芩10g，黄芪20g。

7剂，每日1剂，水煎服。

[按]《伤寒论》"少阴病，吐利，手足逆冷，烦躁欲死者，吴茱萸汤主之"及"干

呕、吐涎沫、头痛者，吴茱萸汤主之"，该患者两太阳穴附近头痛，头晕或恶冷，脉细乃肝寒犯胃而成，投吴茱萸汤以温肝暖胃；近几天轻微感冒，鼻塞，低烧，后颈项疼痛，乃肝之阴阳两虚反侮于肺所致，投桂枝汤加葛根以祛风解表。川芎入肝以行血中之气，黄芪补气健脾，防风祛风解表以强桂枝汤解表之功。

病例 2. 李某，女，29 岁。诉两太阳穴附近疼痛 10 余年。10 多年前即两太阳穴附近疼痛，夏天尤剧。3 天前月经来潮，伴腰腹胸俱痛，经色黑有块，白带多，呈絮状，味腥，睡眠较差。口臭，早起尤剧，口干思水，口苦，大便溏，尿微黄。脉细微数，舌红苔白。

中医辨证：脾虚生湿、阴虚肝郁、下焦湿热（湿重于热）。

治则：健脾祛湿、滋阴疏肝、清利湿热。

方药：五苓散、一贯煎合四妙丸加味。

处方：泽泻 24g，桂枝 4g，茯苓 10g，白术 10g，猪苓 10g，生地黄 15g，当归 10g，川楝子 8g，北沙参 10g，麦冬 10g，枸杞子 15g，苍术 10g，黄柏 10g，怀牛膝 15g，薏苡仁 20g，川芎 10g，黄芩 10g，苦参 10g，土茯苓 10g，知母 10g，蒲公英 10g。

7 剂，日 1 剂，水煎服。

二诊：头痛大减，痛经亦减，排便顺畅，口干口苦不显。守上方，再服 7 剂，以观后效。

[按] 患者大便溏乃脾虚生湿之象，故投五苓散以健脾祛湿，使其不继续侮肝、传肾；腰腹疼痛，脉弦，舌红少苔乃阴虚肝郁之征，故投一贯煎以滋阴疏肝；白带多，呈絮状，其味腥乃下焦（肝肾）湿热之象，故投四妙丸以清利湿热。当归养血止痛，苦参、土茯苓清热燥湿，知母清热泻火，蒲公英清热利湿通淋，黄芩、川芎乃治少阳头痛的常用药对。

2. 头晕

李某，男，55 岁。患者头晕目眩，终日昏昏沉沉，头不清亮，头重，如同铁箍勒于头上，且两眼懒睁，两手发颤，日常生活需他人帮助。舌胖大，苔白滑，而根部略腻，脉弦软。此证为水饮挟湿，上冒清阳，因心下有支饮，则心阳被遏，不能上煦于头，故见头晕目眩证；正虚有饮，阳气不充于筋脉，则两手发颤；阳气被遏，饮邪上冒，所以精神不振、懒于睁眼。舌大脉弦，为饮之象。

治则：渗利水湿，健脾化饮。

处方：泽泻 20g，白术 10g，天麻 10g。

5 剂后，头晕等症衰其大半，转方用五苓散温阳行水而收全功。

[**按**]《内经》云："因于湿，首如裹。"患者头重，如同铁箍勒于头上，此为水饮挟湿，上冒清阳所致。叶香岩说："通阳不在温，而在利小便。"小便一利，使水湿邪气有路可出，而三焦阳气同时得通，故能表里和畅汗出而使病解。泽泻气味甘寒，得水阴之气，能制水，白术甘温，崇土制水，能筑堤防。

3. 水肿

刘某，82 岁。双腿肿，行动不方便。稍活动感觉累，略有胸闷心悸。双腿自脚至膝已肿胀，按之水肿，饮食一般，小便略少，大便正常，舌质淡白、苔略薄腻，脉沉滑微数。

中医辨证：阳虚水盛。

治则：温阳利水。

方药：真武汤加减。

处方：制附子 30g，茯苓 30g，苍白术各 15g，白芍 15g，生晒参 30g，车前子 30g，葶苈子 30g，干姜 15g，生姜 15g。

3 剂，水煎服，每日 3 次。

二诊：水肿已退到膝盖已下，效不更方。上方，加入丹参 15g，大腹皮 15g，益母草 30g，行气活血。5 剂。

三诊：双腿水肿已退至脚踝，走路已感到轻松不太累了。原方又服 5 剂，仅脚面还有些微肿，中病即止，易方十全大补汤 10 剂，善后。

[**按**] 真武汤，为温阳化水之剂，由附子、白芍、白术、生姜、茯苓共五味药组成，用以治疗阳虚不能化水所引起的湿聚水肿病证，该患者腿肿，为肾阳虚衰不能温化水气，致三焦气化不行，水湿潴留，不能排出，故用真武汤以温阳利水，为扶正祛邪之法。

此案关键在于认证要准，用药要猛。治病中要有守有变，即证不变方不变，大病去之七八，邪退正虚就要方随证变。此案前期坚持用真武汤至阴水退，后转十全大补即是此意。

4. 发热

肖某，男，35 岁。近 1 个月来，感冒发热，咽喉痛，咳嗽时少量痰，有糖尿病史，医院诊断支原体感染，注射阿奇霉素 2 周，基本已不咳嗽，但每晚 12 点左右仍发热 38.5℃，伴有汗出乏力多梦，纳呆，大小便尚可。舌微红有齿印、苔白水滑，脉浮濡微数。

中医辨证：阴虚发热。

方药：小柴胡汤合青蒿鳖甲汤。

处方：柴胡 30g，黄芩 50g，青蒿 30g，鳖甲 15g，生晒参 15g，白薇 15g，元参 30g，地骨皮 30g，生地黄 30g，甘草 10g。

3 剂，水煎服。

[按] 此案清热与滋阴并举，因病时已长，体阴虚耗已现，故清热为辅，滋阴为主。柴胡、黄芩、青蒿、白薇清热，鳖甲、生地黄、元参、西洋参、地骨皮滋阴，甘草调和诸药。因定时发热用小柴胡汤，因虚热用青蒿鳖甲汤，共奏佳效。

5. 咳嗽证

张某，男，58 岁。1 个月前因感冒在当地门诊点滴 5 天不效，头痛，身痛，发热，咳嗽，痰黏，患者痛苦不堪，鼻塞，咳嗽，胸闷微喘，饮食无味，大小便正常。有高血压和糖尿病。舌红苔白腻，脉弦滑、微数。

汤方辨证：柴胡桂枝汤证。

方药：柴胡桂枝汤。

处方：柴胡 30g，黄芩 30g，法半夏 30g，党参 15g，桂枝 15g，白芍 15g，羌活 12g，葛根 30g，草果 3g，甘草 6g，鱼腥草 30g，金荞麦 15g，生姜 6 片，大枣 3 枚。

3 剂，水煎服，每日 3 次。

二诊：患者头、身、颈部已不痛了，发热鼻塞亦好，有轻微咳嗽和痰。于是开小柴胡汤加鱼腥草、金荞麦、桔梗之药。3 剂，痊愈。

[按] 此案的辨证依据就是汤方辨证，太少合证。《伤寒论》146 条：伤寒六七日，发热微恶寒，四肢烦疼，微呕，心下支结，外症未去者，柴胡桂枝汤主之。此案，有是证用是药。

6. 口水

孙某，女，42 岁。主症：口泛清涎 1 年余，久治不效，现症见 10 分钟一大口，无泡沫，无黏痰，伴腰部疼痛，酸胀。二便正常，月经偏少，舌淡苔薄白，脉关部浮滑，寸尺沉弱。

中医辨证：脾虚胃寒，寒饮上逆，兼有肾虚。

处方：黑顺片 15g，干姜 30g，苍白术各 25g，茯苓 30g，陈皮 15g，法半夏（先煎）15g，太子参 30g，甘草 20g，炙淫羊藿 30g，巴戟天 15g，杜仲 15g，砂仁 10g，焦三仙各 6g。

3 剂，水煎服。

二诊：1月25日，口水减少，呕吐轻，腰痛痊愈，余症无变化。五苓散加减。

处方：茯苓30g，猪苓15g，泽泻45g，肉桂15g，白术45g，制附子10g，生半夏25g（先煎），干姜25g，陈皮15g，太子参30g，砂仁10g，炙甘草10g，焦三仙各15g。5剂，水煎服。

三诊：口水正常，痊愈。成药：附子理中丸善后。

[按] 该患者吐清水，腰疼。脾主涎。由脾虚胃寒，寒饮上逆，兼有肾虚所致，故用附子理中汤、二陈汤、二仙汤，《伤寒论》：大病差后，喜唾，久不了了，胸上有寒，当以丸药温之，宜理中丸，故用此法。

7. 胃脘痛

李某，女，42岁。不能吃东西，一吃就呕吐，整个脘腹胀痛不能触按，反复发作4年，多方治疗无效，大便3日1次，量少，小便尚可。清瘦，痛苦不堪面容，双手按腹跪伏床上，舌微红、苔薄干，脉浮濡兼数，余无它症。

中医辨证：热盛伤阴，胃气不降。

处方：旋覆花15g，代赭石30g，西洋参15g，姜半夏15g，枳壳12g，生黄芪30g，桂枝15g，白芍30g，生薏苡仁30g，麦芽糖50g，炙甘草30g，生姜6片，大枣12个。

3剂，水煎服。

[按] 此患者先从最痛苦症状着手，一是呕，二是痛。本着急则治标、缓则治本的原则，用旋覆代赭汤合黄芪建中汤，扶正祛邪并施。

8. 尿痛

薛某，女，38岁。10天前，少腹急痛，小便热痛涩少，经检查化验排除尿结石诸病，诊断为泌尿系统感染，抗生素输液治疗1周（具体用何药不详），症状未有改善，少腹胀急，小便热痛，大便不干，月经稀少，白带不多，心烦急躁，胸闷不舒，善太息。舌质红、苔白，按脉弦滑实。

中医辨证：肝经湿热，属中医气淋范围。

处方：柴胡12g，枳壳15g，白芍60g，生甘草15g，红藤30g，白头翁50g，黄柏15g，苍术10g，生薏苡仁50g，怀牛膝30g，乌药15g，当归10g，浙贝母15g，苦参10g。

5剂，水煎服，每日3次。

1周后，告之，服了3剂药各种症状已消失，仅留少腹隐痛,5剂药吃完现已不痛了。

[按] 此案用四逆散合当归贝母苦参丸外，此案有一点提示，小便热痛，实出一个"热"字。《伤寒论》中指出：热利下重者，白头翁汤主之。关键是抓住一个"热"字。

白头翁治小便发热是个专药，只要是小便发热，大量使用，收效颇速。

9.遗尿

刘某某，男，11岁，2011年10月5日初诊，近三个多月半夜开始遗尿，半夜尿床，少运动，乏困无力，二便正常。肥胖，面白，舌淡苔白，脉沉滑无力。

中医辨证：脾肾阳虚，水饮潴留。

处方：茯苓25g，干姜15g，炙甘草5g，白术25g，桑螵蛸25g，益智仁30g，麻黄10g，杏仁10g，淫羊藿30g，补骨脂15g，仙茅10g，巴戟天15g，金樱子15g，生黄芪30g，韭菜子30g。

6剂，水煎服，每日3次。

一周后复诊，痊愈。

[按] 此案用的是肾着汤合二仙汤加减，肾着汤治疗遗尿是从胡希恕老中医处学的。益智仁的用量不要小于30g，这是南京中医药大学孟景春教授的经验。同时，麻黄这味药也是很关键的，现代药理分析指出，此药具有兴奋神经、专治小儿遗尿之效。

第六节　各家学说论治疑难病

历代医家对于疑难病莫不趋之若鹜，故各家对于疑难病论述颇多，积累了大量宝贵的经验。

孙思邈学术理论之脏腑虚实寒热辨证：每一脏、每一腑都有"实热"和"虚寒"证，而相为表里的脏腑又有"俱实""俱虚""俱实热""俱虚寒"。如肝湿热，目痛胸满，气急塞，用泻肝前胡汤；肝虚寒，胁下痛，胀满气急，目浑浊，视物不明，用槟榔汤；胆腑实热，精神不守，用泻热半夏千里流水汤；大病后虚烦不得眠，用温胆汤。

钱乙较全面地论述了小儿的生理、病理特点，五脏辨证及小儿常见疾病论治方法。明析儿科生理病理特点，治疗禁妄攻误下。小儿病虽有非下不可之证，亦必"量其大小虚实而下之"，并在下药之后，常用益黄散等和胃之剂以善其后。对于儿科疑难病有其独特的诊断与治疗方法：首先归纳出儿科病症六种常见脉象：脉乱不治，气不和弦急，伤食沉缓，虚惊促急，风浮，冷沉细。其次发挥出面上证与目内证，面上证：左腮为肝，右腮为肺，额上为心，鼻为脾，颏为肾，出现赤色为热象。目内证：赤者心热，淡红色者心虚热；青者肝热，浅淡者虚；黄者脾热，无精光者肾虚。

刘完素创立"玄府气液说"，玄府是气液运行的通道，这是刘完素对人体生理、病理观的玄府气液说又一独特见解。刘完素对玄府的认识已超越了《黄帝内经》所述的汗孔概念，而是将人体各种组织的腠理统称为"玄府"，并明确地论述了玄府为气液运行之通道，把荣卫、气血、津液在人体脏腑、皮肉、筋骨的玄府中正常运行的生理功能称作"气液宣通"。导致"玄府闭塞"的原因：热气怫郁"主火论"是刘河间学术理论的核心，是刘氏最基本的学术观点。刘完素在论述病机时，提出了六气皆能化火说，强调风湿燥寒诸气在病理变化中皆能化热生火，而火热也是产生风湿燥寒的原因之一。

张元素重视药物的气味厚薄和升降沉浮，制定药类法象：风升生，热浮长，湿化成中央，燥降收，寒沉藏。阐发苦欲补泻，重视脏腑苦欲和虚实用药：肝胆，味辛补，酸泻；气温补，凉泻。心小肠，味咸补，甘泻；气热补，寒泻。脾胃，味甘补，苦泻；气温热补，寒凉泻。肺大肠，味酸补，辛泻；气凉补，温泻。肾膀胱，味苦补，咸泻；气寒补，热泻。注重药物归经与引经报使，葛根通行足阳明之经；细辛治少阴经头痛如神；香白芷治手阳明头痛，通行手足阳明经；黄连泻心火；黄芩泻肺火；白芍药泻肝火；知母泻肾火；木通泻小肠火；黄芩泻大肠火；柴胡泻三焦火，黄芩佐之；柴胡泻肝火，黄连佐之；黄柏泻膀胱火，太阳小肠、膀胱经病，在上用羌活，在下用黄柏；少阳胆、三焦经病，在上用柴胡，在下用青皮；阳明胃、大肠经病，在上用升麻、白芷，在下用石膏；太阴脾肺经病，用白芍药；少阴心、肾经病，用知母；厥阴肝、包络经病，在上用青皮，在下用柴胡。

李杲总结历代医家治疗疑难病经验，提出"脾胃为滋养元气之源""脾胃为气血阴阳之根蒂也"，脾胃为精气升降之枢纽，内伤脾胃，百病由生。在发热性疾病独树一帜，首次提出"内伤热中证、血虚发热"。内伤热中证是李东垣论述内伤疾病的重要内容，是指脾胃内伤所引起的虚性或本虚标实的火热邪气，内燔上冲，以脾胃气虚症状：肢体沉重、怠惰嗜卧、气短精神少等，以及火热亢盛的症状：身热而烦、气高而喘、渴而脉洪大等为主要表现的病症。治疗创立了甘温除热法，用甘温药调补脾胃，如补中益气汤，并创立当归补血汤治疗饥困劳役所致的血虚发热。

朱震亨提出"阳有余而阴不足，人之生长衰老，阴精难成易亏"，朱氏认为，人体"气常有余，血常不足"。在正常生理状态下，阴精难成易亏，不与阳气相配。相火之常是论述相火为人体正常的生理之火，寄于肝肾二部，是维持人体的各种生命活动的动力之源。相火妄动是指人体功能处于亢奋的一种病理状态，丹溪认为这是由于醉饱、房劳、大怒、心火等诱发，相火妄动则易耗伤阴精，阴虚则热，阴绝则死。

丹溪治疗理念，不出乎气血痰郁，故用药之要有四：气用四君子汤，血用四物汤，痰用二陈汤，久病属郁，主治郁之方曰越鞠丸。滋阴降火法：针对相火妄动之证。"气有余便是火"实质是相火妄动致脏腑功能活动亢盛而表现为阳热有余。"补阴火自降"阴精虚而相火妄动用大补阴丸，阴血虚而相火妄动用四物汤加知母、黄柏。升补阴血法：阴虚阳盛证，重视补阴抑阳。重视脾在阴升阳降中的作用，常用参芪补脾之气、四物补脾之阴而助其转输，还强调静养和淡食。气病尤其重视脾胃之气和气机失调的治疗。血病：重养血活血，以四物汤为主方，并重视气与血的相生关系，重视相火对阴血的危害。痰证：丹溪认为其病机与脾虚和气郁有密切关系，脾虚则运化无权，水谷之气悉化为痰，气郁则火逆上，熬炼津液成痰。"百病兼痰"，以二陈汤为治痰基本方。郁证："凡郁皆在中焦"——脾胃之气不得升降，五脏之气血及周身上下之气血均不得通达，郁证出焉。六郁：气郁者，胸胁痛，脉沉涩；湿郁者，周身走痛或关节痛，遇阴寒则发，脉沉细；痰郁者，动则喘，寸口脉沉细；热郁者，瞀闷，小便赤，脉沉数；血郁者，四肢无力，能食见红，脉沉；食郁者，嗳酸，腹饱不能食，人迎脉平和。气口脉繁盛。行气开郁的越鞠丸为代表方，取气行则他郁自解之意，气郁是关键。

赵献可是研究中医命门学说的重要医家之一，认为先天之火乃人生立命之本，养生治病莫不以此为理，"一以贯之"。两肾有形，属水，其左为阴水，右为阳水；命门无形，属火，为人身"真君真主"，其位在两肾中间。"两肾间动气"，命门其居于十二官之上。"人身别有一主，非心也"。十二官的功能活动都必须以命门之火为原动力。走马灯，若灯中"火旺则动速，火微则动缓，火熄则寂然不动"。命门对先后天的作用：主宰先天之体，流行后天之用。无形的相火和真水都在命门作用下流行于周身。加意于命门，不忽乎阴精，阴精是命门之火的物质基础，火乃人身之至宝。

吴有性，字又可，为明末清初著名温病学家。主要著作有《瘟疫论》，明末，战争迭起，瘟疫盛行，民不聊生，百姓流离失所，疾病肆虐，吴又可创瘟疫病因学说，提出"杂气"致病，时行疫病的病原则称为"戾气"（或疠气），并提出戾气的五大特性：物质性、致病性、偏中性、专发性、传染性。戾气的传入途径是"邪从口鼻而入"，感染部位在膜原，治疗方法为疏利膜原，方药创制了达原饮、三消饮。治疗瘟疫初起，疏利膜原，用达原饮；邪热溢于太阳经，加羌活；邪热溢于阳明经，则加葛根；邪热溢于少阳，则加柴胡；若见里证加大黄。治疫之全剂——三消饮。消内、消外、消不内不外也，一使邪气溃散，二使表里分消。

叶天士创立了卫气营血论治大法，完善温病病机，提出在卫汗之可也，到气方可清气，入营犹可透热转气……入血就恐耗血、动血，直须凉血、散血。温邪上受，首先犯肺，辛凉轻剂；温邪入气，清热攻下；病在三焦，主张上下分消，或从下走泄；温邪入营，以护养阴液为大法。重视辨舌验齿，这充实了温热病诊断内容，于舌、齿、斑的辨证积累了大量而宝贵的经验。叶天士创立了卫气营血辨证，阐发了温热病病机，并发展了温热病的治疗原则和方法，从而为温病学确立了心的理论体系，成为后世发展温病学的基石。如薛雪、吴瑭等受其启示而各有发挥，把学说的发展推向了空前昌盛的阶段。

叶天士强调脾胃分论，创立胃阴学说。脾胃应当分论，胃属阳土，脾属阴土；纳食主胃，运化主脾；脾宜升则健，胃宜降则和；脾喜刚燥，胃喜柔润；太阴湿土，得阳始运；阳明燥土，得阴自安。若见阳盛之体，胃内燥热，或病后肺胃津亏者，叶氏主张用降胃之法，强调不宜苦降或苦寒下夺之品，而用甘平或甘凉濡润之品，以养胃阴，使津液来复，通降自成。在治疗上他提出治脾宜升：甘温扶脾，黄芪、白术、升麻、柴胡，补中益气类；治胃宜降：甘平或甘凉濡润法，沙参、麦冬、扁豆、竹叶，麦门冬汤类。

叶天士治疗虚损病证，运用甘药培中、血肉填精、中下兼顾的方法。其补养脾胃，纯脾脏虚衰者，用益气升阳，但不过用温燥；胃阴亏虚者，滋养胃阴；脾胃两虚者，强调两调脾胃，并用通补阳明法。其培补先天，对肾脏亏虚者，除用一般补阴补阳药物外，多兼用敛补之品，又用柔剂阳药以补肾中阳气；对阴精不足者，补益肾中阴精，善用血肉有情之品，补阴益阳，再配伍肉苁蓉、菟丝子等，形成补肾益精的独特方法。叶氏补后天时重视养先天，益先天又重视培后天，中下兼顾，脾肾两补。

"久病入络"，是叶天士在大量临证过程中总结的新的理论。在《临证指南医案》中，叶氏对于一些慢性疾患，往往从"久病入络"去辨证，其认为只要邪气久羁，必然伤及血络，所以他说"初病湿热在经，久则瘀热入络""其初在经在气，其久入络入血"，即病之新久，有在经在络、在气在血之分。由气钝而致血滞、络脉痹窒、败血瘀留而成为癥积、疟母、内疝，痛势沉着，"形坚似梗"等症。对于络病的治疗，叶氏认为以部位而言，邪非在表，所以"散之不解"；邪非着里，所以"攻之不驱""补正却邪，正邪并树无益"。为此他提出了通络用药大法，即以辛润通络为基础，药用新绛、旋覆花、青葱、当归、桃仁、柏子仁等；如见阴寒之证，则佐以肉桂、桂枝、茴香等辛温通络之剂；如果络病日深，则非峻攻可效，须用虫蚁之类辛咸之品，以搜剔络邪，并常用丸剂徐图缓取。其应用虫蚁之理，是"每取虫蚁迅速，飞走诸灵，俾飞者升，走者降，血无凝着，气可宣通，与攻积除坚，徒入脏腑者有间"。用药如蜣螂、蜂房、穿山甲、地龙、土鳖虫、全蝎等。以此来搜剔络脉，松透病根，临床上每多应用，称之为"虫蚁搜剔法"。

王清任，一名全任，字勋臣，清代著名医家，著有《医林改错》。学术理论：认识到"灵机记性在脑"，补气活血法代表方：补阳还五汤。创立通窍活血汤，治头面四肢周身血管血瘀证；血府逐瘀汤，治胸中血府血瘀之证；膈下逐瘀汤，治肚腹血瘀之证；少腹逐瘀汤，治冲任虚寒、少腹积块；身痛逐瘀汤，治血气阻塞经络的痹证。

唐宗海，字容川，清代著名医家，著有《血证论》《中西汇通医经精义》等。提出通治血证四法：止血、消瘀、宁血、补血。血证用药宜忌：主下、宜和、忌汗、禁吐。

王好古在"内伤三阴"基础上提出内感阴证。

喻昌在《医门法律》中，专列"秋燥论"。在学说渊源上主要受刘河间的影响，因而能发挥病机未尽之义，补充《内经》病机之疏阙。理由是春伤于风，夏伤于暑，长夏伤于湿，冬伤于寒，皆是伤主时之气，而秋主燥，却伤于湿，与理不合，只有六气配四时，才与五运不相背戾。他还从病理上论证"燥胜则干"，病在外皮肤皱揭，在内精血、津液枯涸。若燥气伤肺，遂成膹郁咳喘等症。对于燥病的治疗，他提出要重视胃气，肺胃兼顾，反对单纯以润滋燥，并制清燥救肺汤。对燥病的临床诊治，他做出了较大的贡献。喻昌的"逆流挽舟法"：喻昌对夏秋感受暑湿热、湿气而成的痢疾，治疗主张"以外而出"，所以用汗法，先解其外，后调其内，且有失于表者，外邪如里，病虽日久，也往往仍可引其邪出与外，方用人参败毒散。

第七节　脏腑相关理论论治疑难

一、高社光学术成就及学术思想

高社光精通中医经典，熟悉各家学说和古今名家论述，师古而不泥古，圆机活法，因证而施，临床以善治疑难杂症而著称，深受广大患者欢迎。他强调整体辨治，重视脏腑相关理论，对某些疑难重症，常规治疗无效者另辟蹊径，从脏腑相关理论中求之，多获奇效。如治疗胸痹心痛提出"见瘀休治瘀，重审因论治，见心休治心，重从整体辨治，权衡标本缓急，重治病求本"的学术思想，验之于临床，取效颇佳。高社光崇尚调理脾胃，善于化湿祛邪，遵东垣"内伤脾胃，百病由生"、叶桂"湿邪害人最广"等医家的论述，结合时代患病的特点，提出对久治不愈的疑难杂症，应从调理脾胃、化湿祛邪着手治之，多获良效。

高社光尊崇三因制宜，善于杂合以治，临证除考虑季节气候、地域、体质和性别等因素外，还考虑随着时代的不同，人们的生活习惯、居住环境、饮食结构、社会心理等诸多因素与过去又大不相同，疾病谱也因而发生了较大变化。充分考虑这诸多因素，采取相应的措施，对病因多端，证候复杂者，他在选择具体治疗方法上，常针药并用、内外同治以提高疗效。

高社光治外感热病融伤寒、温病于一家，提出辨外感热病重在分邪之性质，病之部位；治外感热病驱邪务尽，驱邪旨在给邪以出路，或发汗透邪使邪从表而散，或清热透邪使邪从内而解，或攻下清利使邪从二便而出，不使邪热内陷和郁结。

高社光临证遣方用药，注意处理"升降、出入、开合、润燥、寒热、补泻"之配伍关系。力求不偏不倚、从平稳中获救。

二、五脏辨证

五脏是人体心、肝、脾、肺、肾的合称。脏，古称藏。五脏的主要生理功能是生化和储藏精、气、血、津液和神，故又名五神脏。由于精、气、神是人体生命活动的根本，所以五脏在人体生命中起着重要作用。

心五行中为火：心脏与小肠互为脏腑表里，又属血脉及整个循环系统，过旺或过衰，较易患小肠、心脏、肩、血液、经血、脸部、牙齿、腹部、舌部等方面的疾病。肝五行中为木：肝与胆互为脏腑表里，又属筋骨和四肢，过旺或过衰，较易患肝、胆、头、颈、四肢、关节、筋脉、眼、神经等方面的疾病。脾五行中为土：脾与胃互为脏腑表里，又属肠及整个消化系统，过旺或过衰，较易患脾、胃、肋、背、胸、肺等方面的疾病。肺五行中为金：肺与大肠互为脏腑表里，又属气管及整个呼吸系统，过旺或过衰，较易患大肠、肺、脐、咳痰、肝、皮肤、痔疮、鼻、气管等方面的疾病。肾五行中为水：肾与膀胱互为脏腑表里，又属脑与泌尿系统，过旺或过衰，较易患肾、膀胱、胫、足、头、肝、泌尿、阴部、腰部、耳、子宫、疝气等方面的疾病。

五脏虽然在生理功能上各有所司，但它们的活动不是孤立的，通过经络的联系，五脏相互协调，相互配合，共同维持人体正常的生命活动，在病理变化上也相互影响。

1. 从心论治疑难病

心位于胸腔偏左，隔膜之上，肺之下，圆而下尖，形如莲蕊，外有心包卫护。心与小肠、脉、面、舌等构成心系统。心，在五行属火，为阳中之阳脏，主血脉，藏神志，为五脏六腑之大主、生命之主宰。心与四时之夏相通应。脏象学说中的心，在中医文献中有血肉之心和神明之心之别。血肉之心，即指实质性的心脏；神明之心是指脑接受和反映外界事物，进行意识、思维、情志等精神活动的功能。中医学把精神意识思维活动归属于心，故有神明之心的说法。正如李梴所说："有血肉之心，形如未开莲花，居肺下肝上是也。有神明之心……主宰万事万物，虚灵不昧是也。"（《医学入门·脏腑》）。

心主血脉，指心有主管血脉和推动血液循行于脉中的作用，包括主血和主脉两个方面。血就是血液。脉，即是脉管，又称经脉，为血之府，是血液运行的通道。心脏和脉管相连，形成一个密闭的系统，成为血液循环的枢纽。心脏不停地搏动，推动血液在全身脉管中循环无端，周流不息，成为血液循环的动力。所以说："人心动，则血行于诸经……是心主血也。"(《医学入门·脏腑》)。由此可见，心脏、脉和血液所构成的这个相对独立系统的生理功能都属于心所主，都有赖于心脏的正常搏动。

心脏有规律的搏动，与心脏相通的脉管亦随之产生有规律的动，称之为"脉搏"。中医通过触摸脉搏的跳动，来了解全身气血的盛衰，作为诊断疾病的依据之一，称之为"脉诊"。在正常生理情况下，心脏的功能正常，气血运行通畅，全身的功能正常，则脉搏节律调匀，和缓有力。否则，脉搏便会出现异常改变。

心主神志的生理作用：心藏神，为人体生命活动的中心。其生理作用有二：其一，主思维、意识、精神。在正常情况下，神明之心接受和反映客观外界事物，进行精神、意识、思维活动。这种作用称之为"任物"。任，是接受、担任、负载之意，即是心具有接受和处理外来信息的作用。有了这种"任物"的作用，才会产生精神和思维活动，对外界事物做出判断。其二，主宰生命活动。"心为身之主宰，万事之根本"(《饮膳正要·序》)。神明之心为人体生命活动的主宰。五脏六腑必须在心的统一指挥下，才能进行统一协调的正常的生命活动。心为君主而脏腑百骸皆听命于心。心藏神而为神明之用。"心者，五脏六腑之大主也，精神之所舍也"(《灵枢·邪客》)。

心主神志与主血脉的关系：气、血、津液、精等是人体脏腑功能活动的物质基础。神志是心脏生理功能之一，心脏运送血液以营养全身，也包括为自身提供生命活动必要的物质，所以就这个意义讲，又说血液是神志活动的物质基础。

由于心包络是心的外围组织，故有保护心脏，代心受邪的作用。脏象学说认为，心为君主之官，邪不能犯，所以外邪侵袭于心时，首先侵犯心包络，其临床表现主要是心藏神的功能异常，如在外感热病中，因温热之邪内陷，出现高热神昏、谵语妄言等心神受扰的病态，称之为"热入心包"。由痰浊引起的神志异常，表现为神昏模糊、意识障碍等心神昏乱的病态，称之为"痰浊蒙蔽心包"。实际上，心包受邪所出现的病变与心是一致的，故在辨证和治疗上也大体相同。

2. 从肝论治疑难病

肝位于腹部，横膈之下，右胁下而偏左。与胆、目、筋、爪等构成肝系统。主疏泄、藏喜条达而恶抑郁，体阴用阳。在五行属木，为阴中之阳，肝与四时之春相应。

肝主疏泄，指肝具有疏通、舒畅、条达以保持全身气机疏通畅达，通而不滞，散而不郁的作用。肝主疏泄是保证机体多种生理功能正常发挥的重要条件。疏，即疏通，疏导。泄，即升发，发泄。疏泄，升发，发泄，疏通。"疏泄"一词，始见于《素问·五常政大论》"土疏泄，苍气达"，与土得木而达同义，元代朱丹溪首次明确地提出"司疏泄者，肝也"（《格致余论·阳有余阴不足论》）的观点。

肝主疏泄与肝主生血：肝以血为体，以气为用。"肝主血，肝以血为自养，血足则柔，血虚则强"（《温病条辨·卷六》）。肝生血，血足则肝体自充。刚劲之质得为柔和之体，通其条达畅茂之性，则无升动之害。疏泄与生血，肝气与肝血，相互为用，动静有常。肝血不足则肝气有余，疏泄太过，而为肝气、肝火、肝风之灾。

肝脏"体阴"的意义：①肝属阴脏的范畴，位居膈下，故属阴；②肝藏阴血，血属阴。肝脏必须依赖阴血的滋养才能发挥其正常的生理作用，肝为刚脏，非柔润不和。

肝脏"用阳"的意义：①从肝的生理功能来看，肝主疏泄，性喜条达，内寄相火，主动主升，按阴阳属性言之，则属于阳；②从肝的病理变化来看，易于阳亢，易于动风。肝病常表现为肝阳上亢和肝风内动，引起眩晕、肢麻、抽搐、震颤、角弓反张等症状。气为阳，血为阴，阳主动，阴主静，因而称肝脏"体阴而用阳"。

肝体阴用阳，实际上概括了肝的形体结构与生理功能的关系，也揭示了肝脏在生理及病理变化上的主要特征。

由于肝脏具有体阴而用阳的特点，所以，在临床上对于肝病的治疗，"用药不宜刚而宜柔，不宜伐而宜和"（《类证治裁·卷之三》）。往往用滋养阴血以益肝或采用凉肝、泻肝等法以抑制肝气肝阳之升动过度，故有"肝无虚证"之说。高社光教授善调肝治疑难病，其曾用越鞠丸加味治疗一例久治不愈的带状疱疹左胁痛患者，配伍贯众、大青叶、重楼、土茯苓、地肤子、白鲜皮等药物，收效甚佳。

乙型肝炎是严重威胁人类健康的常见病。近年来发病率呈上升趋势，据有关资料报道，全世界乙型肝炎表面抗原（HBsAg）阳性人群已逾 2 亿人，国内报道 HBsAg 阳性人群高达 10% 以上，部分阳性者可发生慢性肝炎、肝硬化，甚至发生癌变。

高社光临床选用乙癸丹治疗乙型肝炎表面抗原阳性，获得满意效果。

乙癸丹药物组成：黄芪、白芍、山茱萸、焦麦芽、巴戟天、白矾、水蛭、僵蚕、白花蛇舌草等。制法及服法：诸药去杂，如法炮制，研面过 120 目筛，上等蜂蜜炼蜜为丸，每丸重 9g，每次 2 丸，每日 3 次，3 个月为 1 个疗程。

慢性乙型肝炎和乙型肝炎表面抗原携带者，临床上多以虚实夹杂为多，然以虚为本，虚则脾肾俱虚，肾藏精，肝藏血，乙癸同源，精血互生，故肝肾亏虚是导致HBsAg 阳性之本。实则痰瘀内结，疫毒久羁，是导致 HBsAg 阳性之标。虚则易受邪袭，实则耗伤正气，虚实夹杂，缠绵难愈。故方中选用黄芪，补肝健脾；白芍、山茱萸、巴戟天，调补肝肾、阴阳平补；白矾、水蛭、僵蚕，逐瘀祛浊；白花蛇舌草等，清除疫毒。诸药配伍相得益彰，共奏扶正祛邪、补脾益气、调补肝肾、逐瘀化痰、消除疫毒之效。从临床资料分析，本药对消除乙型肝炎病毒，促使 HBsAg 阴转，恢复肝脏功能，改善临床表现，有明显效果。

2005 年 2 月至 2008 年 12 月，高社光团队在自制乙癸丹治疗 HBsAg 阳性的基础上，采用调补脾肾、化湿解毒法制成乙癸 II 号胶囊治疗乙型肝炎血清标志物阳性患者 150 例，并与乙肝扶正胶囊治疗 150 例对照观察，治疗方法与结果所示。

诊断标准：参照《乙型肝炎的中医治疗》凡具有下列任何 1 项者，可诊断为现症乙型肝炎病毒（HBV）感染。①血清 HBsAg 阳性；②血清 HBV-DNA 阳性或 DNA-P（DNA- 聚合酶）阳性或 HBeAg 阳性；③血清抗 -HBc 阳性；④肝内 HBcAg 阳性及（或）HBsAg 阳性 HBV-DNA 阳性。

治疗方法：治疗组：治宜调补脾肾，化湿解毒。予乙癸 II 号胶囊（药物组成：仙茅 12g，淫羊藿 12g，蜂房 6g，巴戟天 10g，黄芪 15g，白术 12g，白矾 2g，郁金 12g，垂盆草 15g，鸡骨草 15g，藿香 12g，白花蛇舌草 15g，甘草 10g。上药经筛选纯净后，粉碎为极细末，过 200 目筛，由河北省鸡泽县中西医结合医院制剂室制成胶囊，规格：0.5g/ 粒），每次 4 粒，每日 3 次，口服，3 个月为 1 个疗程，连续观察 4 个疗程。

结果：治疗组 150 例患者中，HBsAg 阴转 61 例（47.65%），好转 126 例（98.43%）（其中 90 例大三阳患者，1 个疗程转为小三阳 10 例，2 个疗程转为小三阳 14 例，3～4 个疗程转为小三阳 23 例，HBeAg 阴转率为 52.22%；30 例小三阳患者，1～4 个疗程 HBsAg 阴转 14 例，阴转率为 43.66%）。对照组 150 例患者中，HBsAg 阴转 21 例（23.33%），好转 32 例（35.55%）（其中 91 例大三阳患者，1 个疗程转为小三阳 1 例，2 个疗程转为小三阳 2 例，3～4 个疗程转为小三阳 14 例，HBeAg 阴转率为 18.68%；29 例小三阳患者，1～4 个疗程 HBsAg 阴转 8 例，阴转率为 27.58%）。2 组 HBsAg 阴转率比较差异有统计学意义（$P < 0.05$），治疗组疗效明显优于对照组。

讨论：HBV 主要侵害肝脏，患病后久羁不解，缠绵难愈，具有一定的传染性，符合中医湿浊疫毒致病之特性，病初在肝，日久伤及脾肾，即合仲景"见肝之病，知肝传脾"及李中梓"乙癸同源"之训。综观临床诸症，该病多符合脾肾两虚、湿毒内阻之病机特点，遵循"当先实其脾气"及"肝肾同治"之原则，我们采用调补脾肾、化湿解毒法，自制乙癸 II 号胶囊治疗乙型肝炎血清标志物阳性患者。方中仙茅、淫羊藿、巴戟天，温肾阳、益肾精；黄芪、白术，补脾气、助运化；其扶正以治本。垂盆草、鸡骨草、藿香、白花蛇舌草，化湿解毒以治标。白矾，化湿行水；郁金，疏肝解郁；蜂房，甘平解毒。诸药合用，共具调补脾肾、化湿解毒之功。本方补而不滞、温而不燥，既无寒凉碍胃之弊，又有扶正祛邪之功，能够促使乙肝病毒血清标志物 HBeAg、抗－HBc、HBV－DNA、HBsAg 等阴转率达 60% 以上，且具有显著恢复丙氨酸氨基转移酶（ALT）、天门冬氨酸氨基转移酶（AST）。

3. 从脾论治疑难病

脾胃一病，百病由生，遵循路志正老师"持中央、运四旁，怡情志、调升降、顾润燥、纳化常"健脾十八字。脾位于腹腔上部，隔膜之下，与胃以膜相连，"形如犬舌，状如鸡冠"，与胃、肉、唇、口等构成脾系统。主运化、统血，输布水谷精微，为气血生化之源，人体脏腑百骸皆赖脾以濡养，故有后天之本之称。在五行属土，为阴中之至阴。脾与四时之长夏相应。

脾主运化：运，即转运输送，化，即消化吸收。脾主运化，指脾具有将水谷化为精微，并将精微物质转输至全身各脏腑组织的功能。实际上，脾就是对营养物质的消化、吸收和运输的功能。

脾主生血统血：脾主生血，指脾有生血的功能。统血，统是统摄、控制的意思。脾主统血，指脾具有统摄血液，使之在经脉中运行而不溢于脉外的功能。

脾主升清：升，指上升和输布；清，指精微物质。脾主升清是指脾具有将水谷精微等营养物质，吸收并上输于心、肺、头目，再通过心肺的作用化生气血，以营养全身，并维持人体内脏位置相对恒定的作用。这种运化功能的特点是以上升为主，故说"脾气主升"。

脾宜升则健：升有下者上行，升浮向上之义。五脏各有升降，心肺在上，在上者宜降；肝肾在下，在下者宜升；脾胃居中，在中者能升能降。五脏气机升降相互作用，形成了机体升降出入气化活动的整体性，维持着气机升降出入的动态平衡。脾升胃降，为人体气机上下升降的枢纽。脾性主升，是指脾的气机运动形式以升为要。脾升则脾气健旺，生理功能正常。脾主湿而恶湿，因湿邪伤脾，脾失健运而水湿为患者，称为"湿困脾土"，可见头重如裹、脘腹胀闷、口黏不渴等症。若脾气虚弱，健运无权而水湿停聚者，称"脾病生湿"（脾虚生湿），可见肢倦、纳呆、脘腹胀满、痰饮、泄泻、水肿等。总之，脾具有恶湿的特性，并且对于湿邪有特殊的易感性。

脾气与长夏相应：脾主长夏，脾气旺于长夏，脾脏的生理功能活动，与长夏的阴阳变化相互通应。此外，脾与中央方位、湿、土、黄色、甘味等有内在联系。脾运湿又恶湿，若脾为湿困，运化失职，可引起胸脘痞满、食少体倦、大便溏薄、口甜多涎、舌苔滑腻等，反映了脾与湿的关系。故长夏之时，处方遣药，常常加入藿香、佩兰等芳香化浊醒脾燥湿之品。此外，脾为后天之本，气血生化之源，脾气虚弱则会出现倦怠乏力、食欲缺乏等，临床治疗脾虚多选用党参、黄芪、白术、扁豆、大枣、饴糖等甘味之晶，这体现了脾与甘的关系。

对于顽固性口腔溃疡目前临床上西医对该病的治疗尚无特效药物，高社光教授总结多年的临床经验认为：该病中医辨证为心脾两经积热，脾虚清阳不升，阴虚火旺等证，治疗运用补土伏火法治疗口腔溃疡临床疗效显著。顽固性口腔溃疡是一种反复发作的口腔黏膜疾病，以口腔黏膜出现黄白色如豆大、表浅的小溃点，以疼痛或饮食刺激时疼痛为主症，易反复发作，属于中医学"口疮"范畴，本病虽非重症，但它往往影响患者的进食、说话，影响生活质量。一般女性患病比例较高，人群患病率超过10%，以中青年居多。高社光教授运用中医药治疗本病注重局部治疗与全身治疗相结合。

（1）治疗顽固性口腔溃疡应"从脾胃论治"。高社光教授认为正气不足、内伤脾胃是口腔溃疡发病的内因，外邪侵袭是诱发、加重本病的重要因素，其病机主要涉及脾、肺、肾三脏。薛伯寿薛老常谈蒲辅周蒲老经验："口腔溃疡为病，一由胃火，一由脾热，脾热者采用封髓丹加味治疗，考黄柏泻相火而清湿热，甘草补脾胃、清热解毒，乃补土伏火之方，土虚则浮火上炎，常用于多年反复发生的口疮，脉虚者屡效。"可见蒲辅周也认为该病与脾有关，脾开窍于口，其为病，一由胃火，一由脾热，发病原因是土虚，浮热上炎所致。顽固性口腔溃疡产生机制为劳倦，饮食内伤脾胃，清阳下陷，导致谷气下流，壅于少阴，引动少阴阴火"上乘土位"，此其下虽热而中则寒，所谓失位之火也。其治用甘温保元之剂，以升为降，以补为泻，即"补土伏火"之法。正如《素问·气交变大论》曰："岁金不及，炎火乃行……民病口疮。"《杂病源流犀烛》谓："人之口破，皆由于火。"可见心、脾、肾等脏腑功能失调是为本，火热上蒸于口发为口疮是为其标。高社光教授经过多年的临床实践研究，强调其病理主要机制一为阴火，一为脾虚，脾胃得后天之气，为后天之本，水谷之海，气血津液生化之源。《素问·五常政大论》曰："阴精所奉，其人寿；阳精所降，其人夭。"故脾胃宜养、宜和，不宜伤。若饮食、劳倦内伤脾胃，则会导致谷气不能得到运化，水谷精微不得以输布，谷气溢流至下焦，蕴为湿热，从而造成少阴阴火上冲，而出现一系列阴火症状，如纳呆、胸满，低热，二便不调，口燥，齿龂等。这种由脾虚阳陷导致的阴火，以甘温保元之剂，采用以补为泻，以升为降的方法，才能使阴火下降而复其位，即所谓"土厚则火敛"。

（2）治疗顽固性口腔溃疡"从补土伏火"入手遣方用药。高社光教授治疗顽固性口腔溃疡运用补土伏火法，选方"三才封髓丹"加减，经验方药物组成为：炒黄柏、砂仁、甘草、天冬、熟地黄、太子参。方中炒黄柏为君，苦能坚肾，益肾水之不足，同时又能泻膀胱之相火，制阴水之泛滥，阳得阴潜，则龙火不至上浮，以甘草、砂仁水土合德，通三焦，纳津液，纳五脏六腑之精归于肾，同时又能温运脾土。薛伯寿认为："甘草与砂仁相配伍，有补土伏火之效。"方中太子参益气养阴；砂仁行气和胃；天冬、黄柏滋阴降火；炒黄柏清火泻下焦湿热，甘草甘温补脾胃，调和诸药。方中天冬、太子参、熟地黄生津益气滋阴，三者配伍，实为"天、人、地"相应矣；诸药相配，利用药物相反相成之作用，在甘寒药中反佐砂仁导上浮之阳气下行，在养阴药中佐加甘草温中健脾，具有降实火、益肾水、滋阴养血、润而不燥之功效。用于治疗口腔溃疡，无论虚实均可获良效。临床辨证论治切不可重用清热解毒之品，以防苦寒败胃，使脾胃受损，导致病情加重而缠绵难愈。

（3）高社光教授治疗顽固性口腔溃疡的辨证经验。中医辨证应以虚实为纲，实证以心火亢盛、胃热炽盛多见，虚证以肾阴虚、脾肾阳虚为主，久病多夹瘀，并结合辨证论治进行加减。临床上高社光教授治疗顽固性口腔溃疡主要辨证如下五型。

一是实火型。①心火上炎、心火亢盛型：以舌尖部位出现溃烂，局部红肿、疼痛为主症，伴见心胸烦热、少寐、口渴、小便黄等心火亢盛的证候。治以清心泻火之法，选方三才封髓丹加生地黄、淡竹叶、黄连、肉桂、骨碎补、川牛膝。②胃热炽盛型：以牙龈或颊部溃烂、肿痛为主症，伴见口臭、胃脘灼痛、吞酸嘈杂、渴喜冷饮、大便秘结等胃热炽盛的证候。治以清胃泻火凉血之法，选方三才封髓丹加黄连、生升麻、当归、生地黄、牡丹皮等，或与泻黄散合方加减。③肝胆湿热型：以舌边部位出现溃烂，局部红肿、疼痛为主症，伴见胁肋胀痛灼热、口苦、小便短赤，或阴囊湿疹，或带下黄臭、外阴瘙痒等肝胆湿热的证候。治以清利肝胆湿热之法，宜三才封髓丹加龙胆草、栀子、黄芩、川木通、泽泻、车前子、当归、生地黄、柴胡等。

二是虚火型。①脾肾阳虚型：顽固性口腔溃疡久治不愈，口疮多在颊膜，口疮数量少，周围不红肿或暗红微肿，常伴有神疲乏力，纳少便溏，形寒肢冷等。根据《脾胃论》"脾胃气虚，则下流于肾，阴火得以乘其土位"的理论。认为脾之经脉连舌根，散舌下。若脾胃虚弱，土虚则浮热上炎，熏蒸于口而致口舌生疮。治宜温补肾阳、兼补脾气，宜三才封髓丹加理中汤或右归丸等药。②肾阴虚型：口腔黏膜溃烂，局部微痛，伴见腰膝酸软，眩晕耳鸣，五心烦热，潮热盗汗，男子遗精，女子梦交等肾虚火动的证候。治以滋阴降火之法，宜三才封髓丹加知柏地黄汤并女贞子、墨旱莲、煅龙骨、煅牡蛎等。

三是兼夹痰瘀。临床上复发性口腔溃疡的病机中虽以火邪治病为主，但是由于患者体质不一，常间夹有痰湿瘀血等病理产物的存在，使病情错综复杂，缠绵难愈，临床可加三才封髓丹加用温胆汤治疗或血府逐瘀汤治疗。

四是阴虚血瘀型。久患口腔黏膜溃烂，伴见疼痛，痛如针刺，痛有定处，唇暗或两目黯黑，月经量少，甚或闭经，伴五心烦热、潮热盗汗、失眠多梦等阴虚血瘀的证候。治以活血化瘀、滋阴清热之法。临床宜三才封髓丹加用当归、川芎、桃仁、红花、赤芍、柴胡、桔梗等药。

五是阳虚寒凝型。口腔黏膜溃烂、疼痛，久治不愈，可伴形寒肢冷、腰膝酸软、小便清长、夜尿增多、口不渴、舌淡苔白、脉沉细。治疗宜温阳散寒、补血通滞，宜三才封髓丹加熟地黄、鹿角胶、炮姜、肉桂、麻黄、白芥子、赤芍等药。

患者，女，57岁。诉自幼年开始常复发口腔溃疡，且逐渐加重。10个月前患者口腔溃疡复发，舌面糜烂，难以忍受，辗转就诊于邯郸、石家庄、北京各大型医院，均未取得满意疗效。2011年9月，患者来邯郸市中医院国医堂就诊，高社光教授接诊，仔细查体并询问病史后考虑：患者口干咽燥，心慌气短，胸脘满闷恶心、纳呆、神疲乏力，形体消瘦，大便秘结，脉沉弦细数，舌体瘦、质红，舌面光红如镜，糜烂如粟点。

辨证：火伏太阴，上炎于舌。

治法：益气阴、温脾阳、泄阴火。

方药：三方封髓汤加减。

处方：天门冬15g，生地黄15g，太子参15g，砂仁6g，黄柏15g，知母15g，桂枝10g，赤芍药15g，防风12g，炒栀子15g，蝉蜕10g，僵蚕10g，片姜黄12g，酒大黄8g，炒酸枣仁20g，甘草15g。

7剂，水煎服，每天1剂。并嘱患者用淡盐水漱口，然后口含芝麻油缓缓咽下。

用药7天后，患者症状稍好转，仍口干咽燥、纳呆、不伴便秘等不适，上方去桂枝，加麦冬15g，百合25克，焦三仙各25g，牡丹皮15g。复用药7天后诸症好转。

方中重用生地黄凉血滋阴以制心火，大黄通腑泄热，黄柏苦能坚肾、益肾水之不足，又能泄膀胱之相火，制阴水之泛滥，阳得阴潜，则龙火不至上腹，以甘草、砂仁水土合德，通三焦，纳津液，纳五脏六腑之精归于肾，同时又能温运脾土。太子参、天冬相合，养阴益气，祛邪不伤正，扶正不留邪，诸药结合实现"天、人、地"相应，治疗口腔溃疡，疗效显著。高社光治疗顽固性口腔溃疡同样注重局部治疗，顽固性口腔溃疡局部治疗的方法和药物除养阴生肌散外，他还常采用淡盐水、芝麻油外用，淡盐水滋阴降火，芝麻油泻火解毒止痛，局部治疗可使药物直接作用于病损部位，充分发挥药物作用。近年来，虽然祖国医学对复发性口腔溃疡研究有了很大的进展，中医药治疗对改善患者症状，提高生活质量，减轻患者痛苦等方面有着极大的作用。但高教授还经常教育学生，中医对于顽固性口腔溃疡的研究仍有许多不足之处，口腔溃疡以火邪治病为多，每个医家依其经验、体会、认识的不同而使用不同方药进行治疗，其辨证分型有待规范化。作为临床医生应该取众家之长，学以致用，综合治疗，并逐步完善复发性口腔溃疡中医治疗方案，规范其中医辨证分型。

4. 从肺论治疑难病

肺，位居胸中，左右各一，呈分叶状，质疏松。与心同居膈上，上连气管，通窍于鼻，与自然界之大气直接相通。与大肠、皮、毛、鼻等构成肺系统。在五行属金，为阳中之阴脏。主气司呼吸，助心行血，通调水道。在五脏六腑中，位居最高，为五脏之华盖。肺与四时之秋相应。

肺主气是肺主呼吸之气和肺主一身之气的总称。"肺藏魄，属金，总摄一身之气"（《周氏医学丛书·脏腑标本药式》）。人身之气均为肺所主，所以说："诸气者，皆属于肺。"（《素问·五脏生成论》），"肺主一身之气"（《医门法律·明胸中大气之法》）。肺主气，包括主呼吸之气和主一身之气两个方面。①肺主呼吸之气：指肺通过呼吸运动，吸入自然界的清气，呼出体内的浊气，实现体内外气体交换的功能。"肺……一呼一吸，与天气相通"（《医原》）。肺为呼吸器官，具有呼吸功能。"天气至清，全凭呼吸为吐纳，其呼吸之枢则以肺为主"。肺气与秋气相应：肺为清虚之体。性喜清润，与秋季气候清肃、空气明润相通应，故肺气在秋季最旺盛，秋季也多见肺的病变。肺气旺于秋，肺与秋季、西方、燥、金、白色、辛味等有内在的联系，如秋金之时燥气当令，此时燥邪极易侵犯人体而耗伤肺之阴津，出现干咳，皮肤和口鼻干燥等症状；肺为娇脏，不耐风寒，又如风寒束表，侵袭肺卫，出现恶寒发热，头项强痛，脉浮等外感表证时，用麻黄、桂枝等辛散解表之药，使肌表之邪从汗而解；②肺主一身之气：肺气的宣发和肃降，是相反相成的矛盾运动。在生理情况下，相互依存和相互制约；在病理情况下，则又常常相互影响。所以，没有正常的宣发，就不能有很好的肃降；没有正常的肃降，也会影响正常的宣发。肺通调水道，为水之上源，参与水液的代谢与输布，只有宣发和肃降正常，才能使气能出能入，气道畅通，呼吸调匀，保持人体内外气体之交换，才能使各个脏腑组织得到气、血、津液的营养灌溉，又免除水湿痰浊停留之患，才能使肺气不致耗散太过，从而始终保持清肃的正常状态。如果两者的功能失去协调，就会发生肺气失宣或肺失肃降的病变。前者以咳嗽为其特征，后者以喘促气逆为其特征。

高社光自创六子蠲饮汤治疗胸腔积液：六子蠲饮汤为基础方，随证加减治疗胸腔积液。

基本方：苏子6～12g，白芥子6～12g，莱菔子6～12g，车前子15～30g，葶苈子15～30g，杏仁6～12g。

随证加减：①阴虚内热者，症见咳出少量黏痰，口干咽燥，午后潮热，颧红盗汗，五心烦热，舌红少苔，脉细数，酌加百合、生地黄、玄参、麦冬、地骨皮、青蒿、鳖甲等；②热毒塞盛者，症见高热、寒战、咳出黄痰或脓痰，胸痛气急，尿赤便干，舌红苔黄腻，脉滑数，酌加鱼腥草、苇茎、黄芩、生薏苡仁、败酱草、冬瓜仁、桔梗、大黄等；③阳虚者，症见咳喘不能平卧，动则尤甚，自汗乏力，腰腿酸软，心悸不宁，形寒肢冷，唇甲发绀，舌淡苔白，脉细无力，酌加附子、桂枝、茯苓、白术、人参、丹参等；④脾虚湿困者，症见胸腹胀满，纳呆便溏，神疲乏力，少气懒言，面目虚浮，舌胖有齿痕、苔薄腻，脉弱无力，酌加茯苓、白术、泽泻、党参、大腹皮、木香等；⑤瘀血者，症见胸胁刺痛，咳唾痛甚，舌紫黯或有瘀痕，脉弦涩，酌加桃仁、红花、莪术、三棱、穿山甲珠、土鳖虫、三七等；⑥癌性胸水，酌加半枝莲、白花蛇舌草、重楼、山慈菇、黄药子、海浮石等。用法：水煎2次，取汁300mL，每日分2次口服，7日为1个疗程，观察时间最少1个疗程，最多2个疗程。

刘某，男，32岁。右侧胸胁胀满，咳唾引痛10天，伴见午夜发热，胸闷气促，干咳少痰，五心烦热，口燥咽干，形瘦盗汗，舌红少苔，脉细数。经X光胸片、抽胸水化验确诊为渗出性胸膜炎，即用本方酌加地骨皮、百合、玄参、青蒿、黄芩，每日1剂，常规用抗结核药。用药5天后症状锐减，10天临床症状消失，X光胸片未见异常。继用抗结核药维持治疗2个月，停药观察，随访2年病未复发。

胸腔积液的主要病机为饮积于胸胁，气机郁滞，肺失宣降。本方乃三子养亲汤加味而成，方中用苏子下气消痰，白芥子去皮里膜外之痰涎而逐胸腔之水饮，莱菔子行气祛痰，葶苈子泻肺而行水饮，车前子清肺化痰、利水淘饮，杏仁宣降肺气而止咳平喘，共奏化痰蠲饮、泻肺平喘之功，适用于各种原因引起的胸腔积液。然而导致胸腔积液的原因甚多，故应随证加减，方能收效更捷。

5. 从肾论治疑难病

肾，位于腰部脊柱两侧，左右各一，右微下，左微上，外形椭圆弯曲，状如豇豆。与膀胱、骨髓、脑、发、耳等构成肾系。肾，主藏精、主生殖发育、主水液、主纳气，为人体脏腑阴阳之本，生命之源，故称为先天之本；在五行属水，为阴中之阳，在四时与冬季相应。

先天之精又称肾本脏之精。先天之精，禀受于父母，与生俱来，是生育繁殖，构成人体的原始物质。"人始生，先成精"（《灵枢·经脉》），"两神相搏，合而成形，常先身生，是谓精"（《灵枢·决气》），"精合而形始成，此形即精也，精即形也"（《景岳全书·小儿补肾论》）。在胚胎发育过程中，精是构成胚胎的原始物质，为生命的基础，所以称为"先天之精"。先天之精藏于肾中，出生之后，得到后天之精的不断充实，成为人体生育繁殖的基本物质，故又称为"生殖之精"。

先天之精和后天之精的关系：先天之精和后天之精，其来源虽然不同，但却同藏于肾，两者相互依存，相互为用。先天之精为后天之精准备了物质基础，后天之精不断地供养先天之精。先天之精只有得到后天之精的补充滋养，才能充分发挥其生理效应；后天之精也只有得到先天之精的活力资助，才能源源不断地化生。即所谓"先天生后天，后天养先天"，两者相辅相成，在肾中密切结合而组成肾中所藏的精气。肾为先天之本，接受其他脏腑的精气而贮藏起来。脏腑精气充盛，肾精的生成、贮藏和排泄才能正常。

肾阴，又称元阴、真阴、真水，为人体阴液的根本，对机体各脏腑组织起着滋养、濡润作用。

肾阳，又称元阳、真阳、真水，为人体阳气的根本，对机体各脏腑组织起着推动、温煦作用。

肾阴和肾阳，两者之间，相互制约、相互依存、相互为用，维持着人体生理上的动态平衡。从阴阳属性来说，精属阴，气属阳，所以有时也称肾精为"肾阴"，肾气为"肾阳"。这里的"阴"和"阳"，是指物质和功能的属性而言的。

肾主水液：水液是体内正常液体的总称。肾主水液，从广义来讲，是指肾为水脏，泛指肾具有藏精和调节水液的作用；从狭义而言，是指肾主持和调节人体水液代谢的功能。

在病理上，肾主水功能失调，若气化失职，开阖失度，就会引起水液代谢障碍。气化失常，关门不利，阖多开少，小便的生成和排泄发生障碍可引起尿少、水肿等病理现象；若开多阖少，又可见尿多、尿频等症。

6.高社光从虚从瘀论治老年前列腺肥大尿潴留经验

辨证论治：老年前列腺肥大尿潴留临床表现繁杂多样。中医药在老年前列腺肥大尿潴留治疗上具有独特优势。高老师认为：老年前列腺肥大尿潴留是一种正虚邪实、虚实夹杂的疾病。正虚多为脾肾气虚、脾肾阳虚、肝肾阴虚，邪实则主要表现为血瘀兼痰浊、湿热等。其中"虚""瘀"两者贯穿老年前列腺病始终，临床表现轻重不一，尤其"瘀"之表现多不典型，更需重视。高社光老师，业医40余载，积淀深厚，善以中西医结合诊治前列腺诸疾，对老年前列腺肥大诊治有着独到见解。

《黄帝内经·上古天真论》："丈夫八岁肾气实，发长齿更……五八肾气衰，发堕齿槁。六八阳气衰竭于上，面焦，发鬓斑白。七八肝气衰，筋不能动，天癸竭，精少，肾脏衰，形体皆极。八八则齿发去。肾者主水，受五脏六腑之精而藏之，故五脏盛，乃能泻。"从以上经典可看出，男性四十岁始，"肾气先衰，故五脏盛，乃能泻"。肾气一衰，肾的生理功能必然失调。肾藏有"先天之精"，为脏腑阴阳之本，生命之源，故称肾为"先天之本"。肾在五行属水。足少阴肾经、足太阳膀胱经相互络属于肾和膀胱，肾和膀胱在水液代谢方面亦直接相关，故肾和膀胱互为表里。肾的阴阳气血失调，则必然影响肾的藏精功能，或为失于闭藏，或为精气不充，皆可导致机体的生长、发育和生殖功能不良。若影响肾的主水功能，则可导致全身的水液代谢障碍，出现排尿异常。

前列腺肥大主要是由于肾气衰退，肾阴、肾阳虚衰而引起，它属于肾的一部分，肾阴亏损，前列腺液则不足，阴损及阳，肾阳不足，对前列腺体顾护失约，引起前列腺肥大；阴虚生热引起相火妄动，更加损阴耗阳，前列腺液更加不足，腺体增大以代偿性分泌前列腺液，其结果使前列腺进一步肥大如此恶性循环；再者下焦郁热，引起津枯便结，热结膀胱，热郁于肝。可见便秘、癃闭、睾丸痛。

高社光老师认为前列腺肥大临床所见常有以下几种证型：

（1）脾肾气虚，气化不利。证见排尿费力，夜尿多，尿流变细，尿后余沥，腰膝酸软，四肢无力，劳累或熬夜后加重。舌质淡、苔薄白，脉沉。以金匮肾气丸加减，以党参、黄芪、山药、枸杞、山茱萸、生地黄、熟地黄、杜仲、泽泻、扶正益肾培元，升清降浊。

李某，74岁，2012年10月28日初诊。夜尿多，伴尿急、排尿困难4年，逐渐加重，曾经中西药治疗见效不显著。建议手术治疗，患者畏惧。辨证乃肾气亏虚，气化不及，水道不利。予金匮肾气丸加减5剂后，饮食增加，精神改善。又7剂，小便明显畅利。守方月余，此后坚持服用金匮肾气丸，迄今平稳。

（2）肾阴亏虚。证见小便频数或淋沥不畅，时发时止，遇劳即发经久不愈，五心烦热，大便干，小便赤，尿道内火灼样难受或刺痛，舌质红绛或伴头晕耳鸣，舌红少苔或无苔，脉细数。治以滋养肾阴、清利小便，用大补阴丸、金匮蒲灰散加味加减，以黄柏、知母、生地黄、麦冬、炙龟板、海藻、昆布、桑皮、琥珀（研末吞服）、生蒲黄、滑石、地龙、石菖蒲、蚕沙、王不留行以行血消瘀利小便。金匮蒲灰散方中，生蒲黄活血祛瘀消肿；滑石清利湿热，通小便；原方加地龙清热活血通络利尿；石菖蒲理气活血、祛湿消瘀；蚕沙活血通经化浊；王不留行行血通经、消肿止痛，共奏行血消瘀利小便之功。

王某，79岁，2013年2月25日初诊。自述小便不痛快6年，近2～3个月来病情陡然加重，小腹憋胀，尿管内刀割样疼痛，排尿频急滴沥难净，某院泌尿科诊断为前列腺肥大并尿潴留，针药并施两个多月而未见效，故要求中药治疗，口咽干燥，舌红无苔，脉细弦而数。阴虚火旺之候，火热灼及膀胱，膀胱气化受困，给大补阴丸、金匮蒲灰散加味加减 5 剂，水煎服，药后即尿道痛减，诸症改善，坚持服药 2 个月，火热征象悉退，自觉亦无所苦。此后间服知柏或六味地黄丸，迄今未见复发。

高社光老师认为，肾阴亏虚证型多与湿热瘀滞复合为患，证见小便点滴不通，或频数短涩，终末尿浑浊，口渴不欲饮，大便秘结，舌红苔黄腻，脉沉数或滑数。用大补阴丸蒲灰散加味及八正散加减。

（3）肝郁气滞，瘀浊阻滞。肝郁气滞则三焦气化失司，水道通调及血行受阻，日久瘀浊阻滞而成癃闭，证见：胸胁胀满，少腹坠胀疼痛，排尿不畅，时欲善叹息，情志忧郁不畅，唇舌紫暗、苔腻，脉沉弦，是肝郁气滞瘀浊阻窍，治以疏肝解郁之逍遥散合蒲灰散加味。

李某，74 岁，2012 年 11 月 11 日初诊。前列腺肥大 6 年，近半年来甚苦，小便艰难，尿线细，排尿射程缩短，尿后余沥不尽，总是湿裤裆尿骚味，长期抑郁焦虑。舌暗有青灰斑块、苔灰腻，脉沉涩。B 超：前列腺增大，膀胱残留尿 75mL。泌尿外科诊断为前列腺肥大伴慢性尿潴留。经中西药治疗无明显效果。辨证为肝郁气滞瘀浊阻窍，逍遥散合蒲灰散加味配以肾气丸，服药近 2 个月余，小便清利如常人。B 超：前列腺明显缩小，膀胱残余尿（－）。

（4）脾肾阳虚，痰瘀阻滞。证见小便频数，排尿无力，余沥不尽，腰膝酸软怕冷，神疲乏力，大便稀溏或虚秘，舌淡苔白，脉沉。治以温补脾阳、通瘀散结、利小便。以补为通，塞因塞用。济生肾气丸合蒲灰散加味加减（熟地黄、山药、山茱萸、茯苓、肉桂、车前子、牛膝、泽泻、附子、牡丹皮、蒲黄、滑石、地龙、石菖蒲、蚕沙、王不留行）。

高社光老师认为本病以肾阳不足证最为常见，常以温肾益气、化瘀利水立法，持之以久，疗效满意。

吝某，男，72 岁，2013 年 10 月 15 日初诊。患者排尿不畅近 3 年。腰膝酸软怕冷，神疲乏力，7 天前因劳累及受凉，当晚即解不出小便，次日早到医院住院治疗。B 超：前列腺肥大急性尿潴留，前列腺 4.5cm×5.4cm，大量尿潴留。建议手术治疗，患者因脑出血、脑梗死等病史拒绝手术愿接受中医治疗。检查：急性痛苦面容，舌质暗淡、苔白，脉沉，大便 6 日未行，少腹胀痛拒按，辗转呻吟。中医诊断：癃闭，脾肾阳虚、痰瘀阻滞证。

予济生肾气丸合蒲灰散加味加减：山茱萸 15g，熟地黄 15g，山药 25g，茯苓 15g，麸炒泽泻 15g，牡丹皮 10g，川牛膝 15g，车前子 15g（另包），肉桂 8g（后下），熟附子 6g（先煎 2 小时），蒲黄 10g，焦大黄 10g，滑石 15g，地龙 20g，蚕沙 10g，王不留 15g，炮穿山甲 10g，白术 20g，石菖蒲 15g。每日 1 剂水煎服。

同时配以自制前列灌肠汤：肉桂 15g（后下），熟附子 15g（先煎），大黄 15g（后下），黄柏 15g，知母 15g，车前子 15g，王不留行 15g。煎取 300mL，每日分 2 次保留灌肠。内外用药 1 次后大便通，小便随即解出，停保留灌肠，内外用药期间未曾发生明显不良反应。连续服药 8 周为 1 个疗程。此后间断口服济生肾气丸维持病情较平稳。

老年前列腺肥大要在短期内使其缩小是很困难的，因此在急性期采用口服金贵肾气丸合蒲灰散加味，缓解后长期辨证论治综合施治可使前列腺缩小，减轻病痛，是一种较好的治疗方法。该疗法费用低、服用方便患者容易接受，且疗效确切。

高社光老师多年临床观察老年前列腺肥大尿潴留常常并非以典型的单一证型发病，而是以虚实夹杂的复合证型多见，临证时必须权衡病情，辨证论治综合施治。同时在治疗尿潴留时常用大黄，往往起到速效作用，正所谓"利小便，实大便""通大便，利小便"是也。对急性尿潴留患者内服加自制前列灌肠汤保留灌肠或针刺中极、气海、膀胱俞、三焦俞、阴陵泉等穴。或取嚏、探吐，能开肺气，举中气而通下焦之气，也可通利小便。此外中药离子导入、中药坐浴、中药熏洗、中药贴敷也可得疗效。

同时，要嘱患者改变不良的生活习惯，尽量避免过度劳累、过食辛辣诱发本病，保持大便通畅缩短排便时间，嘱其按摩会阴部位对防治本病的复发起一定的作用。本病是一种进展性疾病，注意定期复查，高度警惕前列腺恶性病变。

近年来临床研究发现，某些药物也会诱发或加剧尿潴留，并且来势凶猛，有的在用药 2～4 小时即可发病，如：①抗精神病药：氯丙嗪、奋乃近等；②抗抑郁药：多虑平等；③平喘药：麻黄碱；④心血管病：硝苯地平、尼群地平、"地平"类用药及硝酸甘油；⑤胃肠止痛用药：阿托品；⑥强效利尿剂：呋塞米。因此老年患者病情较复杂，用药较多，老年前列腺肥大尿潴留患者就诊时要如实告诉医生，慎用、禁用上述有影响药物等，选择能改善前列腺肥大，促进排尿的药物。

三、六腑辨证

六腑是人体胆、胃、大肠、小肠、膀胱、三焦的总称。腑，古称府，有库府的意思。六腑的主要生理功能是受纳、腐熟水谷，泌别清浊，传化精华，将糟粕排出体外，而不使之存留，所以六腑以和降通畅为顺。六腑的生理功能为：饮食物入胃，经胃的腐熟，下移小肠，进一步消化，并泌别清浊，吸收其中的精微物质，大肠接受小肠中的食物残渣，吸收其中的水分，其余的糟粕经燥化与传导作用，排出体外，成为粪便。在饮食物消化、吸收过程中，胆排泄胆汁入小肠，以助消化。三焦不但是传化的通道，更重要的是主持诸气，推动传化功能的正常进行。六腑在生理功能上密切配合，共同完成饮食物的消化、吸收、转输和排泄。在病理变化上相互影响，一腑有病，可影响他腑而致病。因六腑以下行、通畅为顺，故病变主要表现在气机上逆、气机阻滞、消化障碍、清浊不分、小便不利、大便不通等方面。六腑之间，一腑有病，可以影响及他腑为病，腑有病也可影响及脏为病。对六腑病变的治疗以"通"为大法，如和胃、泄胆、通肠、利尿等。若六腑病及五脏，必须脏腑同治。六腑为表属阳，五脏为里属阴，腑病及脏、表病及里、阳病转阴，则表示病情加深加重。六腑有病，及时调治，便可防微杜渐。

1. 从胆论治疑难病

胆附于肝之短叶，与肝相连，呈中空的囊状器官。胆既是六腑之一，又是奇恒之腑之一。其主要功能为以下两种。

（1）贮存和排泄。胆汁，味苦，呈黄绿色，具有促进食物消化吸收的作用。胆汁由肝之精气所化，贮存于胆，故称胆为"中精之腑""清净之腑"。胆汁的排泄必须依赖于肝的疏泄功能的调节和控制。肝的疏泄功能正常，则胆汁排泄畅达，脾胃运化功能健旺。若肝气郁结，胆汁排泄不利，则影响脾胃的消化功能，可见胸胁胀满、纳欠馨或大便失调；若肝的疏泄太过，胆气上逆，则见口苦、呕吐黄绿苦水；若湿热蕴结肝胆，胆汁不循常道，外溢肌肤，则见黄疸；胆汁排泄不畅，日久则导致砂石淤积。

（2）主决断。决断属于思维的范畴。胆主决断，是指胆具有判断事物，并做出决定的作用。胆的这一功能对防御和消除某些精神刺激的不良影响，维持和控制气血的正常运行，确保各脏腑之间的协调关系具有重要的作用。由于肝胆相互依附，互为表里，肝主谋虑，胆主决断，所以肝胆的相互协调，共同调节着精神思维活动的正常进行。临床上常见胆气不足之人，多易惊善恐，遇事不决等。

随着对胆汁化学、胆汁酸生化的深入研究，人们揭示了胆汁酸成分变动与胆石形成的内在联系，推动了溶石药物和溶石疗法的进展。胆石按所在部位可分为三类：胆囊结石、胆总管结石、肝内胆管结石。

（1）中医学对胆症病的认识。中医中药治疗胆石症的历史悠久，中医学认为胆石症属"胁痛""胁胀"范畴，主要病机是外邪内侵、七情不舒、饮食不节、脾胃运化失调或蛔虫上扰等各种原因作用于肝胆，导致肝胆疏泄失常，气血瘀滞，湿热蕴结，痰饮内生，令胆汁浊而不清，淤积日久而渐成结石，《伤寒论》中描述"结胸、发黄"一病与现代医学胆石症、胆囊炎极为相似，中医认为胆石是由于外感六淫、七情内伤、饮食不节及虫积等导致肝气郁结、气滞血瘀及胆腑不通，影响胆汁输送，胆郁气滞则胆汁壅阻，郁滞结聚成胆石，故治疗原则以"疏肝利胆、清热燥湿、通里攻下"为主。

（2）疏肝散结汤组方依据。中药治疗有调节胆道功能、刺激胆汁分泌、奥迪括约肌舒张及控制感染并排出结石的功能。本方疏肝散结汤选药：柴胡、郁金、金钱草、枳壳、延胡索、鸡内金、炒麦芽、黄芩、香附、甘草、威灵仙，虎杖，海金沙，浙贝母，醋莪术，大黄、茯苓，并根据病情加减。其中柴胡、郁金、金钱草疏肝利胆为君，枳壳、延胡索、香附行气止痛为臣，鸡内金、炒麦芽化石消积，黄芩清热燥湿，大黄、茯苓通利两便共为佐药，甘草调和药性为使。君臣佐使相互作用以起到排石止痛的作用。本方中通利二便为治疗中的重要环节。如湿偏重，宜利小便，故用泽泻、生薏苡仁，即所谓"治湿不利小便，非其治也"。热偏重尤其腑实便结者，宜通腑泻浊故用大黄。

研究中我们发现疏肝散结汤治疗胆石症疗效明显，本方疏肝利胆、行气止痛、消食散结，对于大多胆石病患者均疗效显著，但是从现代医学的角度疏肝散结汤治疗胆石症理论基础还不清楚，疏肝散结汤治疗胆石症有没有地域性差异等问题还需要进一步的研究。

2. 从胃论治疑难病

胃位于膈下，上接食管，下通小肠。胃的上口为贲门，下口为幽门，胃分为上、中、下三部分，即上脘、中脘、下脘，因此胃又称胃脘。胃的主要功能为以下两种。

（1）主受纳、腐熟水谷。受纳，接受和容纳；腐熟，是胃将饮食物进行初步消化变成食糜的过程。胃主受纳、腐熟水谷，是指胃能够容纳由食管下传的食物，并将食物进行初步消化，下传小肠的功能，故胃有"水谷之海""太仓"之称。胃的受纳、腐熟作用为脾的运化功能提供了物质基础。因此，常把脾胃同称为"后天之本，气血生化之源"，把脾胃的功能概括为"胃气"。人体后天营养的来源与"胃气"的强弱有密切的关系，临床上常把"胃气"的强弱作为判断疾病的轻重和预后的一个重要依据，治疗上注重"保胃气"。如若胃的受纳、腐熟功能失常，则胃脘胀痛、纳呆厌食、嗳气酸腐、消谷善饥等；胃气大伤，则饮食难进，预后较差，甚则胃气败绝，生命垂危，故有"人有胃气则生，无胃气则死"之说。

（2）主通降。通降是指胃气以通畅下降为顺。饮食物入胃，经胃的腐熟后下传小肠进一步消化吸收，清者由脾转输，浊者下传大肠，化为糟粕排出体外，整个过程是靠胃气的"通降"作用来完成的。因此，胃主通降就是指胃能够将食糜下传小肠、大肠，并排出糟粕的过程。

胃主通降就是降浊，降浊是受纳的前提条件。因此，胃失通降，不仅使食欲下降，而且因浊气上逆而发生口臭、脘腹胀满疼痛，或嗳气、呃逆、大便秘结，甚则出现恶心、呕吐等症。

3. 从大肠论治疑难病

大肠位于腹腔，其上口通过阑门与小肠相连，下端与肛门相接，是一个管道器官，呈回环叠积之状，大肠的主要功能为传化糟粕。

传化，即传导和变化之意。大肠接受小肠下传的食物残渣，并吸收其中多余的水分，使之形成粪便，经肛门排出体外，故称大肠为"传导之官"。大肠的传导变化作用，是胃的降浊功能的延伸，且与脾的升清、肺的宣降以及肾的气化功能密切相关。大肠传导失司，则可导致排便异常如大肠湿热，气机阻滞，则腹痛腹泻、里急后重、下痢脓血；若大肠实热，则肠液干枯而便秘；若大肠虚寒，则水谷杂下，肠鸣泄泻。

溃疡性结肠炎是一种原因不明的反复发作的慢性非特异炎症性肠道疾病。目前普遍认为其发病与免疫功能紊乱有关，因此具有免疫调节作用的细胞因子在其发病过程中起着不可忽视的作用。

溃疡性结肠炎发病有因情志不畅，或饮食不节致邪滞于肠，气血壅滞，肠道传导失司，脂络受伤，腐败化为脓血或素体阴盛，外感寒湿，内伤饮食，迁延日久，脾虚湿盛、寒热夹杂之证。常因过劳、受冷或饮食不节而加重。治疗寒热并调为主，并健脾祛湿。本研究自拟椒梅连理汤治疗，方中川花椒、乌梅、黄连助阳益肾，调节寒热；党参可以益气健脾；麸炒白术可以燥湿健脾；干姜温中散寒；炙甘草和中缓急，以达到温运脾湿、调和寒热的作用。诸药合用，对溃疡性结肠炎有较好的疗效。

4. 从小肠论治疑难病

小肠位于腹中，上端通过幽门与胃相接，下端通过阑门与大肠相连，为中空的管状器官，呈迂曲回环叠积之状。其主要功能为以下两种。

（1）主受盛、化物。受盛是接受、容纳之意。一是指小肠接受由胃初步消化的食物起到容器的作用；二是经胃初步消化的食物，须在小肠内停留一段时间，以便进一步消化吸收。化物：即消化、变化，是指小肠将初步消化的食糜，进一步消化吸收，将水谷化为精微。若小肠受盛、化物的功能失调，则可见腹胀、腹痛，或为腹泻、便溏。

（2）泌别清浊。泌，分泌；别，分别；清，指水谷精微；浊，指食物残渣。小肠的这一功能具体表现为两个方面：一是小肠接受来自胃中的饮食物，进一步消化，将其分别为水谷精微和食物残渣两部分，其中清者经脾上输于肺，以营养全身，浊者下传于大肠；二是小肠在吸收水谷精微的同时，也吸收了大量的水液，经气化渗入膀胱，形成尿液，故有"小肠主液"之说。小肠泌别清浊的功能失常，可导致水走肠道，而见大便溏泻、小便短少等症。故临床上常采用"分利法"来治疗泄泻，即所谓"利小便以实大便"。

5. 从膀胱论治疑难病

膀胱位于小腹部，为中空的囊状器官，上有输尿管与肾相通，下通过尿道开口于前阴。膀胱的主要功能为贮存和排泄尿液。

尿液为津液所化，尿液的形成依赖于肾的气化作用，下输于膀胱，并调节膀胱的开合，最后排出体外。所以说，膀胱气化功能的发挥，是以肾的气化作用为生理基础。肾和膀胱的气化功能失常，膀胱开合失司，则小便不利，或为癃闭，或尿频、尿急、尿痛以及尿失禁等。

6. 从三焦论治疑难病

三焦是上、中、下三焦的总称，为六腑之一。在人体脏腑中三焦最大，有名无实，有"孤腑"之称。从部位上来划分，膈肌以上为上焦，包括心肺；膈肌以下脐以上为中焦，包括脾胃；脐以下为下焦，包括肝肾。三焦与心包相表里，三焦的具体功能为两个。

（1）主持诸气，总司人体的气化活动。三焦为人体元气通行的道路。元气发源于肾，必须通过三焦输布全身，以发挥其激发、推动各脏腑组织器官功能活动的作用，从而维持人体生命活动的正常进行。元气是组织气化活动的原动力，而三焦通行元气又关系到全身气化功能的正常进行。因此说，三焦"主持诸气，总司人体的气化活动"。

（2）为人体水液运行的道路。是指三焦具有疏通水道，运行水液的作用。人体水液的代谢，虽有赖于各脏腑的共同作用来完成，但又必须以三焦水道的通畅为条件才能正常进行。若三焦水道不利，则肺、脾、肾等调节水液代谢的功能难以发挥，因此，三焦在水液代谢中起着重要的作用。

四、证候辨证

1. 肝病辨证

1）肝血虚证

指血液亏损，肝失濡养，以眩晕、视力减退、经少、肢麻手颤等及血虚症状为主要表现的虚弱证候。

（1）肝病症状：①眩晕耳鸣，视物模糊或夜盲（血虚不能上荣头目）；②或见肢体麻木，关节拘急不利，手足震颤，肌肉瞤动；血不养筋，虚风内动；③妇女月经量少色淡，甚则闭经（肝血不足，冲任不充）。

（2）血虚证：面白无华，舌淡，脉细。

2）肝阴虚证

又名肝虚热证。指阴液亏损，肝失濡润，阴不制阳，虚热内扰，以头晕、目涩、胁痛、烦热等为主要表现的虚热证候。

（1）肝病症状：①头晕耳鸣，两目干涩，视力减退（肝阴虚不能滋养头目）；②胁肋隐隐灼痛，或手足蠕动（阴虚肝络筋脉失养）。

（2）阴虚证：面部烘热或颧红，口燥咽干，五心烦热，潮热盗汗，舌红少津，脉弦细数。

鉴别：肝血虚与肝阴虚均属肝的虚证，均有头晕等表现。但前者为血虚，无热象，常见眩晕、视物模糊、经少、肢麻手颤等症；后者为阴虚，虚热表现明显，常见眼干涩、潮热、颧红、手足蠕动等症。

3）肝郁气滞证

又名肝气郁结证，简称肝郁证。指肝失疏泄，气机郁滞，以情志抑郁、胸胁或少腹胀痛等为主要表现的证候。①胸胁或少腹胀闷窜痛，乳房胀痛，喜太息（肝气郁结，经气不利）；②情志抑郁或易怒（肝失疏泄）；③或咽部异物感，或见瘿瘤、瘰疬、乳癖、胁下积块（气郁生痰）；④月经不调、痛经，甚则闭经（气病及血，冲任不调）；⑤脉弦。

4）肝火炽盛证

（1）肝病症状：①头晕胀痛，耳鸣如潮，或耳内肿痛流脓，口苦咽干胁肋灼痛；②急躁易怒，不寐或噩梦纷纭。

（2）邪沿肝经冲逆，出现胁、头、目、耳及神魂被扰的症状。

（3）里实热证：面红目赤，尿黄便结；或吐血、衄血，舌红苔黄，脉弦数。

5）肝阳上亢证（本虚标实）

①眩晕耳鸣，头目胀痛，面红目赤，失眠多梦，急躁易怒（肝阳上亢）；②腰膝酸软，舌红少津（肾阴亏虚）；③头重脚轻，脉弦有力或弦细数（阳亢于上，阴亏于下）。

鉴别：肝火炽盛证属火热过盛的实证，多见火热之邪侵扰或气郁化火所致，以发热、口渴、便干、尿黄、舌红、脉数等热证为主要表现。肝阳上亢证为用阳太过，阳亢耗阴，上盛下虚的虚实夹杂证，以眩晕、面赤、烦躁、头重脚轻、腰膝酸软等为主要表现。

6）肝风内动证

（1）肝阳化风证：临床表现：眩晕欲仆，步履不稳，头胀头痛，急躁易怒，耳鸣，项强，头摇，肢体震颤，手足麻木，语言謇涩，面赤，舌红，或有苔腻，脉弦细有力。甚至突然昏仆，口眼㖞斜，半身不遂，舌强语謇。

（2）热极生风证：临床表现：高热口渴，烦躁谵语或神昏，颈项强直，两目上视，手足抽搐，角弓反张，牙关紧闭，舌质红绛，苔黄燥，脉弦数。

（3）阴虚动风证：临床表现：手足震颤、蠕动，或肢体抽搐，眩晕耳鸣，口燥咽干，形体消瘦，五心烦热，潮热颧红，舌红少津，脉弦细数。

（4）血虚生风证：临床表现：眩晕，肢体震颤、麻木，手足拘急，肌肉瞤动，皮肤瘙痒，爪甲不荣，面白无华，舌质淡白，脉细或弱。

鉴别：肝阳化风证为阳亢阴虚，上盛下虚，表现为眩晕欲仆、头胀痛、头抑、肢麻震颤、步履不稳等。热极生风证，为火热炽盛所致，病势急而重，表现为高热神昏、抽搐。阴虚动风证多见于热病后期，阴虚亏损，表现为眩晕、手足震颤、蠕动及虚热证候。血虚生风证多见于慢性久病，血虚失养，表现为眩晕、肢麻、震颤、拘急、面白、舌淡等。

7）寒滞肝脉证

又名寒凝肝经证、肝寒证、肝经实寒证。指寒邪侵袭，凝滞肝经，以少腹、前阴、巅顶等肝经经脉循行部位疼痛为主要表现的实寒证候。

（1）肝病症状：少腹牵引阴部坠胀冷痛，或阴囊收缩引痛，或见巅顶冷痛，脉弦。肝经绕阴器，抵少腹，上巅顶。

（2）里实寒证：形寒肢冷，遇寒加剧，得温痛减，舌淡、苔白滑，脉沉、迟。

2.脾病辨证

1）脾气虚证

指脾气不足，运化失职，以食少、腹胀、便溏及气虚症状为主要表现的虚弱证候。

（1）脾胃病症状：胃脘隐痛，腹胀纳呆，食后胀甚（脾胃受纳、腐熟、运化功能减弱）；呕恶嗳气（胃失和降）；大便溏薄或肢体水肿（脾气亏虚，水湿不运）。

（2）气虚证：少气懒言，倦怠乏力，舌淡，脉弱。

2）脾虚气陷证

又名脾（中）气下陷证。指脾气虚弱，中气下陷，以脘腹重坠、内脏下垂及气虚症状为主要表现的虚弱证候。

（1）脾气虚证：见上述。

（2）清阳不升或内脏下垂：头晕目眩，脘腹坠胀，便意频数，肛门重坠，或久泻久痢，或小便浑浊如米泔，或脱肛、子宫下垂、胃下垂、眼睑下垂。

3）脾阳虚证

又名脾虚寒证。指脾阳虚衰，失于温运，阴寒内生，以食少、腹胀腹痛、便溏等为主要表现的虚寒证候。

（1）脾胃病症状：①纳呆腹胀，泛吐清水，便溏（脾胃阳虚、运化腐熟失职）；②脘腹冷痛绵绵，喜温喜按（阳虚生寒，寒凝气机）；③或见肢肿、带下清稀色白量多（水湿下注）。

（2）阳虚证：形寒肢冷，口淡不渴，舌淡胖、有齿印、苔白滑，脉沉迟无力。

4）脾不统血证

又名脾（气）不摄血证。指脾气虚弱，不能统摄血行，以各种慢性出血为主要表现的虚弱证候。

（1）出血表现：便血、尿血，或肌衄、齿衄，或妇女月经过多、崩漏。

（2）脾气虚表现：面白无华或萎黄，食少便溏，神疲乏力，少气懒言，舌淡苔白，脉细弱。

鉴别：脾气虚证、脾虚气陷证、脾阳虚证、脾不统血证。

相同点：四证均有脾气虚的发病基础。

不同点：病机不同，故临床表现各有特点。

脾气虚证以纳呆、腹胀、便溏兼气虚见症为特点。

脾虚气陷证是在脾气虚证的基础上，以内脏下垂为特点。

脾阳虚证是在脾气虚证的基础上，以虚寒见症为特点；脾不统血证是在脾气虚证的基础上，以出血为特点。

5）寒湿困脾证

又名湿困脾阳证、寒湿中阻证、太阴寒湿证。指寒湿内盛，困阻脾阳，脾失温运，以纳呆、腹胀、便溏、身重等为主要表现的寒湿证候。

（1）脾胃症状：①脘腹痞闷，泛恶纳呆便溏（寒湿内侵，脾阳受困）；②黄疸阴黄（湿阻中焦，肝胆疏泄失常，胆汁外溢）；③肢肿尿少（寒湿泛溢肌肤）；④白带量多清稀（水湿下注，带脉不固）。

（2）寒湿内停的表现：口淡不渴，头身困重，舌淡、胖苔、白腻，脉濡缓。

6）湿热蕴脾证

又名中焦湿热、脾经湿热证。指湿热内蕴，脾失健运，以腹胀、纳呆、发热、身重、便溏不爽等为主要表现的湿热证候。

（1）脾胃症状：①脘腹痞闷，呕恶纳呆，便溏不爽（湿热中阻，脾失健运）；②黄疸阳黄或皮肤发痒（湿热中阻，熏蒸肝胆，胆汁外溢）。

（2）湿热内阻的表现：肢体困重，小便黄短，或身热起伏，汗出热不解，舌红苔黄腻，脉濡数。

鉴别：寒湿困脾证其湿属寒，湿热蕴脾证其湿属热，舌、脉、症等四诊资料的表现各有不同。

3.肺病辨证

1）肺气虚证

临床表现：咳嗽无力，气短而喘，动则尤甚，咳痰清稀，声低懒言，或有自汗、畏风，易于感冒，神疲体倦，面色淡白，舌淡苔白。脉弱。

（1）肺病症状：①咳喘无力，咯痰清稀（肺气不足，宣降无权）；②懒言声低气怯（宗气不足）；③自汗畏风，易于感冒（肺气虚卫外不固）。

（2）气虚证：面色淡白，神疲体倦，舌淡苔白，脉虚。

辨证要点：咳嗽无力，气短而喘，自汗并气虚症状共见。

2）肺阴虚证

临床表现：干咳无痰，或痰少而黏、不易咯出，或痰中带血，声音嘶哑，口燥咽干，形体消瘦，五心烦热，潮热盗汗，两颧潮红，舌红少苔乏津，脉细数。

（1）肺病症状：干咳无痰，或痰少而黏，不易咯出，甚痰中带血，口燥咽干，声音嘶哑（肺阴不足，虚火灼肺）。

（2）阴虚证：干咳无痰，口燥咽干，形体消瘦，五心烦热，潮热盗汗，两颧潮红。

辨证要点：干咳，痰少难咳，潮热，盗汗等。

3）风寒犯肺证

指风寒侵袭，肺卫失宣，以咳嗽、咳稀白痰、恶风寒等为主要表现的证候。临床表现：咳嗽，咳少量稀白痰，气喘，微有恶寒发热，鼻塞，流清涕，喉痒，或见身痛无汗，舌苔薄白，脉浮紧。

（1）肺病症状：咳嗽，气喘，咳痰色白而稀，鼻塞流清涕（风寒袭肺，肺失宣降）。

（2）风寒表证：恶寒发热，身痛无汗，舌苔薄白，脉浮紧。

4）风热犯肺证

指风热侵袭，肺卫失宣，以咳嗽、发热恶风等为主要表现的证候。本证在三焦辨证中属上焦病证，在卫气营血辨证中属卫分证。临床表现：咳嗽，痰少而黄，气喘，鼻塞，流浊涕，咽喉肿痛，发热，微恶风寒，口微渴，舌尖红、苔薄黄，脉浮数。

（1）肺病症状：咳嗽，咳痰黄稠，鼻塞流浊黄涕（风热袭肺，肺失清肃）。

（2）风热表证：发热微恶风寒，舌尖红苔薄黄，脉浮数。

风热犯肺证与风寒犯肺证均属外感新病，均有咳嗽及表证症状。但前者为发热重恶寒轻，痰少色黄，流浊涕，舌苔薄黄，脉浮数；后者为恶寒重发热轻，痰白清稀，流清涕，舌苔薄白，脉浮紧。

5）燥邪犯肺证

简称肺燥证，指外感燥邪，肺失宣降，以干咳痰少、鼻咽口舌干燥等为主要表现的证候。燥邪有偏寒、偏热的不同，而有温燥袭肺证和凉燥袭肺证之分。临床表现：干咳无痰，或痰少而黏、不易咯出，甚则胸痛，痰中带血，或见鼻衄，口、唇、鼻、咽、皮肤干燥，尿少，大便干结，舌苔薄而干燥少津。或微有发热恶风寒，无汗或少汗，脉浮数或浮紧。

（1）肺病症状：干咳无痰，或痰少难咳，甚则胸痛，痰中带血（肺失滋润，清肃失职）。

（2）表证。

（3）津亏干燥表现：唇、舌、鼻、咽干燥，尿少便干。

6）肺热炽盛证

临床表现：发热，口渴，咳嗽，气粗而喘，甚则鼻翼翕动，鼻息灼热，胸痛，或有咽喉红肿疼痛，小便短黄，大便秘结，舌红苔黄，脉洪数。

（1）肺病症状：咳嗽气喘，胸痛，咽喉肿痛（邪热壅肺，肺气逆滞）。

（2）里实热证：发热烦渴，面赤气粗，尿黄便秘，舌红苔黄，脉数。

7）痰热壅肺证

临床表现：咳嗽，咳痰黄稠而量多，胸闷，气喘息粗，甚则鼻翼翕动，喉中痰鸣，或咳吐脓血腥臭痰，胸痛，发热口渴，烦躁不安，小便短黄，大便秘结，舌红、苔黄腻，脉滑数。

痰热壅肺证为痰热俱盛，咳多量黄稠痰，肺热炽盛但热无痰或少痰。

（1）肺病症状：咳喘，咯痰黄稠量多或为脓血腥臭痰，胸痛，鼻翼翕动（痰热壅滞，血腐成脓）。

（2）痰热内阻症状：壮热烦渴，大便秘结，小便短赤，舌红、苔黄腻，脉滑数。

8）寒痰阻肺证

又名寒饮停肺证、痰浊阻肺证。指寒饮或痰浊停聚于肺，肺失宣降，以咳喘、痰白量多易咳等为主要表现的证候。临床表现：咳嗽，痰多、色白、质稠或清稀、易咳，胸闷，气喘，或喉间有哮鸣声，恶寒，肢冷，舌质淡、苔白腻或白滑，脉弦或滑。

（1）肺病症状。

（2）寒痰内阻症状。

9）饮停胸胁证

指水饮停于胸腔，阻碍气机，以胸廓饱满、胸胁胀闷或痛等为主要表现的证候。临床表现：胸廓饱满，胸胁部胀闷或痛，咳嗽，气喘，呼吸、咳嗽或身体转侧时牵引胁痛，或有头目晕眩，舌苔白滑，脉沉弦。

10）风水相搏证

指风邪外袭，肺卫失宣，水湿泛溢肌肤，以突起头面水肿及卫表症状为主要表现的证候。临床表现：眼睑头面先肿，继而遍及全身，上半身肿甚，来势迅速，皮肤薄而发亮，小便短少，或见恶寒重发热轻，无汗，舌苔薄白，脉浮紧，或见发热重恶寒轻，咽喉肿痛，舌苔薄黄，脉浮数。

4.心病辨证

病因：常见证型。

虚证：思虑劳神太过，或先天不足，脏气虚弱，久病伤心，心血虚、心阴虚、心气虚、心阳虚、心阳暴脱。

实证：痰阻、火扰、寒凝、气郁、瘀血等，心火亢盛、心脉痹阻、痰迷心窍、痰火扰心。

1）心血虚证

指血液亏虚，心与心神失于濡养，以心悸、失眠、多梦及血虚症状为主要表现的虚弱证候。临床表现：心悸，头晕眼花，失眠，多梦，健忘，面色淡白或萎黄，唇、舌色淡，脉细无力。

2）心阴虚证

指阴液亏损，心与心神失养，虚热内扰，以心烦、心悸、失眠及阴虚症状为主要表现的虚热证候。临床表现：心烦，心悸，失眠，多梦，口燥咽干，形体消瘦，或见手足心热，潮热盗汗，两颧潮红，舌红、少苔乏津，脉细数。

鉴别：心血虚与心阴虚虽均可见心悸、失眠、多梦等症，但血虚以"色白"为特征而无热象，阴虚以"色赤"为特征而有明显热象。

心血虚证：心悸怔忡，失眠多梦，面色淡白或萎黄，唇舌色淡，脉细弱。

心阴虚证：阴虚证：心烦，五心烦热，潮热，盗汗，颧红，舌红少苔，脉细数。

3）心气虚证

指心气不足，鼓动无力，以心悸、神疲及气虚症状为主要表现的虚弱证候。临床表现：心悸，胸闷，气短，精神疲倦，或有自汗，活动后诸症加重，面色淡白，舌质淡，脉虚。

（1）心病症状：心悸怔忡，胸闷气短（心气不足，鼓动无力）。

（2）气虚证：神疲乏力，动则诸症加剧，自汗，面色淡白，舌淡苔白，脉弱。

4）心阳虚证

指心阳虚衰，温运失司，鼓动无力，虚寒内生，以心悸怔忡、心胸憋闷及阳虚症状为主要表现的虚寒证候。临床表现：心悸怔忡，心胸憋闷或痛，气短，自汗，畏冷肢凉，神疲乏力，面色㿠白，或面唇青紫，舌质淡、胖或紫暗、苔白滑，脉弱或结或代。

（1）心病症状：①心悸怔忡，心胸憋闷（心阳不振，鼓动无力）；②或心痛，唇舌青紫，脉结代（胸阳不振，寒凝气血不通）。

（2）阳虚证：自汗，畏寒肢冷，面色㿠白，舌淡胖、苔白滑，脉沉迟无力或微细。

5）心阳虚脱证

指心阳衰极，阳气欲脱，以心悸胸痛、冷汗、肢厥、脉微为主要表现的危重证候。临床表现：在心阳虚证的基础上，突然冷汗淋漓，四肢厥冷，面色苍白，呼吸微弱，或心悸，心胸剧痛，神志模糊或昏迷，唇舌青紫，脉微欲绝。

（1）心阳虚证。

（2）亡阳证。

鉴别：心气虚与心阳虚均可见心悸、胸闷、气短等症，但阳虚证有畏冷肢凉、色晦暗等表现，气虚证则疲乏等症表现明显。心阳虚脱证则是在心阳虚证的基础上，出现冷汗肢厥、胸痛、脉微等表现。

6）心火亢盛证

指火热内炽，扰乱心神，迫血妄行，上炎口舌，热邪下移，以发热、心烦、吐衄、舌赤生疮、尿赤涩灼痛等为主要表现的实热证候。临床表现：发热，口渴，心烦，失眠，便秘，尿黄，面红，舌尖红绛、苔黄，脉数有力。甚或口舌生疮、溃烂疼痛，或见小便短赤、灼热涩痛，或见吐血、衄血，或见狂躁谵语、神志不清。

（1）心、小肠症状：①心烦失眠，甚或狂躁，神昏谵语（热扰心神）；②口舌生疮，腐烂疼痛，舌尖红绛（心火上炎）；③小便赤、涩、灼、痛（心火下移小肠）。

（2）里实热证：面赤口渴，尿黄便结，或吐血、衄血，脉数有力。

7）心脉痹阻证

又名心血（脉）瘀阻证。指瘀血、痰浊、阴寒、气滞等因素阻痹心脉，以心悸怔忡、胸闷、心痛为主要表现的证候。由于诱因的不同，临床又有瘀阻心脉证、痰阻心脉证、寒凝心脉证、气滞心脉证等之分。

心脉痹阻：心悸怔忡，心胸憋闷疼痛，痛引肩背或内臂。时作时止，血瘀心脉，痛如针刺，舌紫暗、瘀点瘀斑，脉细涩或结代。

痰阻心脉：胸中闷痛，体胖痰多，身重困倦，苔腻，脉滑。

寒凝心脉：突发剧痛，畏寒肢冷，舌淡苔白，脉沉迟或沉紧。

气滞心脉：胀痛，善太息，发作常与精神因素有关，脉弦。

8）痰蒙心神证

（1）神志失常表现：神志痴呆，精神抑郁，表情淡漠，喃喃自语，举止失常（癫证）；或突然昏仆，不省人事，口吐涎沫，喉中痰鸣（痫证）；或意识模糊，甚则昏不知人（多种慢性病后期）。

（2）痰浊内阻：痰多，面色晦滞，脘闷恶心，舌苔白腻，脉滑。

9）痰火扰神证

（1）神志异常表现：①外感热病：躁狂不安，神昏谵语；②内伤病：心烦失眠，甚或狂病。

（2）痰热证：发热气粗，面红目赤，胸闷，喉间痰鸣，痰黄稠，舌红苔黄腻，脉滑数。

10）瘀阻脑络证

（1）头部症状：头痛、头晕经久不愈，痛处固定不移，痛如针刺，或猝然昏倒，不省人事，半身不遂，或心悸，失眠健忘，或头部外伤后昏不知人。

（2）血瘀证：面晦不泽，舌质紫暗或有瘀点瘀斑，脉细涩。

5.肾病辨证

1）肾阳虚证

（1）肾病症状：①腰膝酸软冷痛；②性功能减退：男子阳痿、滑精早泄，女子宫寒不孕，白带清稀量多；③二便异常：大便稀溏或五更泄泻，尿频清长，夜尿多。

（2）阳虚证表现。

2）肾虚水泛证

（1）水邪泛滥：①水肿，腰以下为甚，按之没指（阳虚气化无权，水液泛滥）；②或见心悸气短，咳喘痰鸣（水气上逆，凌心射肺）。

（2）肾阳虚：腰膝酸软冷痛，及阳虚证基本表现。

3）肾阴虚证

（1）肾病症状：腰膝酸软而痛，眩晕耳鸣（肾阴不足，失于濡养）。男子阳强易举，遗精早泄；女子经少经闭，或见崩漏（阴亏血少，虚热扰动）。

（2）阴虚证。

4）肾精不足证

小儿：发育迟缓（五迟、五软）；肾精不足，不能充骨养脑。

成人：性功能减退。男子精少不育，女子经少或闭经不孕；成人早衰。

鉴别：肾阴虚证与肾精不足证均可见腰膝酸软、头晕耳鸣、齿松发脱等，但前者有阴虚内热的表现，性欲偏亢，梦遗，月经稀少；后者主要为生长发育迟缓，早衰，生育功能低下，无虚热表现。

5）肾气不固证

指肾气亏虚，失于封藏、固摄，以腰膝酸软，小便、精液、经带、胎气不固等为主要表现的虚弱证候。

（1）肾气虚：①腰膝酸软，耳鸣，听力减退（肾气不足，失于充养）；②气虚证的基本表现。

（2）肾气不足，固摄无权：①膀胱失约。小便频数而清，或尿后余沥不尽，遗尿，小便失禁，夜尿多；②精关不固。男子滑精、早泄；③女子带下量多清稀，或胎动易滑。

6. 脏腑兼证辨证

1）心肾不交证

又名心肾阴虚阳亢（火旺）证。指心与肾的阴液亏虚，阳气偏亢，以心烦、失眠、梦遗、耳鸣、腰酸等为主要表现的虚热证候。

（1）心火亢上，扰乱心神：心烦不寐，惊悸多梦。

（2）肾阴不足，虚火内炽：耳鸣，健忘，腰膝酸软，遗精，及阴虚内热的基本表现。

2）心肾阳虚证

又名心肾虚寒证。指心与肾的阳气虚衰，失于温煦，以心悸、水肿等为主要表现的虚寒证候。水肿明显者，可称水气凌心证。临床表现：畏寒肢冷，心悸怔忡，胸闷气喘，肢体水肿，小便不利，神疲乏力，腰膝酸冷，唇甲青紫。舌淡紫、苔白滑，脉弱。

3）心肺气虚证

指心肺两脏气虚，以咳喘、心悸、胸闷等为主要表现的虚弱证候。临床表现：胸闷，咳嗽，气短而喘，心悸，动而尤甚，吐痰清稀，神疲乏力，声低懒言，自汗。面色淡白，舌淡苔白或唇舌淡紫，脉弱或结或代。

4）心脾气血虚证

简称心脾两虚证。指脾气亏虚，心血不足，以心悸、神疲、头晕、食少、腹胀、便溏等为主要表现的虚弱证候。临床表现：心悸怔忡，头晕，多梦，健忘，食欲缺乏，腹胀，便溏，神疲乏力，或见皮下紫斑，女子月经量少色淡、淋漓不尽。面色萎黄，舌淡嫩，脉弱。

5）心肝血虚证

指血液亏少，心肝失养，以心悸、多梦、眩晕、肢麻、经少与血虚症状为主要表现的证候。临床表现：心悸心慌，多梦健忘，头晕目眩，视物模糊，肢体麻木、震颤，女子月经量少色淡，甚则经闭。面白无华，爪甲不荣，舌质淡白，脉细。

6）脾肺气虚证

又名脾肺两虚证。指脾肺两脏气虚，以咳嗽、气喘、咳痰、食少、腹胀、便溏等为主要表现的虚弱证候。临床表现：食欲缺乏，食少，腹胀，便溏，久咳不止，气短而喘，咳痰清稀，面部虚浮，下肢微肿，声低懒言，神疲乏力，面白无华。舌淡、苔白滑，脉弱。

7）肺肾气虚证

又名肾不纳气证。指肺肾气虚，摄纳无权，以久病咳喘、呼多吸少、动则尤甚等为主要表现的虚弱证候。临床表现：咳嗽无力，呼多吸少，气短而喘，动则尤甚，吐痰清稀，声低，乏力，自汗，耳鸣，腰膝酸软，尿随咳出。舌淡紫，脉弱。

8）肺肾阴虚证

指肺肾阴液亏虚，虚热内扰，以干咳、少痰、腰酸、遗精等为主要表现的虚热证候。临床表现：咳嗽痰少，或痰中带血，或声音嘶哑，腰膝酸软，形体消瘦，口燥咽干，骨蒸潮热，盗汗，颧红，男子遗精，女子经少。舌红、少苔，脉细数。

9）肝火犯肺证

指肝火炽盛，上逆犯肺，肺失肃降，以胸胁灼痛、急躁、咳嗽痰黄或咳血等为主要表现的实热证候。临床表现：胸胁灼痛，急躁易怒，头胀头晕，面红目赤，口苦口干，咳嗽阵作，痰黄稠黏，甚则咳血。舌红、苔薄黄，脉弦数。

10）肝胆湿热证

指湿热内蕴，肝胆疏泄失常，以身目发黄、胁肋胀痛等及湿热症状为主要表现的证候。以阴痒、带下黄臭等为主要表现者，称肝经湿热（下注）证。临床表现：身目发黄，胁肋胀痛，或胁下有痞块，纳呆，厌油腻，泛恶欲呕，腹胀，大便不调，小便短赤，发热或寒热往来，口苦口干。舌红、苔黄腻，脉弦滑数。或为阴部潮湿、瘙痒、湿疹，阴器肿痛，带下黄稠臭秽等。

11）肝胃不和证

又名肝气犯胃证、肝胃气滞证。指肝气郁结，胃失和降，以脘胁胀痛、嗳气、吞酸、情绪抑郁等为主要表现的证候。临床表现：胃脘、胁肋胀满疼痛，走窜不定，嗳气，吞酸嘈杂，呃逆，不思饮食，情绪抑郁，善太息，或烦躁易怒。舌淡红、苔薄黄，脉弦。

12）肝郁脾虚证

又称肝脾不调证。指肝失疏泄，脾失健运，以胁胀作痛、情志抑郁、腹胀、便溏等为主要表现的证候。临床表现：胸胁胀满窜痛，善太息，情志抑郁，或急躁易怒，食少，腹胀，肠鸣矢气，便溏不爽，或腹痛欲便、泻后痛减，或大便溏结不调。舌苔白，脉弦或缓。

13）肝肾阴虚证

又名肝肾虚火证。指肝肾阴液亏虚，虚热内扰，以腰酸胁痛、眩晕、耳鸣、遗精等为主要表现的虚热证候。临床表现：头晕，目眩，耳鸣，健忘，胁痛，腰膝酸软，口燥咽干，失眠多梦，低热或五心烦热，颧红，男子遗精，女子月经量少。舌红、少苔，脉细数。

14）脾肾阳虚证

指脾肾阳气亏虚，虚寒内生，以久泻久痢、水肿、腰腹冷痛等为主要表现的虚寒证候。临床表现：腰膝、下腹冷痛，畏冷肢凉，久泄久痢，或五更泄泻，完谷不化，便质清冷，或全身水肿，小便不利，面色㿠白。舌淡胖、苔白滑，脉沉迟无力。

五、病案分析

强调整体辨证观，重视脏腑相关理论。五脏之间，脏腑之间，六腑之间以及脏腑与人体四肢百骸、五官九窍等组织器官之间，均存在生理上相互联系，病理上相互影响的关系。《素问·灵兰秘典论》曰："心者，君主之官，神明出焉。肺者，相傅之官，治节出焉……十二官者，不得相失也。故主明则下安……主不明则十二官危。"《素问·咳论》曰："五脏六腑皆令人咳，非独肺也。"路老指出："辨治疾病不能仅限于生病之脏，还应着眼于与疾病的发生、发展相关联的脏腑；不能只注重疾病的结果，还应追溯产生疾病的根源，分析疾病发生发展之机制，只有清除病起之因，截断病传之势，纠正失衡之态，使已生者得除，未生者不起，使脏腑气血阴阳功能恢复平衡状态，才能谓之治病之道。"在临证当中，遇有疑难杂症用常规方法治疗无效时，运用"脏腑相关"理论进行辨证施治，可望获得佳效，此举数则案例，借以说明之。

1. 运用"脏腑相关"理论进行辨证施治

1）从肺肾治疗顽固性心力衰竭案

黄某，女，51岁，于2004年12月16日初诊。主诉：水肿15年，喘咳5年，近1个月病情加重。患者15年前因双下肢轻度水肿、乏力，在某医院诊断为"风湿性心脏病、二尖瓣狭窄合并关闭不全、Ⅱ度心力衰竭"，给予地高辛、氢氯噻嗪等药治疗，病情好转。近5年来病情日渐加重，每遇冬季寒冷天气犯病，渐至全身水肿，咳喘气促，不能平卧，动则喘甚。每年需住院10～15天，病情方能缓解。患者1个月前因受寒而病情加重，高度水肿，呼吸极度困难，咳吐多量泡沫样稀痰，不能平卧，在某医院住院治疗1个月，病情未能控制。邀高老会诊时，西医诊断为"风湿性心脏病、二尖瓣病变、重度难治性心力衰竭、心房纤颤、瘀血性肝硬化、肾功能不全"，已下病危通知。刻诊见患者全身高度水肿，下肢水肿至大腿，腹大如鼓，两颧紫红晦滞（二尖瓣面容），唇甲发绀，呼吸极度困难，张口抬肩，不能平卧，咳吐多量泡沫样清稀痰，语声低微、断断续续，畏寒肢冷，额上汗出，大便三日未行，舌淡紫、苔白滑，脉沉细欲绝、至数难明，手足凉至肘膝。诊毕，高老沉思片刻，曰："此乃肾阳虚衰，寒水射肺之征，恐有阴阳离决之兆，急宜温肾利水、泻肺平喘，以求挽救于万一。"方用真武汤合葶苈大枣泻肺汤加减治之：制附子8g（先煎），茯苓20g，生白术15g，白芍12g，干姜10g，炒葶苈子15g(包)，杏仁10g，人参15g，桂枝10g，五味子3g，炙甘草10g，大枣5枚。3剂，每日1剂，水煎服，分2次服。嘱其宜清淡易消化饮食。

二诊（2004年12月20日）：药后小便量增多，水肿稍减，手足较前温暖，额上已无汗出。舌淡紫、苔白滑，脉沉细、指下至数分明。既见效机，仍宗上法，原方去干姜，加麦冬10g，益母草20g，生姜10g。再进5剂。药后诸症悉减，休息时，咳喘基本消失，动则仍喘，小便量多，大便日一行。守方略有进退，共服30余剂。水肿大减，腹水已消，下肢水肿（+），已能平卧，带上方药2～3日1剂，出院回家调养。一年后其丈夫告知，回家后遵医嘱基本服上方中药，稍有加减（因其丈夫也是中医），病情一直稳定，现患者已能做轻微家务劳动。

[按]《素问·水热论》在论述水肿病的病机时曰："其本在肾，其末在肺，皆积水也。"本例患者因感受寒邪而病，日积月累，久病及肾。肾主水液，肾阳衰微，不能蒸

腾气化，水液泛滥则为水肿，寒水射肺则为喘咳。阳虚水阻，四肢失于温养，故四末寒凉至肘膝。寒水阻滞，气血运行不畅，故面唇甲发绀。肾阳衰微，恐有阴阳离决、欲脱之势，故额上汗出。高老师独具匠心，从肺肾入手，标本兼顾，方用真武汤合葶苈大枣泻肺汤，温阳利水、泻肺平喘，加干姜、桂枝、人参以回阳固脱。由于恰中病机，故效若桴鼓。

2）从大肠治疗高血压脑病案

沈某，男，66岁，退休干部，于2004年5月13日初诊。主诉：眩晕、头痛、呕吐月余。患眩晕病（高血压病）20余年，常服复方降压片等药，血压维持在（150～170）/（90～100）mmHg。于今年4月6日因应酬烦劳，又喝酒较多而致突然头痛加剧，伴眩晕、呕吐，随之意识不清、牙关紧闭、四肢抽搐，当时血压240/120mmHg，肌内注射硫酸镁等药。抽搐控制后，急住某医院，按高血压脑病治疗，静脉滴注甘露醇、呋塞米、硝普钠、清开灵等药。6小时后意识转清，头痛好转，但仍眩晕，时有恶心呕吐，用甘露醇、呋塞米可缓解，停用则病复如故。该院中医大夫曾用天麻钩藤饮、镇肝息风汤、泽泻汤等方药，未收寸效。特请高老师会诊，症见眩晕，不敢睁目，天旋地转，时有恶心、呕吐，心胸烦闷，脘腹胀满，口出浊气熏人，大便10余日未行，小便短赤，面红目赤，舌红、苔黄厚腻，脉沉弦有力，血压180/110mmHg。证属痰热内结，大肠腑气不通，浊热上扰之候。治宜大承气汤合小陷胸汤加味，以通腑泄热化浊、佐以平肝息风。处方：大黄10g（后下），厚朴15g，枳实12g，芒硝12g（冲服），全瓜蒌20g，半夏15g，黄连6g，天麻10g，钩藤15g（后下），蔓荆子12g。3剂，每日1剂，水煎，频频服用。

二诊（2004年5月16日）：一剂后患者腹中转气；两剂后恶心呕吐止，眩晕减，矢气仍频，味极臭；三剂后下大便如球10余枚，腹胀顿减。建议停用静脉输液，上方去芒硝，改大黄为6g。再进3剂，诸症基本消失，舌微红、苔薄微腻，脉弦细滑，血压150/95mmHg。热势已去，腑气已通，痰浊未尽，法当健脾化痰、平肝息风，方拟半夏白术天麻汤加减治之，以善其后，半年后随访，患者饮食起居如常。

[按]本例高血压脑病患者属中医学"眩晕、头痛"范畴，用西药甘露醇、呋塞米等有短暂效果，用泽泻汤合小半夏加茯苓汤效果不佳，可见与前者脱水利尿机制并不完全相同。天麻钩藤饮、镇肝息风汤等方药，虽为治疗高血压病常用之方，而此患者用之无效，说明药不对证。综观患者脉症，高老师认为患者胸腹胀满、呼吸俱粗、面目俱赤、口中浊气熏人、大便十余日未行、舌苔黄厚腻、脉沉有力，显为阳明痰热内结、大肠腑气不通之候；眩晕、头痛时有呕恶，乃浊热上蒸清窍之象。《素问·至真要大论》

曰"诸风掉眩，皆属于肝"，眩晕亦为浊热引动肝风之象，故选大承气汤合小陷胸汤，清热通腑，导痰浊从大肠而出，加天麻、钩藤、蔓荆子，以平肝息风。药后腑气通，浊热除，诸症随之而愈。可见高老师诊病细致而入微，用药胆大而果断，使顽疾重症应手而效。

3）从肺治疗顽固性便秘案

赵某，男，70岁。患便秘10余年，久治未愈，极为痛苦。前医用润肠通便，或清热通便法，虽能取一时之效，但终不能根除，而求治于高老师。诊见患者微有咳嗽，活动量大时稍有气喘；大便7～8天一行，干结难解，用力排大便即可出现胸闷气短，咳嗽吐黏痰涎，满头大汗，极为痛苦。患者服用泻药时，大便通畅，后而无任何症状。舌淡红、苔薄白，脉弦细。处方：生黄芪12g，太子参15g，桂枝6g，桃、杏仁各10g，甜瓜蒌15g，紫菀12g，炙甘草8g。7剂，每日1剂，水煎，分2次服。药后已无咳嗽、气喘，大便2日1行，且较前通畅。舌脉同前，既见效机，仍宗上法。原方去桂枝加麦冬10g。2日1剂，再进7剂。大便通畅，诸症消失。停药半年未复发。

[按] 十年顽疾，仅服14剂药而愈。高老师言，患者年界古稀，肺气亏虚，肺与大肠相表里，肺主宣发肃降，通调水道，肺不宣肃，失于通调水道之职，大肠失于濡润，故大便秘结难解，有"上窍不开，下窍不通"之意；大便秘结，腑气难通，肺气难降，失于宣肃，故胸闷喘咳。肺与大肠互为影响，形成恶性循环，然其本在肺，其标在大肠。故用保元汤健脾益肺，加桃仁、杏仁、瓜蒌、紫菀宣降肺气，通调水道以治其本，此腑病治其脏，有"提壶揭盖"之意。肺气健旺，宣肃有常，自能通调水道，便秘之症不药而愈。

2. 继承路老调理脾胃，善于化湿祛邪的学术思想

健脾祛湿法治疗疑难杂症，实属"脏腑相关"理论的具体应用，高社光教授临证时遵路志正学术思想，尤崇尚脾胃学说。脾喜燥恶湿，湿邪易犯脾土。脾胃是后天之本，气血生化之源。脾胃属土，位居中州，主受纳运化水谷精微，化生气血，以营养四脏。正如《素问·经脉别论》曰："食气入胃，散精于肝，淫气于筋。食气入胃，浊气归心，淫精于脉。脉气流经，经气归于肺，肺朝百脉，输精于皮毛。毛脉合精，行气于府，府精神明，留于四脏。"《灵枢·营卫生会》曰："人受气于谷，谷入于胃，以传于肺，五脏六腑皆以受气……"《灵枢·决气》曰："中焦受气取汁，变化而赤是谓血。"脾胃为气机升降之枢纽，脾脏清阳之气主升，脾气升，则肝气随之而升，肾水随之气化，脾气升而水谷精微转输于肺脏而布周身；胃的浊阴之气主降，胃气降则糟粕得以下行，胃气

降则肺气随之肃降，心火随之下潜，心肾得以相交。随着时代的变革，人们的生活节奏加快，因脾胃失调而致的疾病也越来越多。饮食自备或过度饥饿及餐饮无规律，冷热不调，都能损伤脾胃，使运化失司，生化乏源，脏腑经络四肢百骸失养，出现气血津液不足的病理状态。气虚日久可致阳虚，阳虚则寒邪易生；血少则经脉空虚，脉虚血少则瘀血内停。感受外湿，湿易困脾；脾运失职，内湿易停；内外合湿，湿聚则成饮，饮聚可生痰，痰饮水湿蓄于体内，可变生诸多病证，影响各个系统。因此，根据叶氏"湿邪害人最广"的论述，提出"北方亦多湿""百病皆由湿作祟""湿为万病之源"的科学论断。脾又主统血，脾胃损伤不能统血，亦可造成各种血证。由此可见，脾胃一损，气虚、血虚、阴虚、阳虚随之而至，水停、饮蓄、痰浊、湿阻、湿瘀互结由此而发，遵李东垣"其治肝、心、肺、肾，有余不足，或补或泻，唯益脾胃之药为切"之旨。运用健脾祛湿法治疗疑难杂症，取效甚佳，此举数案如下。

健脾益气利湿治顽固性尿频、尿失禁、遗尿案

高某，女，19岁，河北邯郸人，2005年9月6日初诊。患者及其母述，于1996年秋末冬初时，无明显诱因患尿频、尿急，15～30分钟上厕所一次，若强忍则可尿湿衣裤，夜间睡眠时多尿床。患者极为痛苦，影响学业，被迫休学。曾辗转多家医院诊治，未能确诊。遍服中西药物，罔效。患者不能上学，不能打工，十分自卑，羞于见人，痛不欲生。经人介绍，慕名求治。症见尿频、尿急难忍，时有尿失禁，夜间多尿床，口渴不敢饮，困倦不敢睡。伴神疲乏力，纳少，便溏日二次。形体瘦小，面色萎黄、憔悴，看上去像30多岁的病妇。舌淡、苔少，脉细弱无力。高社光教授说：遵吴鞠通气虚下陷，门户不藏，加减补中益气汤主之：黄芪20g，党参12g，当归10g，焦白术12g，炒怀山药12g，升麻6g，炒枣仁15g，石菖蒲10g，远志6g，茯苓15g，鸡内金12g，金樱子15g，桑螵蛸15g，生龙牡各30g（先煎），炙甘草6g。7剂，每日1剂，水煎，早晚分服。敷贴疗法：五倍子（焙）30g，硫黄15g。共为细末，每次取5g，取大葱白15g，捣烂，与药粉混匀，每晚敷脐部，外用塑料布、胶布固定，每日1次。针刺疗法：取穴：一组足三里、关元，另一组三阴交、气海，用捻转补法，留针一刻钟，两组交替针刺，隔日1次。并对患者进行精神鼓励，嘱其能食即食，想饮即饮，树立病愈信心。

二诊（2005年9月14日）：用上述疗法后，纳食稍增，大便已成形，尿频明显减轻，能坚持1～2个小时上一次厕所，已无尿失禁，偶有遗尿，仍有尿急感，精神较前好转，舌淡、苔薄白，脉细数较前有力。既效仍宗原法不变。上方去枣仁，加覆盆子12g，乌药6g。再进7剂，针刺、外用药同前。药后诸症基本消失，纳食正常，面转红润，舌

淡红、苔薄白，脉细较前有力。上方去生龙牡，加太子参12g。再进14剂，诸症未复。嘱用补中益气丸以善其后。如此9年顽疾，高师仅用1个月时间使之尽除。

[按] 本例患者形体瘦小，先天不足，后天失养，久病不愈，心力交悴，心、脾、肾三脏同时受损。《灵枢·口问》云："中气不足，则溲便为之变。"吴鞠通遵经意提出"气虚下陷，门户不藏，加减补中益气汤主之"。治拟健脾益气利湿、养心、固肾，使脾胃恢复运化升降之权，肾恢复司固摄之职，心恢行君主之令。方宗吴氏法，用补中益气汤加减，方中用参、芪、术、草、升麻，健运中气，升阳举陷；茯苓、白术且有健脾利湿之功，湿去则脾阳易复；取山药、金樱子、桑螵蛸、益智仁、鸡内金健脾益肾固摄；当归、枣仁、石菖蒲、远志、龙牡宁心安神，外用五倍子、硫黄、大葱温阳固涩，诸药配合，内外合治，针药并用，使9年疾1个月尽除。

3. 运用各家学说治疗疑难杂症

高社光教授以经典为宗，学兼各家，既不泥古，亦不废今，宗《伤寒论》而不囿于伤寒方，宗温病学说而不泥于四时温病，冶伤寒、温病于一炉，而对清代叶、薛、吴、王等诸家的温病学说尤为服膺，并颇有心得。对汉代以后的学术流派也勤求博采，撷英咀华，毫无偏见。尤其受李东垣、叶天士影响最深，最重脾胃，继承路志正、薛伯寿诸家学术思想。反对抱残守缺、顾步自封，主张对历代名家医著和临证经验要融会贯通，验之临床，并加以发展，反对脱离实际、奢谈理论。临床诊病细致入微，常常灵活运用各家学说经验治疗各科疑难杂病。临证诊病常参天时地理，人事体质，诸种因素，全面斟酌，辨证求因，治病求本，处方用药，果敢审慎，殚精竭虑，务求其当。

1) 无虚不作眩

沈某，男，61岁，干部，2007年10月4日初诊。患者素有高血压、动脉硬化、十二指肠球部溃疡病史。5天前因饮酒数杯致胃痛发作，手按则痛止。数日来头痛，颈项板硬，眩晕，耳鸣，血压188/120mmHg（平时血压多稳定于160/100mmHg），畏寒，四肢不温，肩背酸楚，腰膝酸软无力，大便偏溏。脉来虚弦无力、尺弱，舌质淡、苔薄白。此乃肾阳衰惫，阴寒内盛所致。病势重笃，急宜温补元阳，佐以潜镇之品，以敛浮阳。但阴阳互根，故稍加滋补肝肾之品。处方：淡附片6g，肉桂3g，细辛3g，怀山药15g，牛膝12g，当归12g，白芍10g，天麻9g，地龙12g，生牡蛎30g（先煎），代赭石15g（先煎），葛根15g。5剂，每日1剂，水煎，分2次服。

[按] 张景岳提出"眩晕一证，虚者居其八九"，并有"无虚不作眩"之说。本例畏寒，四肢逆冷，皆为阳虚之侯。少阴阳虚，则其府太阳经经气亦不足。《内经》有"头

痛巅疾，下虚上实，过在足少阴、巨阳"（注：上实指邪气实）之论。阳气不得布于肩、背、头项，阴寒滋盛，寒性收引，故见颈项强硬或发板，肩背酸楚之症。肾阳不足，诸阳不能上诸清窍，而有眩晕、头痛、耳聋耳鸣之苦。阳不交阴则失眠，火不暖土则便溏，腰膝酸软则为下元不足之明证。所以首用桂、附大补元阳，归、芍补血养阴通络，佐桂、附补火而不燥；山药补脾以推动后天气血之化源来填精化气；地龙、天麻散风通络、定晕除眩；代赭石、生牡蛎镇敛浮阳；牛膝引药下行，葛根升发清阳之气，二药一升一降，令上下气机条达；更有细辛温通太、少之经气，令群药布达周身，共奏抑阴扶阳归于平衡，而眩晕自定。至于本症患者血压本当低，但物极必反，可见到血压升高，在肾阳得复后，上下内外气机调畅，血压自然随之转为正常。入夜怕冷，四肢欠温，乃脾肾阳虚，卫阳不振之象，即仿叶天士"建立中宫，以维营卫"之法，增黄芪、白术健脾益气，增丹参配当归补血和血，更加生熟地、何首乌以从阴中求阳。"故善补阳者，必于阴中求阳，则阳得阴助而生化无穷"后以丸药调理巩固。

2）湿与温合，蒸郁而蒙蔽于上，清窍为之壅塞

赵某，男，48 岁，2013 年 8 月 10 日初诊。耳鸣如潮 5 个月，反复发作，时轻时重，自觉耳中憋闷，黏腻感，体胖，伴头晕，痰多，口干苦，大便黏腻不爽，舌苔黄腻，脉滑。诊为湿热蕴结，上蒙清窍之耳鸣。治宜清热利湿、化痰开窍。处方：黄连 10g，黄芩 10g，竹茹 12g，枳壳 12g，茯苓 20g，陈皮 10g，法半夏 10g，胆南星 9g，石菖蒲 15g，郁金 12g，荷叶 10g，蔓荆子 10g，滑石 10g，通草 10g。10 剂，每日 1 剂，水煎，分 2 次服。

二诊：耳鸣稍减，上方加天麻 10g，葛根 15g。继服 10 剂。

三诊：耳鸣声音减小，诸证减轻。继服上方 10 剂。

四诊：耳鸣明显减轻，时有反复。继服 10 剂。

五诊：耳鸣基本消失，诸症皆愈。继服上方 7 剂，善后，随诊 2 个月，未复发。

[按]《温热论》曰："湿与温合，蒸郁而蒙蔽于上，清窍为之壅塞，浊邪害清也。"湿为阴邪，重浊黏腻。热为阳邪，其性炎上。湿热相搏，胶结难解，热蒸湿动，蒙蔽于上，壅塞清窍，可见耳鸣如潮，反复发作，缠绵不愈。治宜清热利湿、化痰开窍。该患者湿热蕴结，上蒙耳窍，发为耳鸣，湿热黏腻，反复发作，方用黄连温胆汤加荷叶、蔓荆子升阳通窍，滑石、通草引湿热从小便而出，则耳鸣得愈。

六、疑难病案

"疑难病"一般是指在诊疗中，病因复杂未明、诊断难以统一、医治难度较大的一

类疾病。它并不是一个规范的学术名词，而仅仅是医学界和民间广泛流行的口头词语。可以说，疑难病涉及了人体的各个系统，包括了现代医学的许多疾病，概括了临床上众多的奇病、怪病、宿疾、顽症，以及病情复杂的疾病，是一个广义的概念。也包括某些功能性疾病、慢性疾病、精神疾病和诸多诊断不明疾病、恶性肿瘤及众多的综合征等疾病。医学界或是普通民众都常习用疑难病之称谓，但疑难病的概念和范畴一般认为那些给人类健康构成极大危害的病。

从脏腑辨证治疗老年不宁腿综合征。不宁腿综合征，也叫不安腿综合征，是一种感觉运动障碍性中枢神经系统疾病，其主要临床表现为夜间睡眠时，双下肢出现极度的不适感，迫使患者不停地移动下肢或下地行走，导致患者严重的睡眠障碍。这种异常感觉常常累及患者小腿的深部如肌肉或骨头，尤其以腓肠肌最常见，部分患者也可以出现在大腿或上肢，通常为对称性。患者常主诉在下肢深部有蚂蚁爬或虫子咬、瘙痒感、疼痛、刺痛、烧灼感、撕裂感、蠕动感等不适，有时患者的感觉难以形容。不宁腿综合征患者常常会伴发抑郁症、焦虑症、记忆力减退、注意力缺陷、药物依赖等并发症。该病可见于各种年龄包括学龄前儿童，但是更多见于中老年人。不安腿综合征虽然是一种临床常见病，但是长期以来不为患者和医生认识及重视。西医认为是一种疑难病，治疗效果不理想，中医药治疗有长处。

1. 发病原因

目前认为不宁腿综合征属于中枢神经系统疾病，具体病因尚未完全阐明。主要分为原发性和继发性。原发性不安腿综合征患者往往伴有家族史；继发性不安腿综合征患者可见于缺铁性贫血、孕妇或产妇、肾脏疾病后期、风湿性疾病、糖尿病、帕金森病、Ⅱ型遗传性运动感觉神经病、Ⅰ／Ⅱ型脊髓小脑性共济失调及多发性硬化等。

2. 中医药治疗

不宁腿（不安腿）综合征属于中医的"痹症"范畴，从中医角度来看，其基本病因病机为正虚邪恋，局部经气不利，肌肉筋脉失养。高社光老师以加味黄芪桂枝五物汤为基础方，益气温中和营通痹；结合中药熏蒸，药用自制熏蒸1号方及针灸治疗不宁腿综合征，取得较好治疗效果。

加味黄芪桂枝五物汤药用黄芪、桂枝、白芍、当归、白术、陈皮、秦艽、生姜。其中黄芪益气固表为君；桂枝温经通阳，白芍养血和营为臣，白术健脾补气，当归生血活血，秦艽为散气之润药、祛风而不伤血，陈皮健脾理气，生姜驱散风邪，共为佐使。共奏益气温中和营通痹之效。

高老师认为不宁腿（不安腿）综合征辩证证型及用药有以下几种。

（1）湿邪痹阻：若饮食不节、劳倦过度、情绪失调、药物所伤等导致脾失健运，湿浊内生，阻滞下焦，或日久蕴湿化热，湿热下注，浸淫肌肉筋脉，以致经络气机不畅而发病，偏寒湿者，散寒除湿、益气温中、和营通痹。加味黄芪桂枝五物汤、蠲痹汤加减：黄芪、桂枝、白芍、当归、白术、陈皮、秦艽、生姜、羌活、独活、川芎、炙甘草、海风藤、桑枝、乳香、木香。偏于湿热，清热利湿、益气和营、通痹，加味黄芪桂枝五物汤、四妙丸加减：黄芪、白芍、当归、白术、陈皮、秦艽、苍术、黄柏、川牛膝、汉防己、薏苡仁、忍冬藤、车前子、木瓜、甘草。

（2）血脉瘀阻：素体经气不足，阴血涩滞，营卫不和，下肢脉络瘀阻，或久病邪恋，经气不利，气滞血瘀而发病。治以活血化瘀、益气温中、和营通痹，加味黄芪桂枝五物汤、活络效灵丹加减：黄芪、桂枝、白芍、当归、白术、陈皮、秦艽、生姜、当归、丹参、制乳香、明没药、川牛膝。

（3）肝肾亏虚：多因久病年高，肝肾亏损，或阴精不足，经脉失调而发病；或肾气虚弱，水气内动，气机逆乱而发病。滋补肝肾、益气和营、通痹，适用于肝肾阴虚者，症见腰膝酸软，头目眩晕，盗汗遗精，舌红少苔，脉细数。加味黄芪桂枝五物汤、左归丸加减：黄芪、白芍、当归、白术、陈皮、秦艽、生地黄、龟甲胶（烊化）、山药、牛膝、枸杞子、鹿角胶（烊化）、山茱萸、菟丝子、牡丹皮、黄柏、龙骨、牡蛎。温肾利水、益气温中和营、通痹。适用于肾阳虚者，症见四肢沉重疼痛，腹痛下利，或下肢水肿，苔白不渴，脉沉。加味黄芪桂枝五物汤、真武汤：黄芪、桂枝、白芍、当归、白术、陈皮、秦艽、生姜、制附子、茯苓、菟丝子、木瓜。

（4）气血不足：益气养血、温中和营、通痹。加味黄芪桂枝五物汤、归脾汤加减：黄芪、桂枝、白芍、当归、白术、陈皮、秦艽、生姜、茯神、龙眼肉、酸枣仁、人参、木香、远志、甘草。

（5）心肝失调解郁安神，调畅气机。高社光认为不宁腿综合征虽症候多变，但多有心神不宁，神不守舍。故在辨证基础上多加宁心安神之品，临证多用越鞠丸、定志丸加减。

中药熏蒸法：选用自制熏蒸1号方药物：伸筋草、透骨草、川草乌、桂枝、艾叶、土鳖虫、乳香、没药、皂角刺、海桐皮各30g，为一剂。3日1剂，配水3000mL电药锅煎煮，患者平卧熏蒸床，调节合适温度，每日接受熏蒸20～30分钟。

典型病例

郭某，男，78岁，退休职工，2013年3月在我科住院治疗。脑动脉硬化、脑梗死病史20年，双下肢乏力不遂，夜间腿不宁半年，夜间睡眠时，双下肢出现极度的不适，"腿没地方放"，迫使不停地移动下肢或下地行走，导致患者较严重的睡眠障碍，心烦，腰膝酸软，大便秘结，舌暗红、边尖红，苔薄黄，脉沉弱。经多方医治无效。请高社光院长到病房会诊，高院长认为一些疑难病从脏腑辨证考虑往往获效，当即辨证肝肾阴虚，中药滋补肝肾、益气和营、通痹。黄芪30g，白芍15g，当归15g，陈皮10g，秦艽9g，茯神30g，炒酸枣仁30g，生地黄30g，龟甲12g（烊化），山药15g，牛膝15g，枸杞子15g，鹿角胶6g（烊化），山茱萸15g，菟丝子15g，远志8g，甘草10g，龙骨30g，牡蛎30g，酒大黄10g，芒硝10g，百合30g，合欢花20g，首乌藤30g。每日1剂水煎，分2次，口服。中药熏蒸：伸筋草、透骨草、川草乌、桂枝、艾叶、土鳖虫、乳香、没药、皂角刺、海桐皮各30g。3日1剂中药，放入电药锅中配水3000mL煎煮，患者平卧熏蒸床，设定合适温度44℃上下，每日熏蒸1次，每次20～30分钟。针刺主穴：足三里、丰隆、阳陵泉、三阴交、承山、委中、肾俞、肝俞。配穴：太冲、太溪、委阳、风池等。每日1次，平补平泻，留针30分钟。患者服药、针灸加熏蒸3天，不宁腿好转，能入睡1～2小时，大便通畅。口服中药中去芒硝，继服7剂，病情逐渐好转，夜寐2～3小时。前方口服中药中去大黄，继服11剂，患者可夜寐4～5小时，共住院治疗3周出院。出院后中成药调理，随访4周病情平稳。

第八节　谈守方治疑难

读名家医案，多有"一剂知，二剂已"的例子，笔者在年轻之时也曾心甚慕之，甚至希望能通过三五服药便可使患者蠲疴除疾。临证日久，见识日多之后，方才明白，"覆杯而卧""效若桴鼓"者固然有之，但是这也对疾病的病种有所限制，如外感热病，其来也疾，其去也速；而内伤杂病，其来也渐，其去也缓。故对两者之治法，亦应有别，对两者病情之期待，亦应不同。先贤吴鞠通对此的论述可谓要言不烦，其言："治外感如将（兵贵神速，机圆法活，去邪务尽，善后务细，盖早平一日，则人少受一日之害），治内伤如相（坐镇从容，神机默运，无功可言，无德可见，而人登寿域）。"

临床当中常见病、多发病，其理易明，医者日见，不足为怪，寻常医生即可治疗。但疑难杂病的治疗并非易事，《灵枢·九针十二原》虽有言："疾虽久犹可毕也，言不可治者，未得其术也。"这从积极的一面论述了疾病的可治疗性，但是由于疑难病往往病情复杂，病程日久，多已酿成深固之势，非短期即能见功，正所谓"病之始生，浅则易治，久而深入则难治"。

那么对于疑难病的治疗应该如何考虑呢？笔者认为这往往涉及"辨证论治"和"守法守方"，初看之下，两者似乎矛盾对立，其实两者是协调统一的。辨证论治，并不是百变百治，守法守方也不是一成不变，守法守方当中应包含辨证论治，辨证论治是守法守方之前提，守法守方是辨证论治之体现，只有辨证精准，才敢守法守方。

之所以要守法守方，是因为疑难病积年累月，虽然病势深固，但也多处于相对稳定的阶段。通过医者的辨证立法遣方用药之后，药已对证，但是还处在潜移默化之时，积蓄力量的阶段，此时人体正邪双方处在向一个此消彼长转化的变动之中，但是初投药物之时，或许效验不大，甚至毫无效验。古来医者在守法守方方面为我们做出了榜样，如叶秉敬之泄泻，坚持服张景岳之药五年而愈；岳美中治其次女之肾炎，连服44剂而无效，继服3剂而效验大显。如朱良春治痹症，初服药患者病情不减，反而加重，二诊、三诊辨证确认无误，守法服前方而获效。

清徐灵胎云"若以其不愈，或多方以取效，或更用重剂以希功，即使不误，药力胜而元气反伤……若欲强之速效，则如揠苗助长，其害有不可胜言者"。此时，医者一定要坚定信心，认识到疾病的形成是量变到质变，疾病的消失也应该由量变到质变。要认真分析原因，不可盲目怀疑、否定自己，如果自觉方证合拍，则可守方叠进，以待愈期。不可以朝令夕改，忽攻忽补，忽寒忽热，尤其不可因为自己的名利得失或者病家的需求而丧守失则。

守法守方并不意味着呆板不变，《内经》强调"谨守病机，勿失其宜"，笔者认为"机"有二义：一为发病机制，二为施治时机。倘若药效不显是因为用治之不精，则应该药随症转，圆机活法，有的放矢，根据矛盾之转变，或豁痰，或疏气，或调血，不可死于一方一药之下。病情稳定之时，则守方勿替并不背离圆机活法的原则。

守法守方也要讲究艺术性，笔者曾阅《岳美中论医集》中医者用六君子为底方加减治疗肺痨兼脾虚的例子，其言有时为了应付患者的要求而将白术换成扁豆、薏苡仁，有时把陈皮换成橘红，再过几个星期又换回来，使得患者每次都是欣欣然持新方而归。读至此处，不禁深感古为医者，要求上知天文，下知地理，中知人事。

《内经》有言"病为本，工为标，标本不得，邪气不服"。所谓"病为本，工为标"指的是一种医患模式。"病为本"指疾病本身以及病家自身为矛盾的主要方面，为本；"工为标"指医生及所采用的治疗措施为次要方面，为标。这也就是说在诊治疾病过程中，医生所采用的各种治疗措施，需要通过调节患者内环境，才能产生相应的治疗效应，否则难以制邪取效。量变到质变的前提和关键还是患者能够配合治疗，患者肯服药，一切才有转机。中医不仅仅是一门技术，更是一门哲学，对于医者而言，不仅要具备高超的技术，更要具备与患者沟通的能力，做到人情练达，理解患者的心理活动，既能应其所求，又不违背自己遣方用药，使自己的治疗手段顺利实施才能谈其他的。高社光常说，"为医者，不是修机器的工程师，他既是生命工程师，亦是灵魂工程师"。

第九节　抓主证，识病机，治疑难

　　高社光教授擅治内科疑难杂症、临证时善于抓主证、识病机、审因论治，常常突出一个"精"字，精于辨证、精于立法、精于遣方、精于选药，始终贯穿于疾病的理法方药之中，药不在多而在精，量不在大而在中病，贵在轻灵活泼，恰中病机，因证而施。他强调整体观念，天人合一，尊崇三因制宜。

　　诊治疾病，首先要察天时，观地理，知人事。同一种疾病，虽然天时相仿，地理相同，但生活环境不一样，发病原因也迥异，治法则相去甚远。他认为人体是一个有机的整体，五脏、六腑、四肢、九窍等都寓于该整体之中。生理上相互促进与制约，病理上相互影响，一脏有病影响他脏，治疗不能以脏治脏，以腑治腑，要防其变生他病，防患于未然。在治疗上，关键在于方药是否恰中病机，故提出"无效守方，有效也更方"的学术观点。

　　临床所遇疑难杂症，即病情错综复杂的病证，其病机每与痰瘀有关，痰阻则血难行，血凝则痰易生；痰停体内，久必化瘀，瘀血内阻，久必生痰，痰瘀互结，为诸病生成之因。另外，上凡出现疼痛、肿胀、癥积肿块，或出血、痰多、胸闷、脘痞、精神神志改变，舌紫暗、瘀斑、苔腻，脉弦涩等痰瘀征象者，均可按化痰祛瘀治疗。并根据痰邪致病的特点，提出治痰八法：温化寒痰法、清热涤痰法、燥湿化痰法、息风化痰法、通络化痰法、散结化痰法、豁痰开窍法、理气化痰法。尤为重视"治痰必理气，气顺则痰消"之说。风痰善用半夏、天麻、僵蚕、白附子；热痰善用天竺黄、胆星、黄芩；痰核善用白芥子、夏枯草、贝母、海藻、昆布、牡蛎；开窍宜用远志、郁金、菖蒲；老痰、顽痰宜用海浮石、贝母、礞石。同时还应配理气药，以"气行则痰行""气行则血行",提高疗效。

高社光教授善于总结分析丹溪治痰证经验,并按其病因病机特点分为风痰、湿痰、痰火、痰瘀、虚痰五类。风痰主要是外风痰证,包括:肺家、肌表、头面。湿痰主要病机是"胃中痰积下流,渗入膀胱",其治亦三:燥中宫之湿,宜升;助气机之运化以消痰,宜利;因势利导直驱湿热痰积从小便出。痰火为患,致病多端,或在胃,或在肺,或在心,或流串经络等,宜随症治之。血滞成瘀,常常痰瘀同病。无论因虚生痰,或因痰致虚,也无论气虚夹痰,或血虚夹痰,虚痰的辨治体现了丹溪气血论治和痰症论治的统一,其法虽有侧重,但二者兼顾则一。

高社光教授对明清医家亦有心得体会,如清代王清任对于中风病因病机的经典论述:口角流涎非痰饮,而是气虚不固津液;大便干燥非风火,而是无气力催糟粕下行,小便频数遗尿不禁非火症,而是气虚不固提;言语謇涩非痰火,而是舌半边无气使之转动,半身不遂所兼口眼歪斜之症,乃气虚所致。

高社光教授抓主证,识病机善于把握脉证,四十八难曰:"人有三虚三实,何谓也?然:有脉之虚实,有病之虚实、有诊之虚实也……"本难从三个方面举例说明了虚实概念问题:脉之虚实,经文说"濡者为虚,紧牢者为实"是说脉来迟滞软弱无力者为正虚;脉来绷急弦长有力者为实。病之虚实,包括疾病的传变、症状、病势三个方面。

小柴胡汤具有和解少阳之功用,为治疗少阳病之良方,其证见:往来寒热,胸胁苦满,心烦喜呕,默默不欲饮食,口苦、咽干、目眩,苔白,脉弦等候。但这只是小柴胡汤的功用之一,而并非其全貌。高社光教授善于应用小柴胡汤治疗疑难杂症,高教授应用小柴胡很好地体现了,抓主证、审病因、识病机,治疗疑难病的学术思想,小柴胡汤之证治,不可仅局限于少阳病,它上可及于头目,中可见于胸腹,下可达于血室、膀胱,外可解太阳之表,内可和阳明之里,涉及内、外、妇、儿各科。小柴胡汤之所以有如此广泛之应用,就在于它既有和解少阳,疏利三焦,通达上下,宣通内外之功;又有疏肝利胆,调和脾胃,开郁通便,理血散结之用。故临床所论疑难杂症,抓住主证,病机辨识正确,定可迎刃而解。

如汗症有自汗、盗汗,亦有患者不得汗,《伤寒论》有,"三阳合病,脉浮大,上关上,但欲眠睡,目合则汗"。程郊倩注曰:"少阳与其证合……但欲眠为胆热,盗汗为半表里也"。《伤寒论》云:"阳明中风,脉弦浮大而短气,腹都满,胁下及心痛,久按之气不通,鼻干,不得汗……与小柴胡汤。"盗汗、不得汗皆可用小柴胡汤治之,而自汗、盗汗并非阳虚、阴虚之专利。临证凡遇三焦气机不畅,表里失和,开阖失司所致自汗、盗汗、汗闭诸症,均可取小柴胡汤随证加减治之,使汗出者阳潜阴收而汗自止,汗闭者表郁得解，腠理调达而汗出自畅。

典型病例

病例 1. 乔某，女，43 岁。患汗闭症已三载，遍身无点滴汗迹，每至盛夏更是烦闷难耐，只能在阴凉处或空调下度日。自患此症后，月经逐月减少，渐至闭经，现已停经两年。尚伴急躁易怒，口苦咽干，纳少，余无它症。舌淡红、苔薄白，脉弦细。迭经中西药治疗 2 年余，未收寸效。索观前医处方，多为益气升阳、发汗解表、滋阴增液、活血化瘀等剂，余思之，乃三焦气机不利，腠理郁闭所致，"血汗同源"，汗闭血也闭也。法当开郁达表，通调腠理，方拟小柴胡汤加麻黄、薄荷、大葱白治之。7 剂尽，鼻头有少许汗迹，再进 7 剂，全身微有汗出，烦闷亦减。守法略有进退，又进 30 剂，汗出如常，月经来潮，余症皆除。读《伤寒杂病论》学习张仲景关于小柴胡汤的应用，小柴胡汤是一首医者皆知的名方，为临床所常用。长期以来，在论及小柴胡汤证时，多认为本方用于和解少阳半表半里之邪，是治疗少阳病的专方，而忽视甚至否认它对太阳、阳明、厥阴病以及杂病的治疗作用。

病案 2. 患者阵发性胸前区憋闷样疼痛 1 年余。患者于 1 年前，因喝酒较多而致胸前区憋闷样疼痛，伴左上臂内侧痛，在某医院确诊为缺血性心脏病，不稳定型心绞痛。住院治疗半个月心绞痛缓解，出院回家。于半年前开始，无明显诱因而致心绞痛发作，多在凌晨 5 点时发作，持续约 10～20 分钟，坐起含服"速效救心丸"或"硝酸甘油片"可缓解。平时少有发作，偶因剧烈运动或情绪激动而发作。曾在多家医院做心电图、彩超及冠状动脉造影等检查，确诊为缺血性心脏病，不危稳定型心绞痛。屡用中西药物治疗，病情始终未能有效控制。近 2 个月来，因家务事心情不佳，发作次数增多，几乎每天凌晨 5 点时发作，程度较前为重，现在某医院住院月余，经静脉点滴、口服异山梨酯、硝苯地平、丹参滴丸及中药瓜蒌薤白半夏汤、冠心二号方等药，心绞痛亦未能控制。西医准备做冠状动脉支架手术，患者因惧怕手术，而拒绝。经熟人介绍慕名请高老师诊治。诊见：症如上述，伴见胸胁胀满，郁闷不舒，善太息，头昏沉，心烦热，眠差，口苦，不多饮，纳欠馨，二便尚调，形体肥胖，舌略红暗、苔薄白微腻，脉弦细滑。

证属：肝胆郁滞、少阳经枢不利，痰瘀痹阻之胸痹心痛，治拟疏利肝胆、和解少阳、化痰祛瘀、宽胸理气法，方选小柴胡汤合瓜蒌薤白半夏汤加减。处方：柴胡 12g，黄芩 12g，人参 10g，半夏 15g，菖蒲 10g，郁金 15g，全瓜蒌 25g，薤白 10g，水蛭 10g，川芎 8g，丹参 15g，炙甘草 10g，生姜 5 片，大枣 3 枚。7 剂，水煎两次，取汁去滓，再合煎 10 分钟，早中晚分三次服。嘱适当运动，保持心情舒畅，禁酒酪膏粱厚味之品。

因过多输液，有助于聚湿为痰，宜停止输液。

七日后复诊，药后发作次数明显减少，程度也较前为轻，舌脉同前。上方去丹参，加鸡血藤20g。再进14剂，药后诸症消失，查心电图大致正常。上方略有变化，二日1剂，再进10剂，以巩固疗效，随访一年病未复发。

[**按**] 患者形体肥胖，久坐少动，喜食烟酒肥甘，痰湿内蕴，阻闭经脉，血行不畅，故发胸痹心痛；复因情志抑郁，肝气郁滞，故见胸胁胀满，喜太息；肝旺克脾，故食纳欠佳；气滞则湿阻瘀停，因而病情渐渐加重；本病多发于凌晨少阳之时，且"休作有时"，再加患者口苦，头晕，胸胁胀满，故方选小柴胡汤和解少阳，疏利肝胆，瓜蒌薤白半夏汤，宽胸理气涤痰，加菖蒲、郁金、水蛭、川芎、丹参以增化痰祛瘀之力。高老师审时度势，权衡达变，遵古而不泥于古，巧用经方，获取良效，可见高老师学识渊博之一斑。

第十节　基于尺肤诊疗理论辨治疑难病

尺肤诊疗理论是高社光教授临床数十年来综合归纳了尺肤诊、针刺、微针、全息理论等中医思想后形成的全新的诊疗理论体系。临床数十年来，高社光教授运用尺肤诊疗理论治疗疑难病，收效显著，现将尺肤诊疗理论体系的构建及治疗疑难病思想详述如下。

一、尺肤的"尺"及尺肤的分区

《素问·脉要精微论》中："尺内两旁则季胁也，尺外以候肾，尺里以候腹。中附上，左外以候肝，内以候膈；右外以候胃，内以候脾。上附上，右外以候肺，内以候胸中；左外以候心，内以候膻中。前以候前，后以候后。上竟上者，胸喉中事也。下竟下者，少腹腰股膝胫足中事也。"

隋代杨上善《黄帝内经·太素》注云："从关至尺泽为尺也，季胁之部，当在尺中央两傍，不在尺外两傍，季胁有病，当见此处。尺中两旁之外，以候两肾之有病，当见此部。"唐代王冰《黄帝内经素问》曰："尺内，谓尺泽之内也，两旁，各谓尺之外侧也。季胁近肾，尺主之，故尺之两旁则季胁也。尺外，谓尺之外侧。尺里，谓尺之里侧也。"日本丹波元简《素问识》曰："尺内，谓尺泽之内也，此即诊尺肤之部位也。"此诊断方法在唐代以后失传，后世注家多以诊"寸、关、尺"的尺来解释。张介宾、马莳、高士宗等都认为此是诊寸口脉法，而非诊尺论疾之诊尺肤法。其实在《内经》中，脉象并无寸、关、尺之分，将寸口脉分为寸、关、尺三部开始于《难经·十八难》，所以《内经》中的"尺"应指"尺肤"，非"尺脉"。

从《内经》原文中，将尺肤看作人体的缩影，大致分布是前臂远心端即腕部为上，对应胸喉部，近心端即肘部为下，对应少腹、腰、股、膝、胫、足等部位；前臂掌侧为内，对应身体的前面胸腹部，前臂手背侧为外，对应身体的后面腰背部。前臂掌侧又分上、中、下三段，且左右手有别：近肘段称尺里，对应腹部；中段称中附上，左手的中段对应肝膈，右手的中段对应脾胃；上段称上附上，左手上段对应心和膻中，右手上段对应胸肺。

二、尺肤与脏腑、经络的关系

中医认为，人体是一个有机的整体，人体的五脏六腑体表各组织器官之间，通过"内联脏腑，外络肢节"的作用，以人体五脏为中心把六腑、五体、五官、九窍、四肢百骸等全身组织器官有机地联系起来，构成一个表里相连、上下沟通、协调共济、井然有序的统一整体，以维持人体生命的正常活动。若脏腑经络功能正常，则尺肤肌肉丰满充实，皮毛致密润泽，脉络疏畅调达，筋膜滋荣柔和，骨骼坚凝有力。反之，脏腑功能失调，则尺肤、掌指、肌肉瘦削痿软，皮毛憔悴枯槁，脉络瘀阻不畅，筋脉失于濡养，爪甲色泽不荣，骨骼痿软无力等。总之，通过对尺肤、掌指、爪甲的观察或审测，可辨别证候病机之所属，病位之所在，病性之虚实寒热，病因之气血痰瘀，为辨证立法，选方用药提供理论依据，并以此观察疗效，判断其预后转归。

1. 尺肤与五脏六腑

1）尺肤与心、小肠

《素问·六节藏象论》曰："心者，生之本，神之变也，其华在面，其充在血脉，为阳中之太阳，通于夏气。"又有"心者"五脏六腑之大主之说。心主身之血脉，心脏是血液循环的枢纽，心气是推动血液运动的动力。心气推动血液在脉内循环运动，血液运载着营养物质以供全身，使五脏六腑、四肢百骸、肌肉皮毛整个身体都获得充分的营养，以维持人体正常的生命活动。心脏功能正常，脉象和缓有力，节律一致，面色、尺肤掌指红润光泽。如心气不足，鼓动乏力，血液亏虚，则脉细无力，面色无华，尺肤掌指爪甲络脉短小，爪甲色淡，指瘦而凉。心脉瘀阻，血运不畅则面色昏暗，脉结代、促、涩，尺肤络色青紫，爪甲青紫，尺肤络脉拘急结节。化源不足，心血不足，脉来细数，尺肤掌指发热，爪甲色淡，尺肤络脉细小。

《素问·灵兰秘典论》："小肠者，受盛之官，化物出焉。"心为脏属阴，小肠为腑属阳，两者在五行属火。心在胸中，小肠居腹，手少阴心经属心络小肠，手太阳小肠属小肠络心，心与小肠通过相互络属而构成表里关系，心与小肠的病理变化通过经脉的色泽形态变化而反映于尺肤、掌指、爪甲的特定部位。

2）尺肤与肝、胆

《素问·灵兰秘典论》："肝者，罢极之本，魂之居也，其华在爪，其充在筋，以生血气，其味酸，其色苍，此为阳中之少阳，通于春气。"肝主疏泄，藏血，血液来源于水谷精微，生化于脾而藏于肝。在正常情况下，人体各部分的血液量是相对恒定的，但人体各部的血液常随着不同的生理情况而改变其血量。当机体活动剧烈或情绪激动时，人体各部分的血液需要量也就相应的增加，于是肝脏所储藏的血液向机体的外周输布，以供机体活动的需要。当人体安静休息或情绪稳定时，由于全身各部的活动量减少，机体外周的血液需要量也相应减少，部分血液便归藏于肝。即所谓"人动则血运于诸经，人静则血归于肝"。肝主宗筋，赖于肝血的濡养，肝血充盛，则肢体的筋膜得到滋养，维持其坚韧刚强之性，肢体关节手指活动灵活，强健有力，爪甲红润。如果肝血不足，血不荣筋，肢体麻木，掌指屈伸不利，握力减退，筋脉拘急，手足震颤。爪为筋之余，肝其华在爪，肝血的盛衰可以影响尺肤、掌指、爪甲的荣枯。肝血充足，则掌指强劲有力，爪甲坚韧明亮，红润光泽；肝血不足，则爪甲软薄，枯而色夭，甚则变形或脆裂。《灵枢·论疾诊尺》曰："寒热身痛。面色微黄，齿垢黄，爪甲上黄，黄疸也。"故诊尺肤、掌指、爪甲的色泽形态变化，可测知肝胆的疾病。

3）尺肤与脾、胃

《素问·六节藏象论》："脾胃大肠小肠三焦膀胱者，仓廪之本，营之居也，名曰器，能化糟粕，转味而出入者也，其华在唇四白，其充在肌，其味甘，其色黄，此至阴之类，通于土气。"脾与胃同受水谷，传布精微，为生命动力之源，故称脾胃为后天之本，气血生化之源。脾主运化，食物经消化吸收后，其水谷精微靠脾的传输和散精作用上输于肺，由肺脏转注入心脉，在通过经脉输送全身，以营养五脏六腑，四肢百骸，皮毛筋肉等各组织器官。脾气健运，精微四布，营养充足则面色红润，尺肤肌肉发达丰满，四肢轻健，灵活有力。如脾气虚弱，则尺肤掌指肌肉瘦削，软弱无力，爪甲淡白，四末不温，甚至萎废不用。脾失健运，气血虚衰则脾不统血，尺肤手掌可见皮下出血点或便血或崩漏。脾为湿困，则四肢困重，尺肤涩滞，尺肉肿胀。脾与胃在五脏属土，位居中焦，以膜相连，足阳明胃经与足太阴脾经相互络属，构成脏腑表里关系。《灵枢·本脏》：“脾合胃，胃者，肉其应……脾应肉，肉䐃坚大者胃厚，肉䐃瘦者胃薄，肉䐃小而么者胃不坚，肉䐃不称身者胃下，胃下者，下管约不利。肉䐃不坚者胃缓，肉䐃无小里累者胃急，肉䐃多少里累者胃结，胃结者，上管约不利也。”故审扪摸循按尺肤肌肉之滑涩，可知人体津液的盈亏，尺肤粗糙，干涩则津液亏虚，尺肤肌肉丰腴则脾胃功能旺盛，津液充足。尺肤肌肉之坚软，可知胃气的强弱，尺肤肌肉润泽丰满有力，则脾胃功能健运，脾胃虚弱则尺肤肌肉软弱无力，瘦削，脾胃有热，则掌心发热。如《灵枢·论疾诊尺》云：“掌中热者，腹中热，掌中寒者，腹中寒。鱼上白肉有青血脉者，胃中有寒。”

4）尺肤与肺、大肠

《素问·六节藏象论》：“肺者，气之本，魄之处也，其华在毛，其充在皮，为阳中之太阴，通于秋气。”肺主气，司呼吸，主宣发、肃降。肺主皮毛，皮毛包括皮肤、汗腺、毫毛等组织，为一身之藩篱，有分泌汗液，润泽皮肤，调节呼吸和抵御外邪的功能，为保卫机体外邪的屏障，肺的功能正常，则皮肤致密、毫毛光泽。若肺气虚弱，卫外不固，十指不温，尺肤寒栗，爪甲青紫，如《望诊遵经》云：“薄皮弱肉者，不胜时之虚风，厚皮坚肉者，能胜时之虚风。皮虚者寒，皮实者热，皮肤肿胀者，邪气实，皮肤消减者，正气虚。皮肤肿痛者病气有余，皮肤溃烂者，形气不足。皮肤润泽者，太阴气盛，皮肤枯槁者，太阴气衰。皮毛焦者，手太阴气绝，皮肤著者，足太阴肉绝。皮聚毛落者，肺损。皮枯毛折者，肺绝。皮毛虚弱者，肺热叶焦。”《灵枢·经脉》：“手太阴气绝则皮毛焦，太阴者，行气温于皮毛者也，故气不荣则皮毛焦，皮毛焦则津液去皮节，津液去皮节者，则爪枯毛折，毛折者毛先死……”

肺为气之主，在五行属金。肺为脏属阴，大肠属腑属阳，由于手太阴肺经属肺络大肠，手阳明大肠经属大肠络肺，肺与大肠通过经脉的相互络属，构成脏腑表里关系。《灵枢·本脏》云：“肺合大肠，大肠者，皮其应……肺应皮。皮厚者大肠厚，皮薄者大肠薄，皮缓腹里大者大肠大而长，皮急者大肠急而短，皮滑者大肠直，皮肉不相离者大肠结。”故扪、摸、循、按，尺肤的寒、温、燥、湿，毫毛的光泽枯槁，可测知肺与大肠的病理变化。

5）尺肤与肾、膀胱

《素问·六节藏象论》：“肾者，主蛰，封藏之本，精之处也，其华在发，其充在骨，为阴中之少阴，通于冬气。”肾藏精，主水，纳气，为人体生长、发育之根。肾主骨，生髓，骨骼的生理功能与肾有密切关系。肾藏精，精生髓而骨髓养骨，髓藏于骨骼之中，称为骨髓。故肾精充足则骨髓充盈。骨骼得到骨髓的滋养才能强劲有力，坚固致密，骨骼粗大。如肾精虚少，骨髓空虚则骨骼细小，软弱无力，骨质疏松，骨骼发育障碍。小儿囟门迟闭，骨软无力，以及老年人骨质脆弱，易于骨折等均与肾精不足有关。《素问·脉要精微论》云："腰者肾之府，转摇不能，肾将惫矣……骨者髓之府，不能久立，行则振掉，骨将惫矣。得强则生，失强则死。"肾为水脏，膀胱为水之腑，在五行同属水。足少阴经属肾络膀胱，足太阳膀胱经属膀胱络肾，肾与膀胱通过经脉的相互络属构成脏腑表里关系。肾气充足，固摄有权，则尿液能正常贮存和排泄，肾与膀胱密切配合，共同维持体内的水液代谢。肾气不足，统摄无权，膀胱气化不利则水溢肌肤，尺肤掌指肿胀，或按之凹陷。《灵枢·论疾诊尺》云："按其手足上，窅而不起者，风水肤胀也……尺肤粗如枯鱼之鳞者，水泆饮也……"《灵枢·本脏》云："肾合三焦膀胱，三焦膀胱者，腠理毫毛其应……肾应骨，密理厚皮者三焦膀胱厚，粗理皮薄者三焦膀胱薄，疏腠理者三焦膀胱缓，皮急而无毫毛者三焦膀胱急，毫毛美而粗者三焦膀胱直，稀毫毛者三焦膀胱结也。黄帝曰：厚薄美恶皆有形，愿闻其所病。岐伯答曰：视其外应，以知其内脏，则知所病矣"《四圣心源》云："肝主筋，其荣爪；心主脉，其荣色；脾主肉，其荣唇；肺主皮，其荣毛；肾主骨，其荣发。凡人之身骨以主其体干，筋以束其关节。脉以通其荣卫，肉以培其部分，皮以固其肌肤。皮毛者，肺金之所生也，肺气盛则皮毛致密而润泽。肌肉者，脾土之所生也，肾气盛则肌肉丰满而充实。脉络者，心火之所生也，心气盛则脉络疏通而条达。筋膜者，肝木之所生也，肝气盛则筋膜滋荣而和畅。髓骨者，肾水之所生也，肾气盛则髓骨坚凝而轻利。"《内经》云："视其外应，以知其内脏，则知所病矣。"尺肤与脏腑通过经络的相互络属，传导，从里出表，将人体五脏六腑的生理病理变化反映于体表组织。故诊尺肤掌指之骨、脉、筋、肉、皮的色泽、形态变化，可测知五脏六腑的盛衰强弱。

2. 尺肤与经络的关系

经络是经脉和络脉的总称，经络相贯，遍布全身，形成一个纵横交错的联络网，通过有规律的循行和复杂的联络交汇，组成了经络系统。把人体的五脏六腑、肢体九窍以及皮毛筋骨等组织紧密地联结成一个统一的有机整体，从而保证了人体生命活动的正常进行。所以说，经络是运行全身的气血，联络脏腑肢节，沟通内外上下，调节体内各部分的一种特殊通路。

1）经络的组成

经络系统是由经脉和络脉以及其连属部分构成的，其中包括十二正经、奇经八脉以及附属于十二经脉的十二经别、十二经筋、十二皮部、十五络、孙络、浮络等。经脉和络脉是它的主体，其连属部分，在内部分为五脏六腑，在外部分为筋肉皮肤。

2）尺肤与十二经脉

《黄帝内经太素·色脉尺诊》中杨上善云："尺之皮肤者，从尺泽至关，此为尺分也；尺分之中，关后一寸动脉，以为诊候尺脉之部也；一寸之后至尺泽，称曰尺之皮肤。尺皮肤下，手太阴脉气从脏来至指端，从指端还入于脏，故尺下皮肤与尺寸脉六变同也。"手三阴经脉循行于尺肤之内侧，手三阳经脉循行于尺肤之外侧。手三阴从胸部始，经尺肤走向手指端，手三阳经从手指端经尺肤上行于头面部，足三阳经从头面部下行，经躯干和下肢止于足趾间；足三阴经从足趾间上行而止于胸腹部，手三阴从胸走手，交足三阴，手三阳从手走头，交足三阳，足三阳从头走足，交足三阴；足三阴从足走腹，交手三阴。手太阴肺经循尺肤内侧之前，手厥阴心包经循尺肤内侧之中，手少阴心经循尺肤内侧之后缘，手阳明大肠经循行尺肤外侧之前，手少阳三焦经循行尺肤外侧之中，手太阳小肠经循尺肤外侧之后。手三阴手三阳经脉通过足三阴，足三阳经脉的相互交接流注，阴经属脏络腑，阳经属腑络脏，手经从阴出阳，足经从阳出阴，其气血流注，始于手太阴肺经，终于足厥阴肝经，反复注于手太阴肺经，构成一个"阴阳相贯，如环无端"的循行系统。气血通过经络外达肌表，内注脏腑，荣养全身。同时脏腑经络气血的病理变化，亦可通达尺肤、掌指、爪甲，将疾病的征象反映于外。

3）尺肤与手三阴三阳

（1）尺肤与手太阴肺经。《灵枢·经脉》："肺手太阴之脉，起于中焦，下络大肠，还循胃口，上膈属肺。从肺系横出腋下，下循臑内，行少阴心主之前，下肘中，循臂内上骨下廉，入寸口，上鱼，循鱼际，出大指之端。其支者，从腕后直出次指内廉，出其端。"手太阴肺经，下肘中，入寸口，上循鱼际，直出拇指之端，阳明大肠经，为诊尺肤（从尺泽至寸口）、掌指、爪甲之部位，肺胃的疾病。可通过此表现于外，《灵枢·论疾诊尺》云："鱼上白肉有青血脉者，胃中有寒。"主肺所生病者咳、气喘。

（2）尺肤与手厥阴心包经。《灵枢·经脉》："心主手厥阴心包络之脉，起于胸中，出属心包络，下膈，历络三焦；其支者，循胸出胁，下腋三寸，上抵腋下，下循臑内，行太阴少阴之间，入肘中，下臂，行两筋之间，入掌中，循中指出其端；其支者，别掌中，循小指次指出其端。"手厥阴心包经如肘中，行尺肤内侧之中线，入手掌中（劳宫穴）沿中指出其端交于手少阳三焦经。其经生病则"烦心心痛，掌中热"。《灵枢·论疾诊尺》云："肘前独热者，膺前热；肘后独热者，肩背热。臂中独热者，腰腹热……掌中热者，腹中热；掌中寒者，腹中寒。"

（3）尺肤与手少阴心经。《灵枢·经脉》："心手少阴之脉，起于心中，出属心系，下膈，络小肠；其支者，从心系上夹咽，系目系；其直者，复从心系却上肺，下出腋下，下循臑后廉，行太阴、心主之后，下肘内，循臂内后廉，抵掌后锐骨之端，入掌内后廉，循小指之内出其端。"手少阴心经起于心中，络小肠，从心系出来，退回上行经过肺，入肘中（尺肤内侧后缘），经手掌后，沿小指桡侧，出小指桡侧端，交于手太阳小肠经，其经有病则心烦口渴，心悸咽干，臂内后廉痛，掌中热，心痛。

（4）尺肤与手阳明大肠经。《灵枢·经脉》："大肠手阳明之脉，起于大指次指之端，循指上廉，出合谷两骨之间，上入两筋之中，循臂上廉，入肘外廉，上臑外前廉，上肩，出髃骨之前，上出于柱骨之会上，下入缺盆，络肺，下膈，属大肠；其支者，从缺盆上颈贯颊，入下齿中，还出夹口，交人中，左之右，右之左，上夹鼻孔。"手阳明大肠经，起于食指桡侧商阳穴，经尺肤外侧前缘，上肩，交大椎入缺盆，入胸腔，络肺，属大肠。其分支，从锁骨窝上行，经颈部至两颊，入下齿中，出颊口两旁，左右交叉于人中，至对侧鼻翼旁迎香穴，交于足阳明胃经。此经经脉异常，则尺痛经肿、鼻衄、喉痹、肩前臑痛、大指次指痛不用。

（5）尺肤与手少阳三焦经。《灵枢·经脉》："三焦手少阳之脉，起于小指次指之端，上出两指之间，循手表腕，出臂外两骨之间，上贯肘，循臑外上肩，而交出足少阳之后，入缺盆，布膻中，散络心包，下膈，循属三焦……"手少阳三焦经，起于无名指尺侧端（关冲穴），向上沿无名指尺侧至手腕背部，上行尺肤中线，通过肘尖，沿上臂外侧向上至肩，交大椎入缺盆，布于膻中，散络心包，穿过膈肌，依次属上、中、下三焦。其分支，从耳后入耳中，在面颊部与前一分支相交，止于目外眦丝竹空穴，交于足少阳胆经。此经痛则咽肿喉痹、目锐眦痛、颊痛、耳后肩臑肘臂外皆痛、小指次指不用。

（6）尺肤与手太阳小肠。《灵枢·经脉》："小肠手太阳之脉，起于小指之端，循手外侧上腕，出踝中，直上循臂骨下廉，出肘内侧两筋之间，上循臑外后廉，出肩解，绕肩胛，交肩上，入缺盆，络心，循咽，下膈，属小肠；其支者……至目锐眦，却入耳中；其支者，别颊上䪼抵鼻，至目内眦，斜络于颧。"手太阳小肠经，起于小指外侧端少泽穴，沿手背，上尺肤外侧后缘，过肘，至肩关节后面，交大椎穴入缺盆，深入体腔，络心，沿食道，过膈肌，达胃部，下行，属小肠。其分支，从面颊部分出，上行于眼下，至目内眦睛明穴，交于足太阳膀胱经。是动则病嗌痛，颔肿不可以顾，肩似拔，臑似折。耳聋目黄颊肿，颈颔肩臑肘臂外后廉痛。

三、中医尺肤诊的概述

由于尺肤与脏腑、经络的联系，智慧的祖先们根据尺肤部颜色、温度、滑涩等变化来诊断疾病，作为中医诊断的一种方法。中医尺肤诊断源于《内经》，散载于《灵枢》《素问》各篇，是祖国医学诊断学重要内容之一，是古代经过数千年积累起来的宝贵经验，很有实用价值。

尺肤诊是通过审、扪、按、循两手尺肤、掌指经脉的色泽形态的变化，来诊断人体脏腑、经络、气血病变的一种独特诊断学说。

1. 古代典籍中的有关尺肤诊的论述

（1）《内经》中色、脉、尺合参诊病。《灵枢·论疾诊尺》云："黄帝问于岐伯曰：余欲无视色持脉，独调其尺以言其病，从外知内，为之奈何？……尺肤滑，其淖泽者，风也……尺肤先寒，久持之而热者，亦寒热也。"从此文中可知色、脉、尺三诊法较清晰。《灵枢·邪气脏腑病形》："岐伯答曰：夫色脉与尺相应也，如桴鼓影响之相应也。……善调尺者，不待于寸；善调脉者，不待于色。"可知尺肤诊法是三诊法之一。张景岳在《类经》中对此解释道："此言色、脉形肉，皆当详察，其于形肉，则当验之尺之皮肤。"

（2）《难经》中的色、脉、尺合参诊病。《难经·十三难》："五脏有五色，皆见于面，亦当与寸口、尺内相应……脉数，尺之皮肤亦数；脉急，尺之皮肤亦急；脉缓，尺之皮肤亦缓；脉涩，尺之皮肤亦涩；脉滑，尺之皮肤亦滑。五脏各有声、色、臭、味，当于寸口、尺内相应，其不应者病也……"语译：五脏有青、黄、赤、白、黑五色，都可以表现在面上，也当和寸口脉及尺肤的情况相应……脉象数的，尺部的皮肤络脉也应该发热；脉象急的，尺部的皮肤络脉也应该紧急；脉象缓的，尺部皮肤络脉也应该迟缓；脉象涩的，尺部的皮肤络脉也应该滞涩；脉象滑的，尺部皮肤也应该滑润……五脏各有一定的声音、颜色、味道，都应当和寸口脉象及尺肤的情况相适应，如果不适应就是病象……

（3）清代汪宏《望诊遵经》曰："从鱼际至高骨，却行一寸，故谓之寸。从尺泽至高骨，却行一尺，故谓之尺。尺肤者，尺泽至高骨之肤也……故视肤而取乎尺也。"《望诊遵经·尺肤望法提纲》有"尝思诊尺肤之法，可察皮之滑涩。诊腠理之法，可察皮之粗细"。

（4）清代吴瑭《温病条辨》第七条：诊疾诊尺曰："尺肤热甚，脉甚燥者，病温也，其脉盛而滑者，病且出也。"由此而知：尺肤灼热，脉象盛大而躁动的是温邪内盛；脉象盛大而出现滑利的，则是病邪将被排出，不久当愈的征象。

（5）清代吴谦等编《医宗金鉴·四诊心法要诀》论诊尺肤："脉尺相应，尺寒虚泻，尺热病温，阴虚寒热。风病尺滑，痹病尺涩，尺大丰盛，尺小亏竭。"其语译：若诊尺之皮肤寒，则主虚泻，诊尺肤之皮肤热，则主病温。非病温则主阴虚寒热劳疾。凡风病则尺之肤滑，痹病则尺之肤涩，气血盛则尺之肉丰盛，气血虚则尺之肉亏竭。还有"肘候腰腹，手股足端，尺外肩背，尺内膺前，掌中腹中，鱼青胃寒，寒热所在，病生寒热。此明肘臂之诊法。肘上曰膊，肘下曰臂，膊臂之节曰肘，臂内曰尺，尺外曰臂。肘上候腰腹，手主候股足，臂主候肩背，尺主候胸膺，掌中主候腹中。手大指本节后名曰鱼，或有青色，或现青脉，主候胃中寒。诊其寒热所在，何处主病主寒热"。

2.色、脉、尺合参诊籍

《史记》载："……臣意诊查脉曰蛲瘕，蛲瘕为病，腹大上肤，黄粗循之戚戚然，臣意饮芫花一撮，即出蛲可数升，病已三十日如故，病蛲得之于寒湿，寒湿气宛笃而不发化为虫，臣意所以知薄吾病者，切其脉，循其尺，其尺索刺粗而毛美奉，发是虫气也。其色泽者，中藏无气及重病。"语译：淳于意诊察脉象认为是"蛲瘕"症。"蛲瘕"这种病，肚腹肿大，肌肤发黄，尺肤络脉粗大贲起，循之涩滞。我用芫花一撮煎给她饮服后，很快吐出蛲虫数升，疾病就痊愈了。30天后，薄吾的身体就恢复到从前健康的样子。患"蛲瘕"这种病的原因主要是寒湿之气结聚，郁久化热，不能发散，变化为虫。淳于意之所以知道薄吾患的是什么疾病，是因为切按她的寸口脉，循摸她两手尺泽皮肤，两手尺肤络脉贲起结节，循之滞手，肌肤毫毛卷曲枯焦，这是虫气，观察她皮肤的色泽，五脏没有感受外邪及其他疾病。此乃汉代仓公运用诊尺肤法诊女子薄吾病，惜从此以后，一千多年来中医典籍再没有诊尺肤法的记载。

3.尺肤诊与小儿推拿临床应用

小儿推拿中的推三关、退六腑、取天河水法治疗儿科疾病，与尺肤诊有不可分割的关系。《针灸大成·按摩经》推上三关，三关位于前臂桡侧缘或伸侧腕至肘，可诊断肺脏、肝脏、肾脏及背部，推上三关具有温阳散寒、发汗解表、行气止痛、培补元气、和畅百脉的作用。六腑穴位于手臂尺侧缘自肘至腕成一条直线，相当于"尺肤诊"之季胁、膈脾以及膻中的位置，退下六腑具有清热、泻实作用，专治脏腑积热、遍身潮热、大便秘结、小便赤涩等症。天河水位于前臂掌侧面正中线腕横纹至肘横纹，相当于"尺肤诊"之胸腹部任脉一线，推之具有清凉退热、清心除烦，治疗诸如高热惊风、心经热盛、口渴咽干、口舌生疮及夜啼等症。

总之祖国医学中的"尺肤诊"，是中医早期的全息论，是古代劳动人民经过数千年积累起来的宝贵经验。尺肤诊与寸口脉诊以及望色、问诊等同等重要。以至于有善调尺者，不待于寸；善调脉者，不待于色，能参合而行之者，可以为上工，十全其九；行二者为中工，十全其七；行一者为下工，十全其六。现代研究，王永新根据自己临床20年经验发现：两上臂尺肤各是一个头上足下独立的人体全息投影，两掌指（包括腕关节上三寸）又是一个头上足下的人体全息投影。杨上善在《黄帝内经太素·五脏脉诊》中曰："……病之六变者。刺之奈何？"通过对寸口脉与尺脉相参后所得之脏腑疾病，可以通过针刺分候脏腑的尺肤而达到治疗的目的。根据中医诊治结合的原则，我们在探究尺肤诊的基础上，可以再深入的研究一下尺肤针的临床应用，尺肤诊也是尺肤针的理论依据。

四、尺肤针疗法

在张仲景的《伤寒论》序中："观今之医，不念思求经旨，以演其所知；各承家技，始终顺旧，省疾问病，务在口给；相对斯须，便处汤药；按寸不及尺……所谓窥管而已。"这里的"按寸不及尺"说的是医生只会诊脉不知诊尺，尺就是尺肤，是指上臂内侧从腕关节到肘关节之间的皮肤。通过观察尺肤的情况，就可以察知全身的状况。

1.《内经》尺肤诊法的定位

《素问·脉要精微论》中："尺内两旁则季胁也，尺外以候肾，尺里以候腹。中附上，左外以候肝，内以候膈；右外以候胃，内以候脾。上附上，右外以候肺，内以候胸中；左外以候心，内以候膻中。前以候前，后以候后。上竟上者，胸喉中事也，下竟下者，少腹腰股膝胫足中事也。"这一段话的大体意思是将腕关节至肘关节的皮肤可分为上、中、下三段。下段是靠近肘关节一段，尺侧即小指一侧，两旁候季胁，桡侧即大拇指一侧候肾，中间部分候腹部。尺肤部中段，左右上臂候的脏腑是不同的。左臂尺肤部的中段：桡侧候肝，尺侧候膈；右臂尺肤部的中段：桡侧候胃，尺侧候脾。尺肤部的上段，左右上臂也不同。右臂尺肤部的上段：桡侧候肺，尺侧候胸中；左臂尺肤部的上段：桡侧候心，尺侧候膻中。尺肤部的前面，即臂内侧，候前身，即胸腹部；尺肤部的后面即臂外侧，候身后即背部。从尺肤部的上段到手掌鱼际处，候胸至喉的疾病；从尺肤部的下段到肘横纹处，主少腹、腰、股、膝、胫、足等处的疾病（图 3-1）。

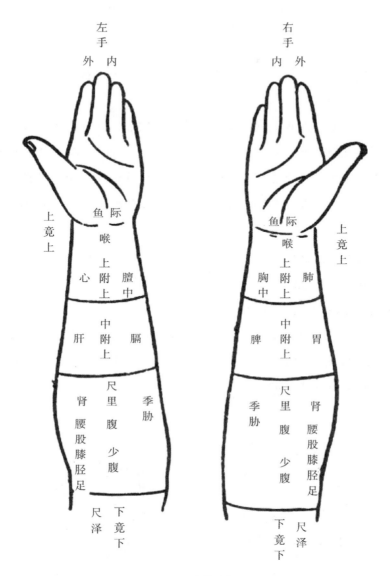

图3-1 穴位分布

高社光教授根据多年的临床经验与观察总结，尺肤、尺肤诊、全息理论、中医针灸、小儿推拿等中医思想，首先提出了尺肤诊疗体系。高社光教授将人体上肢前臂肌表对于全身各部包括内脏器官的病理、生理变化具有对应性反应，即在上肢前臂肌肤上划区、划线定位取穴，并运用针、艾、罐、膏贴及按、拿、刮、擦、电磁等方法，通过针刺尺肤部的经络穴位而达到扶正祛邪，疏通经络，治愈疾病的一种治疗方法。

2.主要的尺肤穴位（图3-2）

尺胃穴：位于右侧上肢太渊与尺泽连线的中点，即孔最1寸处。凡有胃痛或胃病的人，都可以在此找到压痛或条索状反映点。从尺肤诊疗法看，尺胃穴正好是"中附上……右外以候胃"。从经络角度看，尺胃穴治疗胃痛，还与肺经"起于中焦……还循胃口"有关。所以不管是从尺肤全息定位，还是从经脉循行看，尺胃穴都可以治疗胃痛及一切胃病。

尺脾穴：位于右侧上肢神门穴与少海穴连线的中点，即神门穴上 6 寸处。凡脾虚或脾有湿热的患者在此有压痛，此穴也是"中附上……右外以候胃，内以候脾"。

尺心穴：于左侧太渊穴上 3 寸左右压痛点，从尺肤诊疗法看，尺心穴正好是"上附上……左外以候心"。凡是心脏有问题的患者，都可以在此找到压痛或颗粒或条索状反应点。

尺肝穴：位于左侧太渊穴上 6 寸左右压痛点，从尺肤诊疗法看，尺肝穴正好是"中附上，左外以候肝"。凡是肝脏有炎症或肝郁、肝癌的患者在此有压痛或颗粒或条索状反应点，病症越严重的反应或压痛越厉害。

尺肾穴：位于左侧太渊穴上 9 寸左右压痛点，从尺肤诊疗法看，尺肾穴正好是"尺内两旁……尺外以候肾"。凡是肾脏有炎症或有结石的病人在此有压痛或颗粒或条索状反应物，病症越严重的压痛越明显。

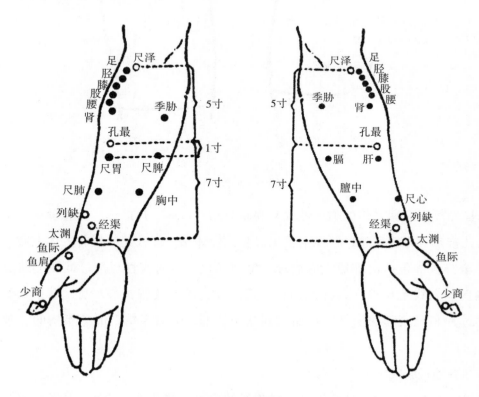

图 3-2　穴位分布

尺肺穴：于右侧太渊穴上 3 寸左右压痛点，从尺肤诊疗法看，尺肺穴正好是"上附上，右外以候肺"。凡是肺脏有问题的患者，都可以在此找到压痛或颗粒或条索状反应物。其实从经络循行来看此处也是肺经循行线。

尺偏头痛穴：位于桡侧腕横纹上 0.5 寸处，即太渊穴上 0.5 寸。左右各一个，左侧偏头痛针左侧尺头痛穴，右侧头痛时针右侧偏头痛穴。

尺腰腿穴：位于双侧太渊穴上 10 寸至肘关节的位置，从尺肤诊疗法看"下竟下者，少腹腰股膝胫足中事也"。凡是急性扭伤类腰腿部位有疼痛的都可以在此找到压痛点，一般采用左病治右，右病治左，同时活动患肢。

尺肤降糖穴：在肘横纹与腕横纹之间的下三分之一处，此穴可以益气提神、健脾和胃、疏肝理气，降糖、降脂、降转氨酶、消炎、镇痛、镇静、扩张冠状动脉，增强机体免疫力（它恰巧在心包经附近类似郄穴与间使中间，在腕横纹上 4 寸，所以临床上还可以用于治疗冠心病、心绞痛，定位未在图中标出）。

3. 临床应用

（1）选穴方法。尺肤针疗法运用于临床治疗时，选取穴位方法如下：①对症取穴：咳嗽、哮喘、气管炎取肺穴；胃痛、吐酸水、烧心、反流性食管炎、十二指肠溃疡取胃穴；头痛、头风、头晕取头穴；心悸、冠心病、心绞痛等取心点；肝炎、肝硬化、黄疸病等取肝点；②依穴位敏感反应点选取穴位：内脏器官的病变，在相应穴位或区域，都有疼痛、敏感反应。用毫针针柄或点穴棒查出反应点，即是治疗部位；③依脏腑学说理论选取穴位：如失眠、心悸、健忘等依据"心藏神"理论取心点；如目疾取肝穴，因"肝开窍于目"；在针刺麻醉中，如手术切皮，依据"肺主皮毛"理论取肺点；在骨科手术，依据"肾主骨"理论取肾点等。

（2）适应证。尺肤针的应用范围很广泛，不仅可以治疗五脏六腑的病症，而且还可以治疗身体各部位急性疼痛和慢性疼痛，以及神志病、心脑血管后遗症等。

（3）操作方法。尺肤针疗法大体可分三步：查区、选点和针刺。查区主要是看病症所在的区；选点就是按病症所在的区在尺肤部选取疼痛最敏感的点；针刺就是用针刺激此敏感点来调整身体的阴阳不平衡。①常规消毒、针刺：针刺之前用按压的方法找准压痛点，并消毒。左手按压进针旁皮肤，右手用 30 号 1.5 寸毫针在压痛点部进针，针入后，如无强烈针感，则须将针尖稍微变换一下方向（不必拔针）以探寻针感最强点，找到最强针感点后，留针 30 分钟，慢性病可适当延长时间；②观察反应：一般留针 5～10 分钟后，患者病变部位会出现发热、舒服、疼痛减轻感觉，此征象为疗效佳的讯号；③可配合按摩：在尺肤部针刺时，在与疾病相关部位或穴位上按摩，也可收到较好的疗效。按摩时，用拇指尖以穴位为圆心做小圆周运动或揉动，按摩要柔和有力，力求深层组织有较强的酸、麻、胀、痛感为宜，每次按摩 5～10 分钟也可以让疼痛的部位做运动配合来疏通经络。

（4）注意事项。①取穴要准确，找对敏感点；②体位多采用平躺位或坐位，手心向上平放于桌上或床上，保持体位不变，防止针体扭曲，引起疼痛；③急性扭伤类疼痛治疗时，让患者活动或按摩患处；④针刺深度应根据患者胖瘦情况或针刺部位的肌肉厚度而定。

（5）尺肤针疗法的特点。①简单方便：前臂肌肉较头面、手足丰厚平坦，便于施术，操作方法简单，不需要脱衣服，治疗不受时间地点和环境的限制，随时随地都可以进行；②安全痛苦小：尺肤针只刺在尺肤的皮下，这里没有重要的器官，也不会损伤大的血管和神经，所以没有危险。治疗时除针尖刺过皮肤可有轻微刺痛外，针刺在皮下没有痛苦，患者容易接受；③疗效可靠：尺肤针治疗以痛为主的病症，如血管性头痛、神经痛、扭伤类疼痛、颈肩腰腿踝关节疼痛疗效比较显著；对胃、肠、哮喘、妇科杂病疗效也比较好；对高血压、中风、偏瘫、失眠也有一定的效果。

4. 小结

尺肤针疗法是一种新的针刺方法，是受耳针和体针的启发，通过实践、认识、再实践、再认识，逐步摸索规律而发展起来的，用于治疗全身各部位的疾病。首先尺肤部位是手太阴肺经所循行处，手太阴肺经起于中焦，通过同名经关系与足太阴脾经关联，脾胃为后天之本，肺经寸口脉可以诊查全身五脏六腑的气血变化，故尺肤部位与全身脏腑组织器官密切联系，针刺亦可以治疗全身多种疾病。

山东大学生物学教授张颖清首先提出了我国针灸穴位全息的科学依据——"穴位全息率""生物全息率"。这一理论在针灸领域已经悄悄地引发一场革命，它在用贴近时代的语言简单清晰地表达了其原理，对中医实践有广泛的指导意义，不仅激发了一批新型针灸方法的涌现，给传统针灸注入新的活力；而且还给已经运用了千百年的传统方法如脉诊、舌诊、腹诊、眼诊等一个现代解释。她指出：生物体的每一个组成部分，甚至小到细胞、分子，亦隐藏着整个生命最初形态的基本结构特征。因此，每一个局部，实际上是一个缩小的整体，是"全息胚"。生物体任何相对独立的部分，在结构上、功能上都有相对的完整性，与周围部分有明显的界线，所以可以通过某个局部来观察、诊断、治疗全身疾患。肘关节至腕关节的前臂是人体相对独立的一个部位，因此也存在着生物的全息现象，存在着与脏腑和全身各个组织器官的对应区，也可以较好地解释尺肤与内脏和躯体的对应关系，尺肤针是在《内经》尺肤诊的基础上以全息为起点，高社光老师通过临床病例经验的积累形成的。

五、基于尺肤理论思想治疗疑难病

（一）尺肤针治疗偏头痛

1. 定义

偏头痛是神经—血管功能障碍所致的神经性头痛，是常见病和多发病，表现为反复发作的单侧或双侧头痛，伴恶心、呕吐及烦躁不安。偏头痛的发病机制未完全阐明，可能与遗传、饮食、内分泌紊乱及紧张、饥饿、睡眠不足等因素有关。对于偏头痛的治疗多采用西药，但由于容易产生依赖性和不良反应，其应用受到限制。近年来，针灸治疗偏头痛以其经济、有效、不良反应小等优势逐步被人们接受。

2. 治疗方法

取穴：尺肤肝、尺偏头痛穴、尺肤膈。

尺偏头痛穴：位于桡侧腕横纹上 0.5 寸处，即太渊穴上 0.5 寸有压痛的地方。左右各一个，左侧偏头痛针左侧尺偏头痛穴，右侧偏头痛时针右侧偏头痛穴，两侧偏头痛针双侧偏头痛穴。

尺肤肝穴：位于左侧太渊穴上 6 寸左右压痛点，施术时要求找到针感最强点。

尺肤膈穴：位于左侧神门穴上 6 寸左右压痛点，施术时要求找到针感最强点。

操作：患者先取坐位或平躺，用 0.3mm×25mm 毫针，刺入尺偏头痛穴，刺入后针尖向不同的方向寻找到最敏感点，要求施术时头部针感有向周围扩散，迅速到达疼痛部位，从而增强针刺镇痛作用，达到治疗偏头痛的目的。留针 30 分钟，每日 1 次，5 次 1 个疗程，连续治疗 2 个疗程，疗程间休息 2 天。

3. 典型病案

病例 1. 贺某，女，46 岁，2014 年 8 月 10 初诊。患者右侧偏头痛一年多，时轻时重，近 3～4 个月加重，每天均发作，甚至牵引面部及颊部，每日均服用"止痛片"8～10 片。曾经某医院诊断"血管神经性头痛"，治疗无效，故来诊。现症见右侧偏头痛，性情急躁易怒，食纳尚可，二便正常。两太阳穴处疼痛，痛苦面容，舌苔薄白，脉弦。

诊断：偏头痛。

治疗：尺肤针疗法。

取穴：尺肤肝、尺偏头痛穴、尺肤膈。

当针刺到尺肤偏头痛（右侧）患者立刻感到右侧疼痛部位也向外周放射。针刺后留针 30 分钟，起针后患者立刻感到头轻松很多。

二诊：患者说头基本不疼了，"止痛片"只吃一次，但舌脉同前。

三诊（2014 年 8 月 12 日）：头痛消失，"止痛片"停服，两额角及头顶部偶有不适，休息则止。舌淡红，脉略滑。隔日再来针一次，共四次针刺而停止。

随访：（2015 年 11 月）：未再复发。

[按] 从中医角度来看偏头痛多系肝经风火上扰，气血不通，经络阻滞所致。普通针刺治疗偏头痛多取肝胆经脉腧穴，主要是疏通局部经络气血，达到"通则不痛"的目的。尺肤针疗法不同于普通针刺，它是在尺肤诊的基础上采用诊疗合一，诊断有疾病之处即是治疗的介入点、针刺点。如果从微针系统来看，尺肤是一个相对独立的系统，人体在此处有一个完整的投影，在尺肤部寻找疼痛最敏感点，寻找尺肤偏头痛穴直接把针刺在疼痛部位，实际上采用的是中医的对症治疗；取尺肤肝和尺肤膈是依脏腑学说理论选取穴位，肝主疏泄，通调人体气血；膈活血祛瘀，交通人体气血；使疼痛部位的气血得以疏通，通则不痛，从而可以缓解疼痛。从微观理论去研究尺肤针的治疗原理很可能是通过影响神经系统的传导递质的释放而起作用，其机制有待于进一步研究。通过临床看出尺肤针是治疗偏头痛的一种有效方法，其取穴方便，露出前臂即可，患者易于接受。从头痛积分和复发率考虑，尺肤针更是一种优于普通针刺的治疗方法。

病例 2. 李某，女，44 岁，2015 年 8 月 1 初诊。患者因家庭变故出现右侧偏头痛 3 年多，几乎每天都会发作。查体：颈部有压痛，右腹部压痛拒按。查尺肤部尺肤肝有颗粒状压痛物，按尺肤偏头痛穴患者不自主咧嘴挤眼喊痛。心情比较低落，不思饮食，全身乏力，小便可，大便不成形，舌淡红、苔白腻，脉弦。

诊断：偏头痛（肝郁脾虚型）。

治疗：尺肤针疗法。

取穴：尺肤偏头痛穴、尺肤肝、尺肤脾、尺肤胃、尺肤颈。

治疗 30 分钟后，腹部压痛减轻，头痛也缓解。每周治疗 4 次，共治疗 13 次，头痛极少发作，已经不再恐惧头痛了，到最后告诉我们正在减少服用抗抑郁药。

[按] 此病例也告诉我们尺肤针疗法对精神类疾病也有治疗作用。尺肤针疗法是以人为整体，按照脏腑的相生相克来辨证论治，肝郁造成肝部周围有压痛、偏头痛，肝郁也造成脾脏受克而无食欲，脾主四肢。正如中医"见肝之病，知肝传脾，当先实脾"先安未受邪之地，脾胃之气恢复，胃口好了，全身状态得以改善。尺肤肝使肝郁得到调整，腹部的压痛和偏头痛自然得到缓解。

病例 3. 高某，女，37 岁，2015 年 3 月 9 日初诊。患者头痛而眩，时作掣筋，两侧为重，心烦易怒，面红口苦，时而胁痛，查第一颈椎至第二颈椎处压痛明显。查尺肤部：尺肤偏头痛穴部压痛明显，尺肤肝部有泡状结节质软，尺肤胁部偏软有压痛，舌红、苔薄黄、脉弦细。

诊断：偏头痛（肝阳偏亢）。

治疗：尺肤针疗法。

取穴：尺肤肝、尺肤偏头痛穴、尺肤胁部、尺肤颈穴。

治疗30分钟后头痛明显减轻，颈部压痛消失，在留针期间患者睡了一觉，走时已无不适。针后患者自述与女儿发生口角，自觉"很受伤"。又治疗3次，临床痊愈。

[按]"诸风掉眩，皆属于肝"。肝体不足，肝用有余，风阳循经上扰清空，故头痛而眩，时作掣筋，以两侧为甚，在第一颈椎至第二颈椎处有结节样压痛；胁为肝之分野，肝火内郁，故见胁痛，相应尺肤胁部有压痛；肝胆之火偏亢，则心烦易怒；面红口苦，为肝胆郁火内炽之症；舌红、苔薄黄，脉弦，为肝火偏亢之象。在尺肤部对于相应的脏腑和疼痛部位都进行调整，使得不平衡的肝气得以缓解而疼痛自除。

（二）尺肤针治疗类风湿性关节炎

1. 定义

类风湿性关节炎是一种慢性进行性炎症性的自身免疫性疾病，它以关节滑膜组织为主要靶点，主要侵犯四肢手、足小关节，严重时除关节受损外，心、肺、神经器官或组织系统也可受损。

2. 治疗方法

利用针灸治疗类风湿性关节炎，主要是因为针灸有疏通经络、调和阴阳、扶正祛邪的作用。其方法包括针刺、灸法、温针、刺血、尺肤针、穴位注射等及综合疗法。现代研究表明，针灸具有调节免疫功能、改善血液流变学和抑制自由基等作用机制。

有尺肤针疗法和督脉灸法。对于慢性病需要持续性刺激的我们采用的是锨针埋入尺肤穴。针疗选择的穴位：尺肤肝、肾、脾、胃、膈、脊柱，局部疼痛剧烈的加局部穴位。局部穴位的选择：疼痛最敏感、最强烈的地方，或者用普通毫针在尺肤穴进行针刺，选用压痛明显的部位（穴位同上，留针30分钟）。督脉灸法：患者裸露后背取俯卧位，选择脊柱正中大椎至腰俞间督脉段，首先涂以生姜汁，然后把艾条点燃放在灸盒中灸督脉，温热为度，持续发热30～40分钟。

3. 典型病案

患者，女，62岁，双膝关节渐进性疼痛10年以上。疼痛伴活动受限，怕冷，有糖尿病和高血压病史。2015年10月19初诊。近期由于气温降低，疼痛加重而来初诊。查体：体温36.8℃，脉搏80次/分，呼吸20次/分，血压140/90mmHg。营养中等，神志清楚，查体合作，双膝关节轻度肿胀，无皮肤破溃，轻度压痛，双膝浮髌试验阴性，血液生化检查，血沉增快，类风湿因子明显增高，C反应蛋白增高。饮食可，二便正常，舌黯、苔白腻，脉弦。

诊断：类风湿关节炎，寒湿型。

治疗：尺肤针疗法和督脉灸法。

取穴：尺肤肾、尺肤肝。

加督脉灸1个疗程，1个疗程后疼痛消失，怕冷明显好转。

[按]　尺肤针加督脉灸不但可以直接找到对应的疼痛部位，针刺尺肤肝和肾有加固筋和骨的强度与柔韧。同时还可通过神经—免疫—内分泌网络调节机体免疫功能，达到扶正的目的。而且可以降低血液高黏滞、高凝状态，从而改善血液流变学和微循环，最终达到活血化瘀、消肿止痛的目的，还可以减少氧自由基、降低其终产物丙二醛含量，增加超氧化物歧化酶的活力，清除自由基，改善体内自由基代谢的失衡，起到消炎、抗氧化和细胞保护作用。

（三）尺肤针治疗颈肩综合征

1.定义

颈肩综合征是以颈、胸椎关节失稳及周围肌肉韧带劳损所造成的颈后肩部疼痛不适，甚至颈部活动受限等一系列综合征的疾患。

2.治疗方法

取穴：健侧尺肤颈穴（在肘横纹下1寸许，尺肤内侧上缘赤白肉际压痛处），健侧尺肤肩（肘横纹尺侧端向下1寸压痛处）。

操作：常规消毒后，选用30～32号1寸毫针，直刺健侧尺肤颈穴和尺肤肩穴。以提插手法为主，刺激量适中，以得气为度，留针15分钟，留针期间嘱咐患者缓慢活动患侧颈肩部。出针时用消毒干面球按压针孔片刻，以防出血。

3.典型病案

病例1.张某，女，教师,43岁。主诉：右侧颈肩疼痛2个月余。患者长期伏案办公，引起颈椎不适，未经任何治疗，近期出现颈肩部酸痛，尤其以右侧为重，并向肩部放射痛，手指麻木，遂来我科初诊。查体：右侧头项活动受限，颈椎椎旁及右侧肩部明显压痛，局部肌肉僵硬，肩关节上举及后伸受限。X片提示：颈椎椎间隙生理曲度轻度改变，项韧带钙化，余未见异常，舌淡红，脉弦。

治疗：行尺肤针疗法，选用32号1寸毫针2支，进针点为健侧尺肤颈穴、尺肤肩穴。针尖垂直进针，行提插手法，使之得气。留针15分钟，留针期间嘱咐患者活动患侧颈肩部。患者自述患侧颈肩部酸痛症状明显减轻，肩部肌肉较前松弛不少，手指麻感减轻。后又连续针刺5次，症状基本消失，停止治疗，并提示患者伏案工作1小时后要经常活动颈肩部，加强功能锻炼，防止疾病复发。

[按] 尺肤针治疗此类疾病主要是找到对应点，疗效就好，同时活动患部有助于经络的气血流通而通则不痛。经临床运用尺肤针治疗此病，发现尺肤针治疗该病较其他方法有5点优势：①止痛迅速，效果显著。多数患者第一次针后即感到原有症状明显减轻，以前不能进行的上举、后伸、转头等动作，针后可自行进行，止痛效果非常明显；②取穴少而方便。治疗中只选用了尺肤肩和尺肤颈2个穴位，这样为害怕针灸的患者减少了恐惧感，使其易于接受便于配合；③简单易学，适用面广。对于学习者来说，只要掌握了尺肤针的穴位命名、定位、主治范畴等就可临床实践，简单易学；④安全性高。穴位简单易取，便于术者操作，安全系数高；⑤远离患者痛处，更大程度减少了患者的痛苦。此方法改变了传统针灸的"以痛为腧穴"的取穴方法。大大减轻了患者的痛苦及恐惧感，从而提高了疗效。

病例2. 李某，女，62岁，退休，2015年1月初诊。患者左肩部疼痛4个月，活动受限，伴颈部不适。无明显诱因，呈进行性加重。查体：患者左上肢外展45°，上抬60°，外旋、内收均受限，颈部有僵硬感。在尺肤部尺肤颈、尺肤肩部压痛明显，有颗粒样物质，在其他医院诊断为肩周炎。

诊断：颈肩综合征。

治疗：行尺肤针疗法，进针点为尺肤颈、尺肤肩、尺肤肝。留针30分钟，在留针期间让患者活动疼痛部位。共针刺6次，疼痛基本消失，活动正常，颈部放松，临床痊愈。

[按] 尺肤部的颈、肩部有压痛，治疗起来就更有针对性，从中医整体考虑肝主筋，颈肩部多有劳损筋脉瘀阻而加尺肤肝，从而使得效果更持续长久。治疗后去按压尺肤颈，肩部疼痛都不再难以忍受，告诉患者此种疾病养护更重要，要多活动颈肩部，少劳损，少受寒。

（四）尺肤针治疗扭挫伤

在尺肤部应用毫针针刺四肢扭挫伤，疗效尚属满意，现举验案报道如下。

1. 肩前臂疼痛案

田某，男，73岁，退休干部。2015年9月15日初诊。主诉：右肩前臂疼痛2周。2周前因上楼拎重物受累，致使右肩前内侧上部肌肉（肱二头肌）疼痛酸困。经膏药贴覆、热敷、内服索米痛片等，疼痛依然。查见肩关节活动正常，右肩前肱二头肌肉触之即呼疼痛，压痛（++），拒按，因臂痛而活动受限。舌淡红，脉弦数。

诊断：右上臂肌肉扭伤。

治疗：选择左侧尺肤尺泽内下约1cm处。快速刺入后，针尖斜向内下方约45°推进，深度1.2寸，得气以酸胀为主。捻转约2分钟后守气，令其活动疼痛部位，屈伸上臂，随即疼痛减轻，上臂屈伸自如。留针约15分钟，留针期间不断活动疼痛部位，然后起针，起针后仅以手重按时有微痛，判为临床痊愈，患者本人亦感神奇。

2. 腰痛案

王某，女，56岁，2015年12月5日初诊。主诉：急剧腰痛1天。在家打扫卫生搬重物将腰扭伤，随即躺在床上不能动，几次想起床解小便未成，其儿子劝说到大医院检查，但患者坚持要求去针灸。来时，老公和儿子两边搀扶，患者呈痛苦面容，其腰部弯曲行走且不敢用力，其腰部的剧烈疼痛放射到右侧大腿。

治疗：按其尺肤腰部，呈现剧烈疼痛，用0.25mm 2寸毫针刺入尺肤腰部，并让其自己做走路动作，随即腰部就直了一些，慢慢走动的过程中腰越来越直，腿也敢用力了，患者随即感到腰部紧痛、发僵明显减轻。15分钟后，除腰部仍有沉紧感外，其余基本恢复正常，随即调整针尖方向，再次寻找敏感点，继续活动，做下蹲、直立等动作，共留针30分钟左右。次日，患者电话告知完全恢复正常。

3. 膝痛案

沈某，女，22岁，2015年6月3日初诊。主诉：左膝关节疼痛2天，跛行。自述昨天体育课时从高处跳下，致左膝关节内侧疼痛，髌骨内缘后关节腔外扪压痛。因膝痛，必须跛脚走路，如偶尔顿步时，左膝关节锐痛。舌红、苔薄白，脉弦。

诊断：左膝关节扭挫伤急性期。

治疗：取健侧尺肤膝区，穴位在前臂内侧尺缘中点。进针按穴点切面垂直刺入，深度约1寸左右，酸胀感，捻转并提插，中度刺激约1分钟后守气，令患者活动疼痛部位，留针15分钟，留针期间不断活动疼痛部位，被动弯曲膝部，然后起针。起针后疼痛缓解，走路轻快。数日后来述，已愈。

4. 肘痛案

耿某，男，46岁，2016年8月26日初诊。主诉：右肘部疼痛8个月余。旋扭前臂或持重物时疼痛加重，挠背穿衣受限。曾经中西医治疗，服祛痛祛风湿药无效，膏药贴敷亦无果。查见：肘关节对称，右肘内侧桡缘处轻度肿胀，压痛明显，肘关节未见畸形，活动不受限，旋肘试验阳性。舌黯苔腻，脉弦滑。

诊断：单纯性肘关节炎、网球肘？

治疗：健侧尺肤肘点，穴位在臂下部，桡侧缘中点上 1cm 处，当桡面与内侧面交界处，毫针直入 1 寸，持捻转手法约 1 分钟，直至酸胀感明显，并按揉痛侧局部。留针 15 分钟，留针期间令患者做旋肘动作，随即疼痛减轻，起针后，疼痛仍在，但较前势缓解很多。隔日二诊，针法如前，针刺后，疼痛又缓解一些，局部肿胀解除。配合痛点艾条灸以善后。一周后随访疼痛完全解除。

5.足痛

裴某，女，68 岁，2016 年 10 月 18 日初诊。主诉：左足跟疼半年（骨刺）。半年来，尤其刚下地时疼痛难忍，走一会儿疼痛缓解，吃药、贴膏药无缓解。

治疗：在老年科住院想配合针灸治疗。检查：足跟部无明显异样。在尺肤足跟部，穴位在尺骨鹰嘴突基底部外侧，按压有强烈的痛感。在压痛最明显部进针，深度 1 寸，用提插捻转手法致有明显的酸胀感，让患者活动左足跟，使劲用脚跟疼痛部位踩地。留针 15 分钟，留针期间一直活动脚跟部。起针后疼痛大为减轻，行步如常。一周后随访，仅偶尔晨起下床时轻微疼痛，踩足自如。

[按] 尺肤针属于"微针"范畴，利用尺肤局部与整体一定部位的对应关系，恰当地运用针刺手段等手段，激发疏利病变部位经脉气血的流行，达到通络止痛的目的。从临床观察看，它对四肢各关节、软组织劳损所致疼痛的止痛效果确切，尤其以下肢为优，值得进一步探讨。

（五）尺肤针治疗痛风症

1.定义

痛风是嘌呤代谢紊乱或尿酸排泄减少所引起的一种晶体性关节炎，临床表现为高尿酸血症和尿酸盐结晶沉积的特征性急性关节炎。痛风石除了在关节、肌腱及其周围沉积外，还可在肾脏沉积，并可发生尿酸盐肾病、尿酸性尿路结石等，严重者可出现肾功能不全。痛风常与肥胖、高脂血症、糖尿病、高血压，以及心脑血管病伴发。我国的痛风病患者有逐年增加的趋势，严重的危害了人的身体健康，而且年龄趋势越来越年轻化。

2.治疗方法

很多患者就诊西医，予非甾类药物或激素止痛，予降尿酸药物治疗，我们认为这是治标不治本，采用中医治疗调节脾、胃、肝、肾功能则为根本。针灸治疗是其治疗较常用的一种手段，近日来我们以尺肤为主治疗痛风，取得较为满意的疗效。

3. 典型病案

患者，男，56 岁，2016 年 12 月 8 日初诊。主诉：患关节肿痛 2 天。现病史：右踝关节肿痛 2 天，活动受限，局部红肿热痛。饮食可，小便可，大便不成形。舌质淡、苔白、舌体胖大、有齿痕、有瘀点、舌底静脉迂曲，脉弦数。既往史：痛风病史，冠心病。过敏史：无。查体：右踝关节肿胀，局部皮温高，压痛明显，右踝关节围 28cm。左上腹胀满，右侧腹部有压痛，中脘部以下胀满。检查：外院查尿酸 489μmol/L。

中医诊断：热痹。

西医诊断：痛风。

治疗：针刺尺肤肝、尺肤脾、尺肤肾、尺肤胃，以及脊柱部位压痛点：膝、踝，同时让踝部活动。

第二天：肿胀明显缓解，疼痛基本消失。查体：肿胀较前明显减轻，压痛明显减轻，局部皮温正常，皮色正常。右侧踝脚围 27cm。

第三天：肿胀几乎看不出，疼痛消失，压痛十分微弱，皮温正常。

[按] 中医尺肤针治疗痛风调节脾、胃、肝、肾功能为根本大法。再根据疼痛部位找到最明显的压痛点来疏通局部气血，止痛效果十分明显，疗效满意。

（六）小儿推拿尺肤及速刺背俞穴治疗脑瘫

1. 定义

脑瘫是指患儿出生前到生后 1 个月各种原因所引起的脑损伤或发育缺陷所致的运动障碍及姿势异常。脑瘫的发病率在我国为 1.8%～4%，并且每年呈递增趋势。随着现代医学技术的发展和医疗水平的提高，尤其新生儿医学水平的不断完善，高危因素患儿和早产儿的存活率逐渐提高。在值得欣喜的同时，脑瘫成为导致小儿残疾重要病源，其比例也呈逐年增高趋势。小儿残疾严重地影响着患儿的生活质量及家庭幸福，成为临床中儿科康复的重要任务。

2. 治疗方法

小儿推拿尺肤及速刺夹脊穴治疗脑瘫。

3. 典型病案

闫某，男，4 岁，2015 年 7 月 11 日初诊。患儿因生产时难产，造成脑部缺氧成为脑瘫。刻下见左侧上肢活动受限，左手手腕不会旋转，左脚内翻脚尖着地，脚跟外撇，说话口吃不清，与同龄孩童相比智力显弱。淡红舌、滑薄苔，脉弦细。

治疗：小儿推拿尺肤及速刺夹脊穴。治疗 1 个疗程后，患者母亲说走路与睡眠均有好转，共治疗 3 个疗程。后父母去北京做生意而停止治疗。

[按]《针灸大成·按摩经》推上三关，三关位于前臂桡侧缘或伸侧腕至肘，可诊断肺脏、肝脏、肾脏及背部，推上三关具有温阳散寒、发汗解表、行气止痛、培补元气、和畅百脉的作用。六腑穴位于手臂尺侧缘自肘至腕成一条直线，相当于"尺肤诊"之季胁、膈脾以及膻中的位置，推六腑具有清热、泻实作用，专治脏腑积热、遍身潮热、大便秘结、小便赤涩等症。天河水位于前臂掌侧面正中线腕横纹至肘横纹，相当于"尺肤诊"之胸腹部任脉一线，推之具有清凉退热、清心除烦，治疗诸如高热惊风、心经热盛、口渴咽干，口舌生疮及夜啼等症。针刺夹脊穴有助于大脑和运动神经的发育，故走路与睡眠均有好转。

（七）尺肤针加督灸治疗脊髓空洞症

1. 定义

脊髓空洞症是脊髓的一种慢性进行性病变，其病变特点是脊髓内形成管状空腔以及胶质增生发于颈部脊髓，当病变累及延髓时，则称延髓空洞症。脊髓是人体中枢神经的一部分受大脑控制，是连接大脑与全身器官的主要通道。脊髓空洞症多在 20～30 岁发生，偶尔会起病于童年，男性多于女性，起病较隐蔽，病程也较缓慢，经常因手部肌肉萎缩无力或感觉迟钝而引起注意，表现出来的症状也因病变的部位和范围不同而不同。据统计中国脊髓损伤者有 100 万，而且以每年 1 万人的速度在递增，脊髓空洞症的致残率高于任何脊髓疾病，目前医学界对于这种疾病还没有更好的对策。

2. 典型病案

病例：张某，女，40 岁，2014 年 10 月初诊。因左上肢麻木无力 2 个月，伴左大鱼际萎缩。在北京经磁共振检查诊断为"脊髓空洞症"，考虑空洞细小，病程较短，建议非手术治疗为主。证见平素畏寒，面色晦暗，后颈部牵掣样疼痛，左侧肢体疼痛，容易出汗，左鱼际有轻微萎缩，不如右侧鱼际饱满，左肩部疼痛明显，腰部怕冷，腰酸腿软，手足沉重，纳少，舌淡黯、苔薄白，脉沉细。其穿衣比这个季节的要厚很多，其怕冷明显。

中医辨证：肾阳虚型。

治疗：选择尺肤部明显疼痛点：尺肤心、尺肤肝、尺肤肾、尺肤脾、尺肤脊柱敏感点进行针刺治疗，同时让患者活动疼痛部位，留针 15～30 分钟。起针后让患者趴下用灸盒进行督脉艾灸，一般每天灸两根艾条。10天1个疗程，疗程间隔2天进行下1个疗程。此患者进行2个疗程治疗后，面色红润，鱼际部位的萎缩略有改善，四肢的力量明显增加，秋冬季节的穿衣基本和大家一致，怕冷的程度改善，患者说用此法治疗后身体很轻松。

[按] 脊髓空洞症应归属"痿证"范畴，肢体痿废的产生根源于元气亏虚，元气亏虚在肢体疼痛痿废产生中具有举足轻重的作用，在脏腑应责于脾肾，同时与气血虚损也有密切关系。治疗的基本思路应以补脾益肾、益气活血、化痰通络为治疗大法。用尺肤敏感点可以调整脏腑间的阴阳平衡，心主血脉，肝主柔筋，温补肾阳是本病的治疗重点。督脉灸可使气血功能旺盛，精生髓，髓养骨，补肾就是补精气，精盛才能旺髓，髓旺才能髓不空。

（八）尺肤加中药治疗糖尿病

1. 肝肾阴虚型型消渴

杨某，女，65岁，2016年1月初诊。舌边尖红、苔微黄，脉细数。观察尺肤，尺肤肌肉痿软，用手扪之热自内发，尺肤燥有裂纹，两掌心热，则为津液耗损，脾胃虚热。双侧尺肤内侧曲泽外下3寸处络脉拘急，右掌背中诸穴处络脉拘急，多为脾虚不运，脾不化津。自述3年前，口渴多饮消瘦，查空腹血糖：16.5mmol/L，尿糖（+++），服消渴丸、丹参片、二甲双胍后血糖降至9.5mmol/L，平时两眼干涩，发热而胀，口苦咽干，腰膝酸软无力。

诊断：消渴病（肝肾阴虚型）。

治则：滋补肝肾，清热生津。

处置：尺肤针刺加中药调理。

取穴：尺肤脾、尺肤胃、尺肤肝、尺肤肾、尺肤降糖穴。每日一次针刺治疗。

中药处方：方用一贯煎加首乌、黄精、玉竹、石斛、山药、玄参、怀牛膝。服6剂。

二诊：腰膝酸软无力大为改善，两眼不热不胀不涩，口中有津液。上方继服6剂以资巩固。

三诊：到医院来测血糖。空腹血糖为4.3mmol/L，尿糖（－）。

[按] 糖尿病为代谢性疾病，属于中医消渴病范畴，消渴之为病，病在肺、胃、肾，基本病机为阴虚燥热。本案综合舌脉辨证为肝肾阴虚，故用尺肤穴直接调理相对应脏腑的不平衡，加中药来滋补肝肾，双管齐下，直达病灶，症状很快得以缓解。

2.胃热炽盛型消渴

吴某，男，59岁，2015年12月6日初诊。患者平时腰膝酸软，神疲乏力，口渴咽干，多食易饥饿，大便干燥半年。7个月前西医检查：空腹血糖：10.3mmol/L，尿糖（+++），住院治疗1个月，体重有86kg降至74kg，症状改善也不明显，遂来中医调理。观察其尺肤部：尺肤微软无力，皮肤干燥如鱼鳞纹，尺肤内侧扪之热而灼手，口唇干燥起皮。舌淡白、苔微黄，脉细数。

诊断：中消（胃热炽盛）。

治则：养阴增液，滋肾清胃。

处置：尺肤针刺加中药调理。

取穴：尺肤肾、尺肤胃、尺肤脾、尺肤降糖穴，针刺每日一次。

处方：六味地黄丸加玉女煎加减。服7剂。

二诊（12月14日）查空腹血糖：5.8mmol/L，尿糖（+），诸症都有所缓解，大便溏。上方去石膏，继服7剂。针刺尺肤穴不变。

三诊：加首乌、黄精。共服28剂中药，针刺30次。追访至今未服任何药物血糖、尿糖皆正常。

[按] 消渴主要肾虚阴津亏损，脾胃燥热偏盛，以阴虚为本，燥热为标。用尺肤穴调理脾、胃、肾脏功能的不平衡，以加强中药的协同作用，疗效更佳。

（九）尺肤加中药治疗脾胃病

脾胃病为临床多发病、常见病，但如慢性胃炎、结肠炎等多发病日久，迁延难愈。西医多以对症处理为主，中医以中药辨证论治多见，但此类疾病多易复发，且中药味苦，多数患者难以耐受。临床中高社光教授多在运用中药基础上联合尺肤针灸、推拿等方法，收效显著，特结合病案介绍如下。

1.脾胃虚寒型胃痛

邹某，男，2016年2月26日初诊。胃痛隐隐，喜温喜按，纳差，神疲乏力。患者自述2012年胃脘部疼痛不适，黑色大便，兼见心悸头昏，诊断为十二指肠球部溃疡。几年来反复发作，服中西药无数。2014年化验血，查为乙肝，10年前还得过胸膜炎。现胃痛隐隐，喜温喜按，纳差，呕吐清水，畏寒，神疲乏力，手足发凉，空腹痛甚，食后痛减，大便溏薄。舌淡、苔白微腻，脉弦细。

诊断：胃痛（脾胃虚寒）。

治则：温阳益气建中。

处置：尺肤针灸加中药调理。

取穴：尺肤胃、尺肤脾。同时艾灸中脘、足三里针灸每日 1 次，10 天 1 个疗程。

处方：附子理中丸（附子、干姜、人参、白术、甘草）蜜丸，每次 1 丸，每天 2 次。

二诊（2016 年 3 月 10 日）：针刺 1 个疗程后，吃附子理中丸 3 盒。胃脘痛已基本无感觉，能食。舌苔仍白腻，大便发黏，脉弦。要求患者继续针灸，并服香砂养胃丸（白术、陈皮、厚朴、木香、砂仁等）水丸，每次 6g。

三诊（2016 年 3 月 28 日）：到医院复查，十二指肠球部溃疡已经痊愈。

2. 肝胃郁热型胃痛

谭某，女，33 岁。2015 年 11 月 8 日初诊。胃脘部灼热疼痛，小腹肚脐周围胀满，烦躁易怒，口干口苦，大便秘结，小便黄赤，两尺肤部肌肉丰满，两尺肤络脉无拘急结节，扪之两尺肤尺泽穴下 3 寸皮肤灼热，两掌心热，大鱼际络脉红紫。舌边尖红、苔微黄腻，脉弦数。

诊断：胃痛。

治则：疏肝理气，泻热和胃。

处置：尺肤针刺加中药调理。

取穴：尺肤肝、尺肤胃、尺肤脾。每日 1 次，10 次 1 个疗程。

处方：柴胡疏肝饮加左金丸。柴胡 12g，白芍 10g，枳壳 6g，炙甘草 5g，陈皮 10g，川芎 9g，香附 6g，黄连 18g，吴茱萸 3g。7 剂，每日 1 剂，分两次服。

二诊：针刺和服药后，胃脘灼热疼痛和小腹胀满、口干口苦、心烦易怒等证均减轻。因出差不能每天来而停止针刺。加味逍遥散（丸药），出差服用。

三诊：1 个月后，随访无不适，已经停止服药。

3. 尺肤加中药治疗泄泻病

李某，男，54 岁，2016 年 11 月 12 日初诊。主诉：反复腹泻 15 余年。现病史：患者 15 年前因急性肠炎后失于调治，反复出现腹泻、腹痛，遇生冷食物、情绪剧烈波动后腹痛明显，泻后症减。反复就诊于多家医院，间断口服西药喹诺酮类药及中药治疗，未见明显改善。患者诉反复查电子结肠镜、腹部彩超等均未提示明显异常，1 个月前患者症状加重，每日腹泻 4～6 次，晨起及三餐后腹泻明显，为求系统治疗，就诊于我处。刻下症见：腹痛，腹泻，怕冷，遇生冷、油腻食物腹泻加重，情绪易着急，睡眠差、易醒，腰酸，双下肢酸，大便不成形、稍有下坠感，舌淡暗、苔薄白，脉弦滑。既往史：高血压病史 3 年，现口服硝苯地平缓释片治疗，否认糖尿病、冠心病病史。查体：心肺查体未见明显异常，腹软，叩鼓音，脐周轻压痛，无反跳痛及紧张。实验室检查：2016年11月11日某医院粪便常规提示：未见异常。

中医诊断：泄泻。

西医诊断：腹泻型肠易激综合征。

证型：脾肾阳虚。

辨证分析：患者中年男性，病起于急骤，后失于调护，脾阳受损，反复日久及肾，命门火衰，脾失温煦，故而腹痛泄泻、腰膝酸软。

治法：温补脾肾。

取穴：尺肤脾、尺肤肾、尺肤心、尺肤肝。平补平泻手法，每次30分钟，每日1次，连续7日。

处方：陈皮12g，白芍20g，麸炒白术20g，麸炒薏苡仁30g，柴胡6g，广藿香12g，党参10g，炒白扁豆12g，砂仁8g，合欢皮20g，茯苓20g，首乌藤20g，补骨脂8g，吴茱萸4g，肉豆蔻10g，五味子5g。7剂，每日1剂，水煎服。

二诊（2016年11月19日）：患者来诉病症明显缓解，不耐中药之苦，故要求继续针刺治疗，今日起调整针刺处方，上方基础上加体针天枢（双）、上巨虚（双），加灸关元。继续连续治疗7日。至11月27日患者诉：现大便每日1～2次，基本成型，睡眠好转，怕冷好转，腰酸等改善不明显。故继续随症加减穴位，继续治疗3周后，患者大便基本正常，每日1次，基本成型，余不适症状明显改善，因家中琐事故暂停治疗。后随访1个月患者无明显不适。

[按]　本病西医诊断为腹泻型肠易激综合征，属于功能性肠病范畴，目前西医无特效药物，以改善症状为主，药物多以解痉剂、止泻药、肠道感觉或动力调节药物为主。传统医学认为此病属于泄泻范畴，中药、针刺多有良效。高社光教授认为此病病位在肠，与五脏均相关，脾主运化水湿，肝主疏泄气机，心为君主之官，主不明则十二官危，肾主水，高社光教授认为此病主病机为脾虚湿盛，在辨证基础上又分为脾虚湿盛、心肝失调、肝郁脾虚、脾肾阳虚等证型。治疗上高社光教授以脾立论，兼顾他脏，或健脾祛湿，或疏肝健脾，或健脾宁心，或温肾健脾。在此理论基础上，高社光教授巧妙运用尺肤针对患者尺肤穴位辨证选穴，合理运用针刺手法对穴位刺激，达到调护脏腑之目的。尺肤针的优势在于选穴少，易于操作，患者易于接受，效果确切。

4.传统针刺加尺肤针对顽固性头痛

顽固性头痛临床多见，除明显器质性病导致外，多原因不明，西医多归为血管神经性头痛，治疗上多以镇痛药为主，传统中医针刺有效，高社光教授临床多年发现在运用传统穴位同时，联合尺肤部相应穴位后能达到事半功倍效果，特介绍如下。

病例 1. 刘某，女，42 岁，2017 年 4 月 6 日初诊。主诉：头痛 5 年来诊。现病史：左侧偏头疼 5 余年，每当情绪紧张或劳累时易发作，最近发作频繁，自服某止疼药效果不好，疼势颇烈，稍有震动头痛欲裂，经人搀扶来诊。刻诊：双手抱头，语声低微，面红形瘦，口干而苦，大便干燥，舌红、苔薄腻，脉双寸关弦滑尺沉细。

诊断：头痛。

辨证：水不涵木，肝胆上扰，痰热互阻。

治则：滋水涵木，息风降浊。

治法：针灸、体针、尺肤针。

针灸处方：风池、太阳、百会、太冲、丰隆、支沟、太溪。尺肤肝、尺肤脾、尺肤肾。每日 1 次，留针 30 分钟。

手法：太溪用补法，余用泻法，左侧太阳、风池手法宜重。

二诊：昨日治疗后，头痛已大减，左侧头部略有胀感，余症已得缓解，继续用前方 6 次。

三诊：头痛若失，口干苦，便干等诸症消失。

随访：3 个月未见复发。

病例 2. 何某，女，50 岁，2017 年 10 月 23 日初诊。主诉：头痛、干呕 10 天来诊。现病史：患者一周前因精神紧张、劳累出现头痛，伴有呃逆、干呕，不思饮食，自行服用"止疼片""正天丸"等药治疗两天，效果不明显，后经某三甲医院按"神经血管性头痛"对症输液治疗，用药不详，治疗一周病症有逐渐加重趋势，经人介绍由家人陪护来诊。刻诊：患者痛苦面容，不停呻吟，头痛以巅顶部最甚，伴时时干呕、吐涎，示所吐之物为清稀泡沫，舌淡、质润，脉沉弦。

诊断：头痛。

辨证：肝胃虚寒，浊阴上逆。

治则：温胃化饮，暖肝降冲。

治法：针灸、体针。

针灸处方：中脘、水分、足三里、大敦、百会。尺肤肝、尺肤胃。每日 1 次，留针 30 分钟，诸穴针灸并用。

手法：补法，中脘宜重灸。

二诊：治疗 5 次，头痛若失，干呕吐涎得缓，去水分，加阳陵泉巩固治疗 5 次。

三诊：共治疗 10 次，脉缓，舌淡红、质润好。头痛干呕诸症消失停止治疗，嘱忌寒凉饮食以调养。

半年后因感冒来诊，诉头痛未再发作。

病例3.李某，男，45岁。2017年3月11日初诊。主诉：头痛、头昏月余来诊。现病史：患者一个多月来时常头痛、头昏，重则眩晕、耳鸣，每当劳累过度时加重，自述头痛时如脑仁被掏空一般，用手紧紧按压得减，伴有腰膝酸软、健忘、遗精、神疲乏力，服止疼药物效果不明显来诊。刻诊：精神不振，双手按头，语微声怯，舌红苔少，脉细数。

诊断：头痛。

辨证：肾虚精亏。

治则：补肾益精。

治法：针灸、体针。

针灸处方：肾俞、太溪、关元、三阴交、百会。尺肤肝、尺肤肾。每日1次，留针30分钟。

手法：补法，肾俞、关元加灸。

二诊：上方治疗10天，头痛减轻，但用脑过度时脑内仍会绵绵作痛，腰膝酸软、神疲乏力等症均有改善，舌淡红，脉虚。加足三里、脾俞继续治疗10天。

三诊：精神好，头痛未发作，腰膝酸软、遗精诸症消失，脉正舌可。

3个月后随访未见复发。

[按] 头痛一症，不外乎外感、内伤。属临床常见症状，该疾虽属小病，但患者痛苦异常，《内经》称"首风""脑风"。头为清窍，为气血、精髓所注，最忌邪浊上侵，郁塞空窍，致使清阳不升，浊阴不降，头痛乃作。其中外感者多属于风，"伤于风者，上先受之"，外感头痛可根据疼痛部位按六经辨治。内伤头痛多有肝肾虚损，髓海不足，或脾虚失养，肝阳上亢等证，临床治疗多从调整脏腑功能入手。

病例1患者左侧偏头疼，按六经分治，证属少阳，结合脉证，此为肾阴不足、水不滋木，肝胆郁火循少阳之经上扰清窍。肝火上逆，燔灼津液，炼液为痰，阻滞中宫，故口干苦，便秘。尺脉沉细为肾虚，为该病之本，故肾经之原太溪以滋水涵木治本为君穴；取肝之原穴太冲以降肝火，取手少阳经火穴支沟，以清三焦，通腑热为臣穴；取胃经络穴丰隆可化痰降浊为佐穴；痛则不通，通则不痛，取风池、太阳施以重手法，以疏通局部经络郁滞之气，配百会为诸阳之会，疏调诸阳，贯通少阳经气为使穴。再加上尺肤肝、尺肤脾、尺肤肾的调整，如此则肾水得充、肝火得息、痰浊得降、郁滞得通，故十余年病痛，针刺6次诸症若失，得以痊愈。

病例 2 患者痛在巅顶，伴有干呕、吐涎，结合脉舌诸证当属厥阴头痛。厥阴之脉挟胃，上巅。证有肝胃虚寒在先，肝木挟浊阴之气上逆在后，犯胃则呕，挟饮上逆则吐涎沫，循经上冲于巅则头痛。肝经之井穴大敦针灸兼施，暖肝散寒降浊平冲；取巅顶诸阳之会百会穴，针加温灸，疏通头巅部位经气以行阳。阳光一照，阴霾自散，阳回阴散，头痛自愈。治疗厥阴头痛必取大敦、百会二穴，此为一阴一阳，一降（浊）一升（清），有珠联璧合之妙；取中脘为胃之募穴，重灸之有温胃散寒化饮之效，配胃之合穴足三里健脾和胃，胃和则呕止，合阳陵泉健脾化痰，有二陈汤之能，以杜绝病源；水分利水降逆，饮去涎消。再结合尺肤肝、尺肤胃的刺激调整，诸穴合用，标本兼治，理清法明，取效必然。

病例 3 患者头痛且空，伴有腰膝酸软、头晕耳鸣、健忘、遗精、神疲乏力等肾精不足症状，源于患者素体虚弱，房事过度，加之年过四十，阴气自半，致使肾精不足，髓海空虚而诸症群起。治疗以肾俞内应肾脏，温阳益气、补肾固精；关元为足三阴与任脉之会，小肠之募，有固本培元，补三阴助经气上升，肾俞、关元加灸增强温补肾气、扶振元阳功效；太溪为肾经原穴，补肾、益气、填精；三阴交足三阴经之会，补能荣血益气，兼有养经通脉之能；百会通头部气街以养髓，尺肤肝与尺肤肾的针对性刺激调整，属标本同治；二诊加足三里、脾俞健脾益气，合三阴交共助气血生化之源，以应精血同源之旨。

第十一节　大方治疑难

疑难病在临床中虽然没有一个确切统一的概念，但是它所具有的一些特点却为大家所公认，如病因病机病情复杂，或身兼数种疾患；病程较长，曾多方求治而效乏；甚者病势急重而当立为处置。因为疑难病有此特点，故在临床上笔者治疗之时多考虑大方进行治疗，收效尚可，兹略为阐述以飨同道。

一、什么是大方

大方之论，首见于《素问·至真要大论》，其言："君一臣二，制之小也；君一臣三佐五，制之中也；君一臣三佐九，制之大也。"表明在《内经》时代就有小方、中方、大方之别，其所谓大方即药味在 13 味或以上的方剂。此外，尚有从药物分量而言"大"

者，如《内经》有言："近而奇偶，制小其服；远而奇偶，制大其服。大则数少，小则数多，多则九之，少则二之。"《内经》还指出："奇之不去则偶之，是谓重方。"其意为临床治疗疾病使用奇、偶方而效果不著时可以考虑重方（复方）。其后历代医家对大方有不同的阐述，如张从正曰，"有分两大而顿服之大方"，恽铁憔谓，"凡聚四五十味药浑和之，使之正负相消，宽猛相济，别出一总和之效方"。虽然观点不一，而笔者认为并未越出药味多、药量重、数方（法）相合之范畴，盖因当时所见疾病之不同或学术思想有异而论述略有差别或偏颇，并无对错之分。

二、何以弃小方而取大方

用药如用兵，兵书云："将在谋而不在勇，兵在精而不在多。"临床上使用大方者往往为人所诟病，唐代名医许胤宗曾云："今人不能别脉，莫识病源，以情臆度，多安药味，譬之于猎，未知兔所，多发人马，空地遮围，或冀一人偶然逢也。如此疗疾，不亦疏乎？"不可否认，"假兼备以幸中"之徒确实存在，但是当疾病处于一个复杂状态，多种矛盾同时存在时，如表里同病、寒热错杂、虚实相兼、升降逆乱、阴阳两损，治疗如果仅及一面，则势单力孤，往往效果平平，此时不妨效法"韩信点兵，多多益善"，运用大方进行治疗可以数法并行，照顾周到，对于多元化的矛盾甚至难以分清主次的矛盾都能使其迎刃而解。这也符合遵《内经》"兼者并行"的原则。其实不论大方小方，根本目的都是为愈疾而设，所谓"所治为主，适大小为治"，根据病情的轻重程度而选择合适的方药为我们的根本目的。只不过相对于疑难病来说，因其证情复杂，与大方更为合拍，故而多舍小取大，非固喜大也。

笔者认为对疑难病运用大方进行治疗，除考虑到疾病的复杂性之外，还须顾及时代特征。主要有以下几点：①随着环境的变迁和社会的发展，今天的疾病谱与古代相比已经发生了很大改变，在古代，人们主要是同恶劣的自然环境作斗争，治疗以祛外邪为主。而现在虽然生活条件优越，但是环境污染严重，生活节奏加快，精神压力明显，不良的生活方式增多，由于多种病因的相互刺激，造成人体多脏器的受损，出现复杂的疾病状态，此实非小方或简法所能克奏，必借大方多靶点、多层次的治疗始易成功。②药材质量普遍下降要求我们用药需重。道地药材因其功效彰著，而享誉医林，甚至以地名贯于其中，如潞党参、川黄连等。由于现在我国人口众多，已经进入老龄化社会，为满足用药，已经把天然生长的药物改为人工种植，这在一定程度上虽缓解了用药的需求矛盾，但是往往药力轻虚，不及往昔。

或许有读者会提出大方之中，寒热温凉、补泄兼施，共治一炉，如此杂凑成方者，会否导致相克相制，如凉水、热水相合而成温水？或补以助邪，攻以击虚，欲其助益，而反生害？对于此种顾虑，笔者认为此为见药而不见人，盖药为医用，而医有御药之能。且五味与五脏相配属，《素问·至真要大论》云："夫五味入胃，各归所喜。故酸先入肝，苦先入心，甘先入脾，辛先入肺，咸先入肾。"人体有自疗之功能，每一个药物进入人体之后，都能根据自己所喜结合病情需要而进入适合的脏腑发挥应有之作用，如千金温脾汤中附子与大黄同用以治疗阳虚寒积之便秘，附子之热以治脾寒，大黄之攻以除冷积，可谓各行其道。

此外，热多寒少，不失其为温；寒多热少，不失其为凉。更多更少，取味取性，医者之权衡也。如病情需要，而医者调和得当，适于人体，则能兴利避害，以增其效。

对于疑难病的治疗，应当秉持《内经》"所治为主，适大小为制"的原则，需大则大，宜小即小。

对于疑难病的治疗，先贤运用复法大方之成例具在，不可忽视。即便仲景方中小方占多数，但也有运用大方治疗复杂疾病的时候，如在《金匮要略》中治疗"虚劳诸不足，风气百疾"的薯蓣丸21味药，即是健脾、补气、滋阴、养血、温阳、祛风、理气、攻补兼施、寒热并用、阴阳气血共调。李东垣的不少方剂如升阳益胃汤（16味）、中满分消丸（16味）、清暑益气汤（15味）等都是比较大的方剂，尽管方剂较大，但是组织谨严，秩然有序，故后世运用其方法者亦甚众。当代名医裘沛然早年运用混沌汤治疗痢疾，此方集温辛药、寒凉药、补气健脾、祛暑利湿清热多法于一炉，在处方完成之后赫然发现是一张"杂乱无章"的兼备之方，但仅二剂而病愈。裘老曾在"疑难病的中医治法"一文中写道："我过去治病，只知丝丝入扣之理，而昧多多益善之法。"又说，"此法往往起桴鼓之效"，故称此法为"良法"。

第十二节　谈守方与更方

所谓守方，是指在疾病治疗过程中，疗效或显或微，症状或增减或仍在，但其病机未变，药证相符的，仍守前方或前法而治。所谓更方，是指在疾病治疗过程中，因药症不符，或病机变化，治疗无效，甚或病情加重，方药也随之变更。"守方""更方"两者只是相对而言，灵活掌握，辨证观之，不可一蹴而就。应根据病机变化决定是否"守方""更方"。《素问》"谨守病机，各厚其属，有者求之，无者求之"。《伤寒论》12条

"观其脉证，知犯何逆，随证治之"。有是证，用是方。具体而言，有以下几方面。

一、有效守方

有效守方，即效不更方，是指经治疗药证相符，病情好转，而病因病机没有完全改善或消失，未达到治愈者，仍守方而用。如《伤寒论》25 条"服桂枝汤，大汗出，脉洪大者，与桂枝汤，如前法"。就是前方的药物、剂量及煎服法皆不变。如治疗王某，男，58 岁，患高血压数年，见眩晕，耳鸣，夜寐不安，舌红、苔少，脉弦。诊其肝阳上亢，予以天麻钩藤饮加减，治疗半月，症状消失，唯血压稍降，舌脉同前，知其未彻底治愈，仍守原方继服 20 剂，血压控制平稳，未见复发。守方多用于某些慢性病或急性病后期、恢复期，病程长，治疗需要由量变到质变。

二、有效更方

有效更方，即效也更方，是指经治疗已显效，症状缓解或消失，但病机改变，又产生新的症状，此时遣方用药，随之而变。

一是继用原方，恐为害。对一些急性病、危重症，宜急者治其标，选方用药，中病即止，然后改撤更道，治疗原发病证。原方不可过用久用。如失血虚脱，急用独参汤浓煎顿服，补气固脱。大汗亡阳，急服参附汤回阳救逆。汗下亡阳，昼日烦躁不眠，夜则安静，急用干姜附子汤顿服，急救回阳。阳明三下急证，宜用大承气汤急下存阴。并大承气汤与十枣汤，方后有"若一服利，则止后服""得快下利后，糜粥自养"等。《素问·至真要大论》曰："久而增气，物化之常也，气增而久，夭之由也。"《素问·五常政大论》曰："大毒治病，十去其六；常毒治病，十去其七；小毒治病，十去其八；无毒治病，十去其九；谷肉果菜，食养尽之，无使过之，伤其正也。"

二是次症已消，本证未除。如治一脾胃气虚，兼见头痛、头晕患者，用补中益气汤加川芎、菊花、蔓荆子。10 剂后，头痛、头晕已解，而腹胀，纳呆，便溏，乏力未除，则改用香砂六君子汤，健脾益气。又治一女性患者，50 岁，平素急躁易怒，头晕目赤，失眠，纳食不佳，近 2 日，饮凉食肉，头晕目眩，视物旋转，旋即恶心欲呕，口吐清涎，与小半夏加茯苓汤，二剂缓解。二诊前症未除，改用丹栀逍遥散加黄芩、夏枯草、炒枣仁、钩藤，服 15 剂，诸证平息。

三是疾病的不同阶段，病机变更，方药则易。如《伤寒论》37 条："太阳病，十日以去，脉浮细而嗜卧者，外已解也。设胸满胁痛者，与小柴胡汤；脉但浮者，与麻黄汤。"91 条："伤寒，医下之，续得下利清谷不止，身疼痛者，急当救里；后身疼痛，清便自调者，急当救表，救里宜四逆汤，救表宜桂枝汤。"106 条："太阳病不解，热结膀胱，其人如狂，血自下，下者愈。其外不解者，尚未可攻，当先解其外；外解已，但少腹急结者，乃可攻之，宜桃核承气汤。"《金匮要略》曰："夫病痼疾加以卒病，当先治其卒病，后乃治其痼疾也。"

三、无效更方

无效更方是指经治疗疗效不显，症状未改善，病证未缓解，甚或加重，需更方治疗。究其原因：一是方证相违，药证不符。如虚证误用泄法，实证滥用补法，寒证妄用凉药，热证妄用温药，使其虚虚实实，寒寒热热，逆其道而行之，病不唯不解，反致深重，催促命期。二是方药组合失宜。有的病重药轻，不及病所，疗效甚微；有的方药组合，杂乱无章，无君臣之分，剂量不准，难投主证；有的病轻药重，过用伤正；有的不分标本缓急，主次不明，方不对法；有的求愈心切，用药一不见效，就随意更方，结果越改越错。

四、无效守方

有些疾病，虽初治效微或无效，但病机相投，药证相符，就应守方而治。多用于慢性病，沉疴顽疾，久治不愈，伤及真元，非一日即愈，或患湿温，重浊黏腻，缠绵不愈，非一日奏效。如癥瘕积聚，正虚邪实，治宜扶正祛邪、峻药缓攻。方用抵挡丸、鳖甲煎丸等。慢性消耗性疾病，治宜扶正缓补。对于此类疾病，要守法守方，冀求病机由量变达质变，缓图取效，切莫求愈心切，一见无效而更方。如治一男性患者，30 岁，一个月前行颅咽管瘤术，术后即见多饮、尿频。口渴欲饮，饮不解渴，小便频数，色清长，甚至饮一溲一，每天饮水 4000～5000mL，经口服醋酸去氨加压素片控制，面白，体伴乏力，曾服白虎加人参汤、五苓散等方，诸药不效。诊其舌胖淡、苔薄白，脉细滑。遂用补中益气汤合缩泉丸加减，益气固脬止尿。初治效微，有更方之意，但细究之，药证相符，有何更之由？遂守方而用，服 30 剂后，效显而出，症状逐渐平息。

第四章　高社光治疗疑难病治疗法则

第一节　怪病多痰，久病多瘀，善从痰瘀论治

人身气血津液，化得其正则为奉生之资，化失其正则为致病之源。痰饮和瘀血是临床常见的病理产物，均由脏腑功能失调、津血不归正化而成，当其形成之后又可以作为新的致病因素而影响人体，使疾病变得更为复杂。

痰饮本皆血气，若人体五脏安和、元真通畅，则"饮入于胃，游溢精气，上输于脾，脾气散精，上归于肺，通调水道，下输膀胱，水精四布，五经并行"，水谷归于正化，即可强形体而充营卫。若肺脾肾三脏亏虚、三焦不利，则血气日衰，而痰饮日增。先贤薛立斋有言："痰者……游行周身，无所不至，痰气既盛，客必胜主，或夺于脾之大络之气，则倏然仆地者，此痰厥也；升于肺，则喘急咳嗽；迷于心，则怔忡恍惚；走于肝，则眩晕不仁，胁肋胀痛；关于肾，不咳而多痰唾；留于胃脘，则呕泄而作寒热；注于胸，则咽膈不利，眉棱骨痛；入于肠，则漉漉有声，散则有声，聚则不利。"从其论述可以看出，痰饮具有流动不测的特点，上至巅顶，下至涌泉，随气升降，周身内外皆到，五脏六腑俱有。人身之用，唯血唯气，人之有病，则血气变而生痰饮，且痰为阴邪，胶着难化，所以中医有"百病皆由痰作祟""顽症多痰"的说法。

痰饮和瘀血具有特殊的亲和性，生成之后可以互相结聚，滞经滞络，阻气阻血，形成复杂的病理改变，久之便形成顽病痼疾，酿为难治之病。如《医述》引罗赤诚语："若素有郁痰，后因血滞，与痰相聚，名曰痰挟瘀血。""如先因伤血，血逆气滞，气滞则生痰，与血相聚，名曰瘀血挟痰。"

治疗法则有以下几点：

一是由于痰瘀为阴凝之邪而具胶痹之性，故治当缓图，不应求速效。若贪图近功而妄用峻利之药，虽一时得效，而久必大危。及至邪盛正微，欲攻邪则碍正，欲扶正则助

邪，虽华扁亦难措手矣。

二是注意到痰瘀既是病理产物，也是致病因素的特点，对于痰瘀这种"身外之物"必当除去之。但是对于痰饮和瘀血的治疗也要治之得法，不可豁痰祛瘀之药杂凑成方而谓之全面，也不可单独治疗其中一面而谓之精专。临证应分清主次缓急，视病情轻重而灵活处理，或治痰为主，辅以消瘀，或消瘀为主，辅以化痰，或治痰以消瘀，或消瘀以治痰，或先治痰后治瘀，或先治瘀后治痰。总之，要视病情之机转变化，随证以赴，灵活处方。

三是谨记"见痰休治痰，见血休治血"。疑难之病，虽然多病势缠绵，经久不愈，或莫名所苦，离奇古怪，往往让人茫然无绪，无从下手。但其中与痰瘀相涉者，其病状、舌脉亦必有迹可循，故化痰祛瘀易，而保其不再生痰生瘀则难，中医讲治病必求于本，"先其所因，伏其所主"，从根本处着手施以治疗，方能达景岳所说之"补天圣手"的大境界。

四是在治痰治瘀的时候，化痰祛瘀药应适可而止，不得久用，尤其后期或者在治疗的同时即通过药物或者饮食的调理而养正祛邪，则与经旨"毒药治病"的原则亦相吻合。平日当注意饮食起居，此一点向来不为医家和病家所重视，或只是重视服药期间的饮食起居，而忽视了平时的调养。所谓"功在平时"，医者应根据患者体质，给予不同的建议，曲突徙薪，防患未然，自然不会导致疾病，甚至疑难病的产生了。

第二节　疏肝理脾

疑难病往往症状繁多，在疾病发展过程中可能影响到多个脏腑，病情呈寒热虚实错杂状态，由于难治难愈，患者或者频繁更换医生，服用各种方药，使得脏腑在遭受病邪侵袭的同时，也遭受药物的"荼毒"，其中又以脾胃受害最深。

还有一些患者，由于久治不愈心理负担逐渐加重，认为疾不可治，甚至放弃了求生求愈的念头，终日郁郁寡欢，这种患者在旧疾的基础上往往兼有肝郁。正如戴思恭所言："郁者，结聚不得发越也，当升不升，当降不降，当变化不得变化，故传化失常而郁病作矣。大抵诸病多有兼郁者，或郁久而生病，或病久而生郁，或用药杂乱而成郁，故凡病必参郁治。"

笔者在治疗疑难病症时，在百药不效之时，往往从郁着手，使用调理中焦气机，或者疏理肝胆的方法，多能够收到较好的效果。其理论依据有以下几点。

一、脾胃健则滋溉先天，充溢四脏

人体有五脏，而五者之中以肾脾为其关键，故古人称其为先后天之本。笔者以为两者之中，又以脾胃关键。因人之生，本于精血之原，人之成，借乎水谷之养，而所以化水谷生精微以奉生身者，全在于脾胃。《灵枢·营卫生会》有言"人受气于谷，谷入于胃，以传于肺，五脏六腑，皆以受气……"明代薛己称脾胃为"橐龠（tuóyuè）"，此语原意为古代的一种鼓风吹火器，相当于现在的发动机，意为原动力的源头。虽中医也有"补脾不若补肾"之说，然笔者以为肾虽为生命之本源，而脾胃则为生命之根本。先天禀赋毕竟有限，诞生之后不能仅靠先天之基，人生数十年之久，必靠后天之滋养才能正常活动，抵御消耗，所谓"人得土以养百骸，身失土以枯四肢"。且"肾者，主水，受五脏六腑之精而藏之"，只有脾胃生化有源，四脏才有所养，肾脏才有所藏。

二、脾胃和则斡旋有力，升降相因

《素问·六微旨大论》曰："气之升降，天地之更用也……升已而降，降者谓天；降已而升，升者谓地。"中医认为天地虽有上下之别，然而并不是互不相关、彼此隔绝，而是通过互藏、升降的方式达到阴阳和平的状态，正如《素问·阴阳应象大论》所言："清阳为天，浊阴为地；地气上为云，天气下为雨；雨出地气，云出天气。"人处天地，道法自然。心肺在上属阳，属阳在上者宜降；肝肾在下属阴，属阴在下者宜升；脾胃居于其中，中者，四运之轴，而阴阳之机也。故中气立，则阴阳相循，升而复降，降而又升，循环不已，而不极于偏。若脾胃虚衰，枢纽失用，则宜降反升，宜升却降，气的运行失常，则百病由生。

三、肝胆利则气机条畅，疏泄有度

人体之气的运行除可从脾胃进行治疗外，还可从疏肝利胆入手。肝主疏泄，调畅气机，在四时应春，与胆相为表里，胆者少阳春升之气，春阳上升，启故从新，顺其条达畅茂之性，发育万物，可以说是元贯四德，故《黄帝内经》有言"凡十一脏取决于胆也"，若少阳之令不行，肝气内郁，则百病丛生。

此外，胆主枢机，位于半表半里，可外从太阳之开，内从阳明之阖，若肝疏泄有度，则胆内精汁排放有序，既能够帮助阳明胃之纳降，又可以推动太阴脾之运升，还可间接促进气机的上升下达。

又三焦与胆同属少阳，三焦为元气之别使，又为水谷运行之道路，故肝气调和则气运正常，水谷之道路调达，津液得以敷布。

疑难杂病多病程日久，《古今医统大全》指出："诸病久则气滞血凝而成郁结，治之虽各因其证，当兼之以解散，固不可不知也。郁滞一开，则气血通畅，而诸病各自以其方而易愈也。今之病久，每每用本病之药而不奏效者，皆其郁之之故也。医者殊不悟此，治之弗效，妄变他方，愈变愈讹，而病剧矣。此郁之为治也，亦不容以少缓，当为医者之熟知也。"

中医讲究"五脏相因"，肝脾为木土关系，通常大家只注重木能克土，而忽视了木能疏土；知道土壅木郁，不知道土亦能升木。其实两者之间是彼此联系，相制相成的。临床基于疏木即能疏土，培土亦能栽木的认识，多选用越鞠丸治疗疑难病中有脾虚及肝郁见症者，认为此方有左宜右有之妙，对于此方的认识，笔者体会如下：

（1）朱丹溪指出："郁病多在中焦。中焦脾胃也，水谷之海，五脏六腑之主。四脏一有不平，则中气不得其和而先郁矣。"本方可调中焦而升降气机，方中药物亦是升降具备，苍术、川芎是主升的，栀子、香附是主降的，而升降都要借助于中焦，所以方中还用了神曲以和中。

（2）本方治疗"六郁"，所包者广，但在使用本方的时候，当各求其属，选用相应的解郁药物为君，分微甚而开之，总以切合病机为要。

（3）此方总属治实邪为主，所谓"见痰休治痰，见血休治血"，治疗疑难病兼郁者，不可单恃解郁之药而为便利之器，如患者确属阳虚无气以行，单纯借利气之药则终将愈利愈虚愈郁。

总之，疑难病症的发生、发展及复杂变化无不与肝脾有密切关系，肝脾功能的盛衰在治疗中至为重要，临床不可忽视之。

张景岳更进一步指出："故善治脾者，能调五脏，即所以治脾胃也；能治脾胃，而使食进胃强，即所以安五脏也。"徐东皋亦曰："百凡治病，胃气实者，攻之则去，而疾恒易愈。胃气虚者，攻之不去。盖以本虚，攻之则胃气益弱，反不能行其药力，而病所以自如也。非药不能去病，亦以主气不行药力故也。"

不论是饮食的消化吸收，还是药物在人体补偏救弊，都要先经过脾胃的运化才能够到达人体各部发挥作用。

脾胃作为后天之本，不仅对先天有所裨益，而且对五脏也有不可忽视的作用。因脾胃属土，孤脏以灌四旁，所以五脏之中皆含脾气，而脾胃中亦有五脏之气存焉，故《玉机真脏论》有言："五脏者皆禀气于胃，胃者，五脏之本也……"

第三节　沉疴顽疾擅用虫类

中药早就有"草、木、虫、食、谷"的分类，"虫"字在古代为动物之总称，李时珍曰："虫者，其类甚繁，生物之至微者也。虽不能与麟凤龟龙为伍，而亦各具胎卵湿化之形。蠢动含灵，各具性气……学者可不究其物理而察其良毒乎？"

虫类药应用历史悠久，肇源甚古，《神农本草经》所载的365种药物中，虫类药占28种，大多具有毒性，在本经多列为下品，不为临床医生所习用，但是我们不可以因此而对其敬而远之，因为临床有些疑难疾病确实非寻常草木之品所能疗，必借血肉有情之物方得有功。

张仲景早在《伤寒杂病论》中就为我们运用虫类药做出典范，如仲景之抵挡汤、鳖甲煎丸、大黄䗪虫丸等均用到了虫类药以治疗顽症痼疾，开虫类药组方运用之先河，其后代有阐扬，如唐代孙思邈《备急千金要方》中的鸟兽类方，《新修本草》中的虫鱼部等都对虫类药进行了必要之补充。至明代《本草纲目》已收载虫类药107种之多，大大拓展了人们对虫类药的认识。前贤叶天士善用虫类药，其对虫类药推崇备至，如其云："病久则邪风混处其间，草木不能见其效，当以虫蚁疏络逐邪。""散之不解，邪非在表；攻之不驱，邪非着里；补正祛邪，正邪并树无益；故圣人另辟手眼，以搜剔络中混处之邪，借虫蚁血中搜逐，以攻通邪结。"

因虫类药具有药性猛烈入络搜邪的特点，辨证选方之时如恰当配伍虫类药，或以虫类药为主而伍以他品，往往能够达到起沉疴、蠲痼疾的效果。高社光教授在临床当中治疗疑难病选用寻常草木之品而效果不著时，也往往考虑选用虫类药。

对于虫类药的运用要注意以下几点：

（1）辨证论治为前提。如对痹症的治疗，高社光教授认为痹症多为外内合邪，内因正虚体弱，外因风寒湿热等邪气侵袭，外邪内侵，正邪交混，血停湿凝，为痰为瘀，日久风寒湿热之邪与痰瘀相兼，痹阻经络、筋骨，成为顽痹。高社光教授认为痹症治疗当辨证为先，首要分清是风寒湿痹、风湿热痹，还是合邪为患，是否存在痰瘀痹阻，是否已有肝肾亏虚。如对行痹可选用蠲痹汤，痛痹用乌头汤，着痹用薏苡仁汤，风湿热痹用白虎桂枝汤与四妙散合方，顽痹可用朱良春先生之益肾蠲痹丸，肝肾亏损之虚痹可用独活寄生汤。对于久治难愈之痹证，高社光教授多伍用乌梢蛇、全蝎、蜈蚣、地龙、水蛭、土鳖虫等以通络祛痹，如此标本同治，往往可获良效。水蛭一药，首见于《神农本草经》，本经言"其主逐恶血，瘀血，月闭，破血瘕积聚，无子，利水道，又堕胎"。水蛭最喜食人之血，而性又迟缓善入，迟则生血不伤，善入则坚积易破，借其力以攻积久之滞，自有利无害也。地龙一药，《本草纲目》载其"性寒而下行，性寒故能解诸热疾，下行故能利小便，治足疾而通经络也"。二药相配，祛瘀通络，则血脉和畅，疼痛可止。

曾治疗一类风湿患者，其自觉四肢发胀，肘部关节疼痛，阴雨天症状加重，平日畏寒怕冷，不易汗出，口略干，舌边淡嫩、苔薄白、脉沉细。一诊处方：制川乌8g（蜜先煎），制草乌8g（蜜先煎），麻黄10g，桂枝15g，白芍15g，五指毛桃20g，赤芍15g，生地黄25g，生石膏30g，防风12g，防己15g，徐长卿15g，乌梢蛇12g，炙甘草10g。二诊时，患者关节疼痛即感减轻，后以上方加减出入而愈。此病捷效如斯，功在辨证，是在辨证论治的前提下，在合适主方的基础上，适当加用虫类之品而为病情之辅助，而没有单恃虫类药以搜剔经络。

（2）性燥力猛宜配伍。虫类药虽有捷效，但多属于性味辛温或辛平者，力猛而燥，且多含有毒性。临床虽不可谨小慎微、胆怯不前，但也不可孟浪从事，肆意滥用虫类药贪功冒进，虽能取效于一时，而未有祸不旋踵者。应注意到它可能伤正的一面，必要时配合补气、养阴、补血之品，所谓"用药有利有弊，用方有利无弊"。

（3）扶元养正亦可襄。虫类药之功效亦有偏于养正扶元者，而不单限于攻邪除疾，如海参、冬虫夏草、海马、蛤蚧等，因其属于血肉有情之品，故补益之功甚捷。兹举《本草》中所录数语，以见其功。陈修园在《神农本草经读》中言桑螵蛸"又具水性，能使肾之作强得其用，故主阴痿，益精生子，腰痛也"。张璐在《本经逢元》中言九香虫"治脘膈滞气，脾肾亏损"。但药属稀品者其价亦甚贵，病者因缺乏医学知识，或受广告影响而多喜价高之物，认为贵即好药。医者在临床使用时，如病情未至必用者，可择他品以代之，不应随意选用而谓其大补效捷，一则或病者虚不堪补，补反无益；二则虽病起而举债累累，家徒四壁。则虽曰救人，亦是害人。

（4）有利不可忘其弊。近代药理研究显示虫类药多含有水分、蛋白质、脂肪、碳水化合物、灰分以及钙、磷、铁等，尤其富含异体蛋白。因人体有气质之殊、禀赋之异，对于体质敏感者运用虫类药治疗时，容易出现瘙痒、红疹等症状，此时根据病情变化可选用中药地肤子、白鲜皮、土茯苓等以缓解症状，或配合西药进行治疗。

徐灵胎有言："得天地之气，成一物之性，各有功能，可以变易血气，以除疾病，此药之力也。"药物有补偏救弊，变易血气的作用，所以能够蠲疴除疾，使人体重归阴平阳秘之状态。但是，药物毕竟是以草木之偏性攻脏腑之偏胜，而且"草木之性，与人体殊，入人肠胃，何以能如人之所欲，以致其效"？这就需要"配伍"，配，有搭配之义，具和合之妙；伍，有序列之义，可秩序井然。药物的功用各有长短，只有通过合理的组织搭配，纠偏制毒，扬长避短，发挥其相辅相成或相反相成的综合作用，使各具特性的群药组合成一个新的有机整体，才能符合辨证论治的要求。"用药有利有弊，用方有利无弊"我们应该熟悉并把握其药物功用发挥方向的控制因素、控制方法和控制技巧。要达到这种境界，则非熟读本草之书，深明药理不为功。学习药物，不仅要研阅典籍，而且应该结合现代药理研究成果，博古探今，为我所用。

如类风湿关节炎属于中医顽痹的范畴，中医辨证为病久入络、痰瘀交结、深入骨骱，病情虚实寒热错杂。虚则属于肝肾亏虚、气血不足。肝主筋，肾主骨，气血虚弱，免疫功能低下；实则风寒湿邪外袭，日久化热，生瘀生痰，风寒湿热瘀交阻，营卫气血受阻不通，故疼痛难忍。高社光教授在治疗此症时，多选用虫类药，如乌梢蛇、蜂房、土鳖虫、全蝎、蜈蚣、地龙等。寒湿较盛常用乌梢蛇、蚕沙祛风通络胜湿，并配伍以川乌头、草乌头、薏苡仁；夹痰者用白僵蚕祛风化痰，常配伍以制天南星、半夏、白芥子；夹瘀者常用土鳖虫破瘀开结，并配以红花、桃仁；四肢关节疼痛难忍者常用全蝎、蜈蚣等量研粉冲服，搜风定痛，并配以延胡索或六轴子（入煎1～2g）；关节僵硬变形者常用蜂房、蜣螂虫、白僵蚕温经透节散肿，并配伍以泽兰、泽泻、白芥子。

虫类药在《神农本草经》多为下品，不宜久服，当中病即止，体虚者尤应慎用。

第四节 论知药善任，注重寒温并用、升降出入

升降出入是气机的运动形式，在自然界，天为阳，主升；地为阴，主降。天地阴阳上下吸引，使天气由上升而下降，升已而降；地气由下降而上升，降已而升。这是自然界的运动规律。气机在人体亦是无处不在，无时不有，故《素问·六微旨大论》曰："高下相召，升降相因……升降出入，无器不有。"东垣云："万物之中人一也，呼吸升降，效象天地，准绳阴阳。"肝、脾、肾主升，心、肺、胃、胆、大肠、小肠、三焦、膀胱主降。肺气宣发根于肝气升动，肺气肃降赖于肾气摄纳。肝气的升发，胆气的下降，则疏达气机，调节气血，有助于脾升胃降；脾气升发则"脾气散精，上归于肺"；肺气宣发肃降，则吐故纳新，"水精四布，五经并行，通调水道，下输膀胱"；胃气降则有助于六腑之气皆降，受纳腐熟，消化水谷，排泄糟粕；脾升胃降正常、出入有序，才能维持升清降浊，布散水谷，排泄糟粕；心属火，肾属水，心火降则下济肾水，肾水升

则上济心火，才能水火既济、阴阳平衡，才能使气机运行有序，维持正常的生命活动。《素问·六微旨大论》曰："非出入，则无以生长壮老已；非升降，则无以生长化收藏。"

各种致病因素皆可引起气机升降失常，使众病丛生。一旦升降出入失去协调平衡，就会出现各种病理变化；升降出入止息，则生命活动也就终止。《素问·六微旨大论》："出入废则神机化灭，升降息则气立孤危。"《素问·阴阳应象大论》曰："清气在下，则生飧泄，浊气在上，则生䐜胀。"《素问·举痛论》曰："百病生于气也，怒则气上，喜则气缓，悲则气消，恐则气下，寒则气收，炅则气泄，惊则气乱，劳则气耗，思则气结。"《素问·生气通天论》说："大怒则形气绝，而血菀于上，使人薄厥。"《素问·调经论》曰："血之与气，并走于上，则为大厥，厥则暴死，气复反则生，不反则死。"等等。气机升降失调主要体现在升降不及、升降太过及升降反作三种情况。升降不及指脏腑功能减弱，无力升降，如肝虚升发不及，则气郁不达，可见胁胀、嗳气；脾虚清阳不升，运化无力，可见头晕、腹胀、纳差、便溏；肺虚宣肃失职，则咳喘少气，或津停成痰；大肠失于传导，则便秘难排。升降太过是指超越正常，如肝气升发太过，肝气上逆，或肝火上炎，则面红目赤、眩晕耳鸣、烦躁易怒。升降反作是指当升不升，反而下陷，可见泄泻、脱肛、阴挺等；当降不降，反而上逆，胃气上逆，则嗳气、恶心、呕吐；肺气上逆，则咳喘胸闷；浊气上逆，则眩晕脑涨；冲气上逆，则发为奔豚等。

气机升降出入，相辅相成，升已而降，降已而升，绝非有升无降、有阳无阴、厥阳独行，也绝非有降无升、清阳下陷、浊阴不降。若能掌握其理，高者抑之，下者举之，气滞行之，气郁达之，气逆降之，气陷举之，圆机活法，随证治之，冀其以平为期。《素问·至真要大论》曰："疏其血气，令其调达，而致和平。"升降并用是临床组方遣药的常用方法，是两类不同作用趋向的药物并用于同一方中，既升且降，相反相成，畅达气机，发郁散结，升清降浊。临床上常有宣肺平喘、升清降浊、升阳散火、泻北补南、开上通下、提壶揭盖、上病下取、釜底抽薪、行气降气、引火归原、滋阴潜阳、重镇摄纳等不同治法。历代医家都非常重视气机的升降出入，如仲景小青龙汤的麻桂辛与白芍、五味子；葛根芩连汤中用葛根升浮疏散火郁，配芩连苦寒清热、坚阴止利；半夏泻心汤的辛开苦降；东垣的升阳益胃汤、补中益气汤中用升柴升阳，合黄柏、知母泻火；杨栗山之升降散，僵蚕、蝉蜕升散，大黄攻泄，四药配伍，升降并用，寒温互参，共奏行气解郁，宣上导下，通利三焦，开达气机，活血行瘀之功；升陷汤中知母，以将助升；通幽汤中升麻，以升助降等，无不体现出升中有降，降中有升，升降相依，相辅相成。高社光教授也非常遵循前贤之辙，制方独特，常言到"病在下应当升，病在上须宜降，欲降之必先升之，欲使升之必先降之，非纯升纯降之用，应使升中有降，降中有升，升降并用以复气机之常"。宣肺常以麻黄配杏仁、杏仁配桔梗、桔梗配枳实为伍，一宣一降。麻黄、细辛与白芍、五味子相伍，一散一敛；疏肝解郁常以柴胡配白芍，疏敛结合；柴胡与黄芩，升降结合；对久病咳喘，肺肾气虚，失于摄纳，用人参、黄芪补气，五味子、乌梅敛肺；也常加入沉香纳气归肾；苏子、莱菔子、葶苈子、杏仁降气。对肺气壅实，小便不通，常以杏仁、桔梗提壶揭盖而小便自下，上窍通则下窍泄。对年迈便秘，因气血亏，肠失润，肺胃之气不降而致，则投人参、黄芪、甘草益气，当归、白芍补血润肠，枳实、厚朴、沉香、大黄降气通便，小量桔梗或杏仁开提肺气，取吴鞠通"欲降先升"之意，即可见效。

第五节　论疑难强调"因发知受"

审因论治是临床中较少提及的一个概念，它是针对疾病的根本原因或具体原因进行治疗的一种方法。在古代中医是非常重视审因论治的，早在《素问·征四失论》中就提出："诊病不问其始……何病能中。"《素问·至真要大论》也指出："必伏其所主，而先其所因。"《金匮要略·脏腑经络先后病脉证》指出："夫诸病在脏，欲攻之，当随其所得而攻之。"《金匮要略·黄疸病脉证并治》指出："黄家所得，从湿得之。"这些经典论述都强调了"审因论治"的重要性，甚至古代的某些著作，如《脉因证治》《症因脉治》等都以"因"字命名。

审因论治是对辨证、辨病的必要补充，对于疾病的治疗，尤其是对外感热病的治疗有着重大的指导意义。《伤寒论》曰："病有发热恶寒者，发于阳也；无热恶寒者，发于阴也。发于阳者七日愈，发于阴者六日愈。以阳数七，阴数六故也。"钱天来在《伤寒溯源集》中把这一条置于太阳病之前，并谓："此一节，提纲挈领，统论阴阳，当贯于六经之首……盖仲景以外感之邪，受本难知，发则可辨，因发知受，有阴经阳经之不同，故分发热无热之各异……夫发热无热，辨证之源也；发阳发阴，知治之本也；阳奇阴偶，收效之数也。"先贤程门雪极赞钱注，在其《书种室歌诀二种》中有言："伤寒第一太阳病，脉浮身痛头项强。无热恶寒发阴分，恶寒发热是发阳。因发知受理最确，审证求因大法彰。"并指出钱氏"因发知受四字最为确当，不独发阴发阳因发知受，即六经病证伤寒温病伤阴伤阳之辨，以及每一疾病的辨证，亦皆因发知受也"。

"受本难知"，有时疾病开始的源头并不确切，"发则可辨"外邪作用于人体之后，人体正气起而抗邪，产生一系列反应，根据肉眼所见，结合中医理论，辨其病理属性，即所谓"因发知受"也。其实质是"以证测因"，其落脚点是"审因论治"。

尽管中西医都有审因论治的方法，都在试图通过不同的手段以探求病因进行治疗，使人恢复健康。但是两者也存在明显的区别。西医侧重于探讨致病因子和疾病之间的关联，以消除病因为其治疗之目的，如某药可以杀某菌，某药可以抗某病毒等。中医也讲究"审因论治"，但由于中医侧重的是患病的人，而不是人得的病，所以对于具体的致病因子和发病机制并不进行终极研究，而是以结果推测病因，即以机体在疾病中的反应状态来概括病邪的性质，所谓"因病以知病源之理"。造成这些差别的存在是因为中西医对事物认识的指导思想不同，以及各自在发展过程中所受历史沿革的影响所致。

审因论治并不是单纯的对抗性疗法，即以发热一证而言，大则有外感、内伤发热，外感有伤寒、温病之分，内伤则有气血阴阳虚损种种不同。我们不能够根据患者发热，就推测他一定是感受了热邪，也不能机械地认为患者伤了寒，就单从寒邪着手，而不考虑疾病的发展变化。只有运用中医理论找到根本原因，才能祛除发热症状。中医认为始动因子可以不同，但作用于人体之后，外因通过内因而起作用产生了一组症状，有了相似反应，即可辨为"某证"。如果不能灵活变通，只知"治寒以热，治热以寒"，采用对抗性疗法，可能会出现"有病热者，寒之而热；有病寒者，热之而寒；两者皆在，新病复起"的局面。

总之，中医强调的"因发知受""审因论治"其实质并不是单纯针对原始病因进行治疗，而是包括机体反应在内，寓有病机的性质，这也是中医病因学的最大特点。

兹举一例以体现审因论治的重要性，高教授曾治疗一阳痿患者，2016 年 3 月 8 日初诊，37 岁，病已 2 月，性欲尚可，唯力不从心，遍服中西药治疗而未见明显好转。患者无腰酸腿软、腰痛之症，但自觉平日怯冷畏寒，纳可，夜寐欠安，二便调，活动后易于汗出，舌淡边红、苔薄白，脉弦。询其工作为报社编辑，平日工作压力较大，且因夫妻生活不和谐，已渐至影响感情。观其前所服中药多以补肾壮阳为主，且就诊之时神情紧张焦虑，反复询问其病能否康复。虽其自觉怕冷，但见其所穿衣服却比较单薄。综合病史及四诊所见，证属肝郁气滞无疑，处以越鞠丸合定志小丸加减。方药：苍术 10g，醋香附 15g，川芎 10g，炒栀子 8g，当归 12g，白芍 15g，蜈蚣 2 条，茯苓 15g，远志 6g，石菖蒲 12g，炒枣仁 20g，炙甘草 10g，大枣 20g，浮小麦 30g，煅龙骨 30g，煅牡蛎 30g。

二诊之时，患者阳痿、寐差、汗出等症已略有改善，后以上方加减出入治疗，月余而愈。

阳痿之病，其证多端。以患者角度而言，多认为是肾亏，此因其缺乏医学知识而致。以医者角度而言，自能知道阳痿非定是肾亏而发，但往往被临床表象所误，治疗又多囿于补肾壮阳之范畴。即以本案病者而言，患者固然自觉怕冷畏寒，但又无厚衣重衾以御寒，虽中医治疗重视患者的主观感受，但也要分辨真假。患者之寒，乃肝郁气滞，气机不舒展所致，并非由于肾虚。临床治疗，不可见寒即温，而应审因论治。

第六节　诊治发热，识证求源

发热，即可单发为病，也可为某病症状之一。诸多致病因素皆可导致发热，但有些发热缠绵难愈，反复发作，治疗甚为棘手，故发热既是常见病症，也是疑难病症。高社光老师告诫：诊治发热要索病求原，辨识病机，据证立法，依法选方，合理施药，此乃治病之宗旨。即为《伤寒论》所云"观其脉证，知犯何逆，随证治之"。

发热一证，致病因素甚多，外感、内伤皆可致之。

外感发热，不外风寒暑湿燥火。风寒袭表，卫阳郁遏，见恶寒、发热、无汗者，宜葱豉汤、荆芥败毒散类；外感风热，风阳上扰，见发热、恶风、汗出、咽干者，宜银翘散、桑菊饮类，发热甚加石膏，兼温热邪毒者加升降散；恶寒发热、口苦咽干者用柴胡银翘散；风湿伤表，卫阳被郁，恶寒发热、头重身困宜麻杏薏甘汤、藿朴夏苓汤类，兼脘痞纳呆者，宜藿香正气散；兼身热不扬、低热不退、脘闷纳呆者，宜三仁汤；寒湿袭表兼里热者，宜九味羌活汤；更有体内郁热、外有表寒，见恶寒发热、心烦口渴宜外解表寒、内清里热，宜大青龙汤、越婢汤类；风寒袭表，内有停饮者，宜小青龙汤、半夏麻黄汤类；若发热恶寒、咽干口渴，三阳为病者，用柴葛解肌汤。温邪上受，恶寒发热、咽痛面肿，用普济消毒饮；若邪伏膜原，高热恶寒，胸闷脘痞，苔白厚腻者，用柴胡达原饮；邪热郁扰胸膈，发热、心烦、口渴者，用栀子豉汤合升降散；发热甚兼便秘者，用凉膈散；高热不退，热扰心神，神昏谵语者，可用安宫牛黄丸、紫雪丹、至宝丹之类；热极生风，高热惊厥，用镇肝息风汤；湿热充斥三焦，高热心烦苔腻者，用三石汤；邪热壅肺，发热咳喘者，宜麻杏石甘汤；暑热伤津，高热口渴乏力，宜清暑益气汤；热伤营阴，身热夜甚，宜清营汤；兼出血瘀斑者，宜犀角地黄汤。

《伤寒论》论治发热，有太阳伤寒，营遏卫郁之恶寒发热无汗，用麻黄汤类；若年高体弱，素体阳虚，见恶寒重、发热轻，脉沉者，用麻黄附子细辛汤；太阳中风，营卫不和之恶寒发热汗出，用桂枝汤类；若水湿内停，阳气被郁，发热头痛，小便不利者，用桂枝去桂加苓术汤；若阳虚水泛，溢于肌肤，见发热，心下悸，头眩，身𪖥动，振振欲擗地者，用真武汤；若水蓄膀胱，气化不利，发热口渴，小便不利者，用五苓散；若水热互结伤阴，发热口渴心烦，小便短少，用猪苓汤；若血蓄下焦，发热，其人如狂或发狂，少腹急结，小便自利者，用桃核承气汤或抵挡汤类；阳明热盛，充斥内外，高热烦渴，大汗出，脉洪大，用白虎汤类；热郁胸膈，发热、心烦、懊𢙐者，用栀子豉汤；阳明燥屎，阻结肠道，腑气不通，蒸蒸发热者，用调胃承气汤；日晡潮热者，用大承气汤；潮热郁蒸，发热，身黄，口渴者，用茵陈蒿汤；兼恶寒发热表邪者，用麻黄连翘赤小豆汤；少阳发热，经来寒热，用小柴胡汤；兼太阳表证，用柴胡桂枝汤；兼阳明便秘者，用大柴胡汤；若阴寒内盛，虚阳外越，发热，手足厥逆者，用通脉四逆汤。

内伤发热，不外七情内伤、劳倦过度、饮食不节、阴阳盛衰、气血不调所致。情志抑郁，阳气不展，见发热、郁闷、嗳气，用丹栀逍遥丸；气郁便是火，日久肝郁化火，面赤心烦、便秘溲赤，用龙胆泻肝汤；饮食积滞，日久化热，用保和丸；中气不足，阴火内生，见发热、乏力、身困、气短懒言、纳差，用补中益气汤；瘀血内停，壅遏不通，见午后或夜间发热、舌暗、有瘀斑，用血府逐瘀汤；血虚无以敛阳，见长期低热，心悸、头晕、面白少华，用归脾汤；阴液不足，不能敛阳，阳气偏盛，见午后潮热、夜间发热、盗汗、颧红，用青蒿鳖甲汤、清骨散类；阳气不足，虚阳外越，见发热、形寒肢冷，用金匮肾气丸。

总之，发热证，致病因素众多，病机复杂，症状繁多，应详辨病机，因证施法用药。即《素问·至真要大论》曰："谨守病机，各司其属，有者求之，无者求之，盛者责之，虚者责之，必先五胜，疏其血气，令其调达，而致和平。"

第七节　一人一证一方论

辨证论治是中医学的特色之一，是针对不同的人表现出不同的证，通过望、闻、问、切四诊合参，对收集的资料进行归纳、分析、总结，判断为某种性质的证，因证施法，因法选方用药。辨证是根据人的年龄大小、高矮肥瘦、体质差异、受邪情况、地理环境、四时不同等诸多因素，因人、因地、因时制宜，制定人体化的治疗方案，即"一人一证一方论"。

如同是感冒，年老阳衰见恶寒神疲者，为邪入少阴，宜麻黄附子细辛汤；年轻气盛见恶寒发热者为邪袭太阳，若汗出恶风脉缓者，宜桂枝汤；若头痛身痛，恶寒无汗而喘者，宜麻黄汤。故《伤寒论》曰："病有发热恶寒者，发于阳也；无热恶寒者，发于阴也。"

王琦教授将人的体质分为阳虚、阴虚、痰湿、瘀血、气郁、火热、气虚、血虚、气血两虚九种，分别阐述不同体质、感邪相同而出现不同的症状。同一种邪气感人，因体质不同，而出现不同的发病机制。如同感外邪，遇火盛或阴虚阳亢者，则入里化热；遇阳虚阴亢者，则入里化寒。同人同病在不同的区域、季节感邪不同，症状不同，治疗则异，如冬季感寒，多风寒感冒；夏暑梅雨季节多暑湿感冒；又夏季受空调冷风，多风寒感冒。

治疗应抓病机，病机不同，治疗则异。故有同病异治、异病同治之别，前者乃为同一种疾病，症状虽同，病机不同，则治法迥异；后者为虽疾病不同，症状不一，但病机相同，则治法相同。故《伤寒论》曰："观其脉证，知犯何逆，随证治之。"《素问·至真要大论》曰："谨守病机，各司其属，有者求之，无者求之。"治疗不拘于一法一方，法无定法，方无定方，有是证用是药，有一份病机便用一份本草，要因人、因时、因地制宜，针对具体病症，具体分析，真正做到"一人一证一方论"，方症相应，才能效如桴鼓。

第八节　论"寒热并用"

曾治疗一患者，男，42岁，2014年1月5日初诊。恶寒发热5天，咽干痛咳痰2天。患者5天前，因晨起雾行，感受风寒，即感恶寒发热，T：38℃，全身不适，服感冒冲剂，汗出症状缓解。次日恶寒发热复作，头痛，全身酸楚，咳嗽，咳黄白痰，咽干红疼痛，口微渴，心烦，纳差，舌尖红、苔薄白，脉浮。诊为风寒束表、郁而化热之感冒。治宜散寒解表、清解里热。方药：麻黄8g，桂枝10g，杏仁10g，炙甘草10g，荆芥10g，防风10g，苏叶10g，石膏20g，桔梗10g，薄荷10g，牛蒡子12g，紫菀15g，前胡10g。3剂，水煎2小时1服，服后覆被取小汗。两服后汗出，寒热头痛感冒症状明显减轻，三剂咳嗽咽痛，余症皆愈。此例感冒，正值隆冬，天气严寒，身居密室，空调取暖，腠理疏松，突感寒邪袭表，皮毛闭塞卫阳被郁，营阴郁滞，而致寒热头痛，全身不适。肺气不宣则咳嗽，汗出表邪未解，入里化热，则心烦口渴，上灼咽喉则咽痛。治疗寒温并用，外散其寒，内清其热而病愈。

又一患者，候某，男，32岁，2016年8月3日初诊。头痛，发热2天。前天晚餐，贪饮啤酒、食西瓜，夜间空调冷风未息，次日晨起即感头痛恶寒，恶心欲呕，继之发热，T：37.8℃，四肢酸楚，纳差，咽干，服感冒冲剂热稍退，余症不减，舌苔薄白腻，脉浮。诊为寒湿闭表，少阳不和之感冒，散寒除湿解表，兼和解少阳。方药：羌独活各10g，荆芥10g，防风10g，苏叶10g，白芷10g，藿香10g，半夏10g，陈皮10g，茯苓15g，甘草8g，川芎12g，柴胡12g，黄芩10g。3剂，水煎2小时1服，服后覆被取小汗。两服后汗出，头痛恶寒症状明显减轻，三剂后余症消失。该患者，夏日伤寒，寒湿闭表，卫阳被郁，则寒热头痛，影响于胃，胃失和降，则纳差呕逆，故用荆防羌独活之类解其表，二陈藿香和其里，柴芩清解郁热则愈。

以上二例，冬月感冒，夏月伤寒，兼寒热症状，则用药宜寒热并用，"有是证用是药"。"寒热并用"法为历代医家广泛应用，《伤寒论》为寒热并用之典范，在112方中，寒热并用者就有32方。如表寒里热的大青龙汤、桂枝二越婢一汤；寒热错杂、互结中焦的半夏泻心汤、生姜泻心汤、甘草泻心汤；上热中寒的栀子干姜汤；上热下寒的干姜黄芩黄连人参汤、黄连汤；寒热错杂、上热下寒的乌梅丸；表寒里热，湿热郁蒸发黄的麻黄连翘赤小豆汤；还有解表清里的表里双解散等，无不是寒热并用的代表方。又如治疗格阳证、戴阳证的通脉四逆加猪胆汁汤、白通加猪胆汁汤，加用咸寒之猪胆汁、人尿引阳药入阴，起反佐之功。故治疗不拘于某证某方，应遵循《素问·至真要大论》："谨守病机，各司其属，有者求之，无者求之。"审其寒热，把握病机，随证治之，而收明显疗效。

第九节 慢性肾病蛋白尿，脾肾同治显神效

慢性肾病为常见病、多发病，常见于慢性肾小球肾炎、IgA肾病、肾病综合征，其蛋白尿消除，甚为棘手，高社光老师从脾肾治疗，疗效独特。

一、生理病理

脾主运化、水谷精微和水湿赖脾气之升发，上归心肺，输布周身。若脾气虚弱，或脾阳不足，不能运化水谷精微，升降失司，清气不升，浊气不降，精微下泄而出现蛋白尿。肾主封藏，若肾气不足，精关不固，固摄失司，精微下泄，亦可致尿蛋白。脾肾常兼为病，脾虚水湿内停，升降失司，清浊不分，日久影响肾之气化；肾阳不足，气化失常，不能温煦脾土，湿浊不化，清浊不分；痰浊湿停，郁久化热，湿热蕴结，影响气机运行，气滞血瘀，可致湿浊瘀血内停，蛋白日久不消。故其病机核心是脾肾两虚为本，湿浊瘀血内停为标，脾肾两虚贯穿始终。据临床统计显示，约90%以上的慢性肾病，患者皆呈现出脾肾虚衰的证候，可见从脾肾论治，是治疗该病的关键。

脾气虚弱，可见神疲体倦，面色㿠白，面浮肢肿，纳差腹胀，少气懒言，舌胖嫩、苔白腻。肾气不足可见腰酸，膝软，水肿尿少，头晕乏力。阳虚者，兼见四肢不温，小便色白起沫；湿热者，兼见脘痞腹胀，心烦口渴，尿黄有沫大便不爽，舌红、苔黄腻，脉滑；血瘀者，兼见面色暗淡，肢肿，舌暗有瘀斑，尿蛋白日久不消等。

二、治　疗

该病治疗以健脾益气、补肾固摄为法则，自拟健脾益肾方为基本方：生黄芪30～60g，党参20g，炒白术20g，鹿衔草15g，怀山药20g，陈皮12g，大熟地黄30g，龟甲20g，菟丝子15g，覆盆子15g，金樱子15g，芡实15g，炙甘草12g，山茱萸15g，仙鹤草25g。

兼湿浊者，加石韦30～50g，土茯苓40g，萆薢15g；湿热者加黄柏15g，生薏苡仁30g，泽泻20g；热毒内盛加白花蛇舌草30g，蒲公英30g，金银花20g；瘀血者加益母草30g，桃仁10g，土鳖虫10g，酒大黄10g，水蛭10g，穿山龙15g；阴虚加女贞子15g，墨旱莲15g。

用药特色：尿毒素升高者，善用土茯苓、萆薢、酒大黄；健脾益气用黄芪、党参、炒白术、仙鹤草、鹿衔草；脾虚不固者，用炒薏苡仁、芡实、怀山药、连须；气虚不固用黄芪50～100g，配金樱子20～30g，茯苓配鹿角霜；肾虚不固用金樱子、覆盆子、菟丝子、山茱萸；清热解表用金银花、蒲公英、白花蛇舌草。水肿者加益母草、车前草。

常某，女，49岁，2016年3月21日初诊。下肢水肿3月，加重半月。患者下肢水肿3月，时轻时重，伴小便起沫，面色㿠白，纳差乏力，腰酸，舌胖嫩、苔白腻。生化检查正常，尿常规尿蛋白（+++）。诊为脾肾两虚之水肿，治以健脾益肾、利水消肿。方药：生黄芪45g，党参20g，炒白术20g，怀山药20g，石韦30g，土茯苓40g，陈皮12g，大熟地黄30g，覆盆子15g，金樱子15g，芡实15g，鹿衔草15g，益母草30g，仙鹤草25g，穿山龙15g。7服，水煎温服。

二诊（2016年3月28日）药后水肿减轻，仍腰酸，上方加杜仲15g，川续断15g，继服7服。

三诊（2016年4月4日）诸症明显减轻，经查尿蛋白（+）。继服7服尿蛋白消失。

第十节　论半夏秫米汤治疗失眠

失眠是最常见的睡眠障碍性疾病，随着人们生活节奏的日趋加快和生活压力的日益增大，失眠的发病率呈显著上升趋势，成为现代常见病、多发病之一。睡眠质量的好坏不仅影响到人们正常的工作、生活，同时也与多种疾病的发生、发展密切相关，睡眠质量已成为衡量人们生活质量高低的重要指标。

《内经》称失眠为"不得卧""目不瞑""卧不安""不寐"等。近年来，治疗失眠，虽在辨证的基础上，应用酸枣仁、夜交藤、合欢皮、茯神、远志、龙骨、牡蛎等方药，但疗效仍未理想，甚则无效，特别是顽固性失眠，治疗非常棘手。根据《内经》理论，采用加味半夏秫米汤治疗失眠，疗效明显增强。

一、睡眠的生理机制

睡眠的理论源于《内经》，人之寤寐与营卫之气的正常运行有关，是与自然界阴阳变化的节律相应的。卫气日行于阳经，则阳经气盛而主动，神动出于舍即寤，人精力旺盛充沛；卫气夜行于阴经，则阴经气盛而主静，神静入于舍即寐，人安卧目瞑熟睡。《灵枢·大惑论》云："夫卫气者，昼日常行于阳，夜行于阴，故阳气尽则卧，阴气尽则寤。"《灵枢·口问》亦云："阳气尽，阴气盛，则目瞑；阴气尽而阳气盛，则寤矣。"即睡眠是通过卫气的运行节律来进行调控的。《灵枢·营卫生会》云："营在脉中，卫在脉外，营周不休，五十而复大会，阴阳相贯，如环无端。卫气行于阴二十五度，行于阳二十五度，分为昼夜，故气至阳而起，至阴而止，夜半而大会，万民皆卧。"阐述了卫气运行规律，即平旦阴尽阳受气，卫气出于足太阳膀胱经之睛明穴，沿手足三阳经至阳跷脉，抵足心经内踝下，循阴跷脉上至睛明穴，白昼如此循环二十五周；傍晚阳尽阴受气，卫气出于足心，周流肾、心、肺、肝、脾五脏，黑夜如此循环二十五周，至次日平旦通过阴跷脉至于睛明穴，如此一昼夜运行五十周。但在夜半时与营气会合于手太阴肺经，即"夜半而大会"，并循环往复，如环无端。

二、失眠的病理机制

《内经》称失眠为"不得卧""目不瞑""卧不安""不寐"等。卫气行于阳则寤，行于阴则寐。若各种致病因素，影响卫气运行，使之不循常道，营卫失和，卫气滞留于阳经，夜晚不能尽行于阴经，即阳不能够入阴，就会导致阴分虚而阳偏盛，使人夜间仍处于像白天那样的兴奋状态而难以目瞑安寝，出现睡眠不安或失眠。《类证治裁不寐》曰："阳气自动而之静则寐；阴气自静而自动则寤；不寐者，病在阳不交阴也。"《灵枢·邪客》言："今厥气客于五脏六腑，则卫气独卫其外，行于阳不得入于阴。行于阳则阳气盛，阳气盛则阳跷陷，不得入于阴，阴虚，故目不瞑。"《灵枢·大惑论》亦言："卫气不得入于阴，常留于阳，留于阳则阳气满，阳气满则阳跷盛，不得入于阴则阴气虚，故目不瞑矣。"此"阴虚，故目不瞑"非指"阴虚"之概念，乃是卫气运行失常，阴阳不相交通，阳盛于外，阴虚于内之意。

青壮年人气血旺盛，气道通利，营卫和调，运行正常，故"昼精而夜瞑"；老年人气血衰弱，气道艰涩，营卫不和，故"昼不精，夜不瞑"；肥胖者"肠胃大则卫气行留久，皮肤湿分肉不解则行迟，留于阴也久，其气不清则欲瞑，故多卧矣"；而瘦人"其肠胃小，皮肤滑以缓，分肉解利，卫气之留于阳也久，故少瞑焉。"

从而得知，失眠虽说是由于人体气血、阴阳、脏腑功能失调所致，多从情志不遂、肝郁血虚、心脾两虚、心胆气虚、痰热内扰、饮食积滞、血瘀内阻、阴虚火旺、心肾不交等入手，但《黄帝内经》给我们的启示就是营卫不和，阴阳不交。正如叶天士云："不寐之故虽非一种，总是阳不交阴所致也。"

三、半夏秫米汤的立方依据

由于失眠是由于营卫失度、阴阳失和、阳不入阴而致，《内经》提出了具体的治则和方法。《灵枢·邪客》云："补其不足，泻其有余，调其虚实，以通其道而去其邪，饮以半夏汤一剂，阴阳已通，其卧立至。"所谓"通其道"者，谓祛除厥逆之邪气，开通阴阳交会之道路，使阴阳之气调和贯通，阳入于阴而寐。"此所谓决渎壅塞，经络大通，阴阳得和者也"。其用法"以流水千里以外者八升，扬之万遍，取其清五升煮之，炊苇薪，火沸，置秫米一升，治半夏五合，徐炊，令竭为一升去其滓，饮汁一小杯，日三，稍益，以知为度。其病新发者，复杯则卧，汗出则已矣；久者，三饮而已也"。故半夏秫米汤专为不寐而设，功效显著。具有补泻兼施、交通阴阳、和调营卫之效。但后世认为该方仅主治"痰湿内阻，胃气不和之失眠"，用于饮食不节，宿食停滞，"胃不和则卧不安"的失眠，如此则大大局限了半夏秫米汤的使用范围，也违于《内经》设本方的主旨。

半夏秫米汤由半夏、秫米二药组成，言简意赅，力专效宏。半夏辛温，多用于燥湿化痰、降逆止呕，而镇静安神之功源于其能交通阴阳。张学华认为，半夏辛厚苦轻，能升能降，升则通阳，降则归阴，有祛邪散结、协调脏腑、交合阴阳之功。无论在脏在腑，阴阳气血，虚证实证，均可收到定神安眠之效。半夏生长于夏至后，此时阳气虽盛，然阴气开始萌动，故能导盛阳之气交于阴分，使"阴阳已通，其卧立至"。陕西名医王幸福认为，半夏治失眠远胜于酸枣仁、夜交藤、合欢花之类。李时珍言半夏能除"目不得瞑"。张锡纯云："其用半夏，并非为其理痰，诚以半夏当夏半，乃阴阳交换之时，实为由阴入阳之候，故能通阴阳合表里，使心中之阳渐渐潜藏于阴，而入睡也。"秫米，别名粟米、黄米、小米等，甘凉益胃，养营阴而利大肠，调和半夏之辛烈，故能泄阳补阴、使阴阳调和。李时珍说："秫，治阳盛阴虚，夜不得眠，半夏汤中用之，取其益阴气而利大肠也，大肠利则阳不盛矣。"取其"流水千里以外，扬之万遍"，煎药能荡涤邪秽，调和阴阳，疏通下达。半夏、秫米合用，而助以甘澜水，使本方有通有补、有升有降，共奏补虚泄实、沟通阴阳、和利营卫之功。方中半夏用量较大，可用至30～60g，其疗效常与用量呈正相关。因药房不备秫米，今医多遵吴鞠通意，代之以薏苡仁、高粱米、浮小麦。

四、临床应用

凡临床上以失眠为主症，轻者每晚能睡2～3个小时，重者数日彻夜不眠，昼日神倦体乏，头晕纳减，甚至神志恍惚，即可用加味半夏秫米汤为基本方：半夏30～60g，薏苡仁30g，夏枯草15～30g，合欢皮15g，夜交藤30g，百合10～30g。半夏、夏枯草、夜交藤交通阴阳，使阳入于阴而寐，百合甘凉养阴，清心安神，可消半夏、薏苡仁辛燥之性。

加减：中医治病，贵在辨证，若兼他证者，应观其脉证，知犯何逆，随证治之。如胸痹而"不得卧"者，合瓜蒌薤白半夏汤；营卫不和，表虚不固者，合桂枝加龙骨牡蛎汤；肝脾不和，阴不敛阳者，合逍遥散、柴胡加龙骨牡蛎汤；痰热扰心，心神不安者，合黄连温胆汤；肝血不足者，合甘麦大枣汤、酸枣仁汤；肝郁血虚者，合四逆散、酸枣仁汤；心胆气虚者，合安神定志丸；肝火旺盛者，合龙胆泻肝汤；阴阳不足，虚热内扰心神，合二仙汤；六郁化火，扰及心神者，合越鞠丸；心肾不交者，合交泰丸；心脾两虚者，合归脾汤；心阴不足者，合天王补心丹；食滞胃脘者，合保和丸；瘀血阻滞者，合血府逐瘀汤或抵挡汤。

五、病 案

清代《吴鞠通医案》卷4记载："秀氏，23岁。产后不寐，脉弦，呛咳。与《灵枢》半夏汤。先用半夏一两不应，次服二两得熟寐，又减至一两仍不寐，又加至二两又得寐，于是竟用二两。服七八贴后，以《外台秘要》茯苓饮收功。"吴氏治失眠动则一两至二两，收效颇著。

病例1.宋某，女，41岁，2015年9月3日初诊。

主诉：失眠4年余，加重半年。

现病史：患者平素性情寡欲，4年前因夜间一次惊吓，而致精神错乱，夜不能寐，时轻时重，每遇心情不悦而加重。曾服安定、黛力新、安神补脑液、朱砂安神丸等药，疗效不显。近半年病情加重，每晚只能睡3小时左右，有时彻夜难眠，噩梦纷纭，妄言不断，烦躁不安，头晕健忘，纳差腹胀，目眶黯黑，月经量少、色暗有块、时有痛经。舌暗红、有瘀斑、苔薄白腻，脉弦。

中医辨证：阴阳不和、瘀血内阻、上扰神明之失眠。

治则：交通阴阳、活血化瘀、宁心安神。

方药：抵挡汤合半夏秫米汤加减。

处方：当归15g，赤芍15g，川芎12g，丹参20g，柴胡12g，枳壳12g，桃仁10g，土鳖虫10g，水蛭10g，酒大黄6g，半夏25g，薏苡仁30g，合欢皮15g，夜交藤30g，茯神30g，远志10g。

7剂，水煎温服，每日2次。

二诊（2015年9月10日）：夜眠达4～5小时，梦少，上方半夏加至35g。继服7剂。

三诊（2015年9月17日）：睡眠质量好转，月经来潮，量色正常，无痛经发作，舌瘀斑减少，上方去土鳖虫、水蛭、酒大黄，上方半夏加至45g。继服7剂。

四诊（2015年9月24日）：睡眠夜眠达5～6小时，无烦躁妄言，纳可，上方加甘麦大枣汤。继服7剂善后。

[按]"肝藏血，血舍魂"，患者性格内向，肝气不舒，因惊吓而致气血逆乱，阴阳不和，神不归舍，出现失眠，久病瘀血入络，气机郁结，血行不畅，肝血瘀阻，上扰心神，则失眠加重，烦躁妄言；瘀血内停，则月经量少色暗有块；肝郁胃气不和，则纳差腹胀。《医林改错》谓："夜不能睡，用安神养血药治之不效者，此方若神。"故方用抵挡汤加当归、赤芍、川芎、丹参活血化瘀调经；柴胡、枳壳理气；半夏、薏苡仁燥湿化痰、交通阴阳；合欢皮、夜交藤、茯神、远志安神舍魂则眠安。

病例 2. 周某，女，26 岁，2016 年 9 月 10 日初诊。

主诉：失眠 2 年，加重 1 月。

现病史：患者 2 年前因精神刺激出现失眠，时轻时重，曾服镇静药稍缓解，但停药又发，失眠渐及加重，多梦易醒，醒后再难入睡。1 个月前因情志不遂致失眠加重，每晚只睡 2～3 小时，甚则彻夜不眠，服镇静药艾司唑仑及酸枣仁汤、安神定志汤等疗效不显，伴郁闷不乐，纳差神疲，心烦意乱，口苦痰多，舌苔薄黄腻，脉弦滑。

中医辨证：肝胃不和、痰热扰心、心神不安之失眠。

治则：清热化痰，和胃安神。

方药：半夏秫米汤、黄连温胆汤合柴胡加龙骨牡蛎汤加减。

处方：法半夏 40g，薏苡仁 30g，夏枯草 15g，黄连 10g，竹茹 12g，枳壳 12g，陈皮 10g，茯神 30g，石菖蒲 12g，远志 10g，郁金 15g，合欢皮 15g，夜交藤 30g，黄芩 12g，柴胡 12g，栀子 10g，生龙牡 30g。

7 剂，水煎日 1 剂，晚饭前、临睡前各服 1 次。

二诊（2016 年 9 月 17 日）：药后无不适感，失眠改善，夜间睡眠已达 4 小时，饮食增加。继服上方 7 剂。

三诊（2016 年 9 月 24 日）：失眠、饮食明显改善，心烦咳痰消失，上方去栀子。继服 7 剂。

[按]《古今医统大全·不寐候》曰："痰火扰乱，心神不宁，思虑过伤，火炽痰郁，而致不眠者多矣。"患者长期情志不遂，肝脾不和，痰湿内阻，蕴久化热，痰热扰心，心神不安，而致失眠，反复不愈，胸闷不舒，心烦口苦。方用半夏秫米汤燥湿化痰，祛邪通道，交通阴阳。重用半夏燥湿化痰，合夜交藤交通阴阳，使阳入于阴而寐，合用夏枯草名"安睡方"（半夏配夏枯草治疗失眠，见《朱良春用药经验》一书），半夏、夏枯草均为辛散开结之剂，半夏长于开宣滑降，夏枯草兼能除热。盖半夏得至阴之气而生，夏枯草得至阳之气而长，两者相须为用，则交通阴阳，顺应阴阳变化规律，是阴阳配合之妙也。秫米性味甘凉，益阴而通利大肠，现代之以薏苡仁。用温胆汤清热化痰，竹茹

止呕除烦，枳实行气消痰，石菖蒲、远志、郁金、茯神、合欢皮化痰宁心安神，柴胡加龙骨牡蛎汤凉肝解郁、镇静安神。诸药合用，清热化痰，疏肝理气，和胃安神，痰去胃和则寐安。

病例 3. 赵某，女，50 岁。2015 年 4 月 6 日初诊。

主诉：失眠 3 年余。

现病史：3 年前，因工作紧张而出现失眠，经久不愈，月经渐少，至 48 岁经闭。近半年来，失眠加重，每晚只睡 3 小时左右，甚则通宵不眠，多梦健忘，心烦口干，烘热，动即汗出，乏力纳差，腰酸怕冷，下肢稍水肿。曾诊为更年期综合征，服西药及酸枣仁汤、知柏地黄汤、桂枝加龙牡汤，疗效不显。查其舌尖红、苔薄白腻，脉弦细滑。

辨证论治：阴阳不和、冲任不调之证。

治则：调理冲任，燮理阴阳。

方药：二仙汤加味。

处方：仙茅 12g，淫羊藿 15g，巴戟天 15g，当归 15g，黄柏 12g，知母 15g，附子 10g，桂枝 12g，茯苓 20g，白芍 12g，生龙骨 30g，生牡蛎 30g，炒酸枣仁 30g，合欢皮 15g，夜交藤 30g。

7 剂，水煎温服，每日 2 次。

二诊（2015 年 4 月 13 日）：药后心烦、烘热、汗出减轻，失眠如故，胸闷无食欲，苔薄白腻，脉细滑，乃脾虚痰湿，上方加清半夏 35g，薏苡仁 30g，炒神曲 15g。继服 7 剂。

三诊（2015 年 4 月 20 日）：睡眠明显改善，每晚能睡 5 小时左右，食欲增加。继服上方 7 剂。

四诊（2015 年 4 月 27 日）：睡眠已改善，余症皆除。继服 7 剂，善后。

[按] 该患者年逾 50 岁，经水已断，冲任空虚，天癸将竭，阴阳两虚，阴虚内热，热扰神明则不寐，心烦口干，烘热汗出；阳虚不能入阴则不眠，纳差乏力，腰酸怕冷，下肢水肿故用二仙汤温肾阳、补肾精、交心肾、调冲任，桂枝加龙牡汤温阳宁心安神，但用药后失眠如故，细思之，虽阴阳双补，需使阳入阴则寐，故加清半夏、薏苡仁、炒神曲交通阴阳，燥湿化痰，阳潜于阴则寐安。

六、谈半夏之应用

半夏有生半夏和制半夏两种，制半夏有清半夏、法半夏、姜半夏。清半夏长于燥湿化痰，姜半夏偏于降逆止呕，法半夏善和胃燥湿。牡丹江市名医王廷璋指出，《伤寒论》

方中半夏无一字提到法半夏、姜半夏，只是注有"洗"字而已，可见仲景方中半夏乃为生半夏。《中药学》中注有半夏有毒，乃指人服生半夏粉可发生口腔、咽喉及消化道麻木、肿痛、流涎张口困难腹痛呕吐等。但汤剂则不然，经过水煎，其辛辣成分消失，而其药理作用依然如故。陶弘景说："凡用以汤剂洗十许过令滑尽，不尔有毒，戟人咽喉。"何绍奇也说：生半夏有毒，是指用它生嚼，或用丸、散、粉剂，表现为口腔及咽喉黏膜烧灼感或麻辣感，胃部不适，恶心胸闷，有的可出现腹泻。但以生半夏作煎剂，无论加生姜与否，只要煎足 1 小时，其有毒成分可被破坏。若见上述症状者，可嚼生姜一二片，或含一勺白糖，即可消除。王幸福说：生半夏有毒，先煎 30 分钟可消除其毒性，若重用 30～60g，以先煎 1 小时为宜。制半夏无毒，可用大剂量，不必先煎。若顾虑到半夏炮制不规范而可能残存毒性，则在用大剂量（30g 以上）时不妨先煎 30 分钟，以防万一。半夏取效的关键是用量：燥湿化痰 6～10g，降逆止呕 15～20g，镇静安神必用 30～60g。凡阴虚火旺、精血亏虚者，应慎用，或用清半夏。

第五章 临证经验

病案 1 三叉神经痛

刘某某，女，76 岁，2015 年 10 月 27 日初诊。

主诉：右面部三叉神经痛 5 年，加重 1 个月。

现病史：患者 5 年前无明显诱因，出现右面部三叉神经痛，间断发作，时轻时重，始服卡马西平有效，继服效减，1 年前曾在医院行三叉神经阻滞术，未能根除。近 1 个月疼痛剧烈，不能触及，张口、吞咽困难，两个月体重消瘦 5kg，能寐，痛苦难堪，靠注射哌替啶、吗啡维持，欲去北京行开颅手术治疗，后有人介绍，请我诊治，用巾遮面，遇风、热刺激痛甚，情志郁闷，烦躁易怒，舌暗红、苔薄白腻，脉弦。

中医辨证：风阳上扰、痰瘀阻络之证。

治则：疏风通络化痰，潜阳活血止痛。

方药：滋生清阳汤加减。

处方：炒白芍 35g，生地黄 20g，炙甘草 10g，川芎 15g，钩藤 15g，菊花 12g，蔓荆子 12g，葛根 20g，桃仁 10g，红花 10g，天麻 15g，白附子 9g，白僵蚕 12g，全蝎 10g，蜈蚣 2 条，金钱白花蛇 1 条，栀子 10g，石决明 30g，磁石 30g，制乳没各 6g。7 剂，水煎温服，每日 1 剂。

二诊（2015 年 11 月 3 日）：疼痛明显减轻，未用哌替啶，张口、吞咽无碍。继服上方 7 剂。

三诊（2015 年 11 月 10 日）：疼痛愈其大半，情绪改善，余症消失，睡眠差。上方去栀子、制乳没，加炒酸枣仁 30g，夜交藤 30g，茯神 30g。继服 7 剂。

四诊（2015 年 11 月 17 日）：面部偶发触痛，睡眠改善。继服上方 10 剂，善后。

[按] 三叉神经痛多为风痰上扰、闭阻脉络而致，不通则痛，面部疼痛持续不减，甚者不能触摸，张口困难，久则气郁化火，则郁闷心烦。方中炒白芍、生地黄滋养肝

血，配甘草缓急止痛，钩藤、菊花、蔓荆子、葛根、川芎疏风清热，白僵蚕、白附子、天麻化痰通络，石决明、磁石滋阴潜阳，桃仁、红花、赤芍、制乳没活血止痛，全蝎、蜈蚣、金钱白花蛇搜风通络止痛，金钱白花蛇为其要药，止痛尤著。

病案 2　湿热阳痿

李某，男，38 岁，2015 年 11 月 10 日初诊。

主诉：阳痿不举半年余。

现病史：患者体胖，嗜食烟酒厚味。半年前无诱因，自觉同房时力不从心，继之阳痿不举，伴下肢酸软，口干苦，纳差，身重嗜睡，大便黏腻不爽，小便黄赤，阴部潮湿，曾服补肾壮阳药无效，舌红、苔黄腻，脉滑细。

中医辨证：湿热下注，筋脉纵驰。

治则：清利肝胆湿热。

处方：龙胆草 10g，炒栀子 15g，泽泻 10g，车前子 15g，当归 10g，柴胡 10g，生地黄 10g，甘草 8g，苍术 12g，黄柏 12g，薏苡仁 30g，川牛膝 15g，通草 8g，滑石 15g，蜂房 10g。7 剂，水煎温服，每日 1 剂。并嘱戒饮酒，少肥甘，节晚餐。

二诊（2015 年 11 月 17 日）：药后二便好转，晨勃功能稍改变。继服 7 剂。

三诊（2015 年 11 月 24 日）：晨勃时间延长，余症明显减轻，舌苔薄白腻，脉滑。上方去炒栀子，加蜈蚣 1 条，淫羊藿 12g，巴戟天 10g。继服 7 剂。

四诊（2015 年 12 月 1 日）：性功能明显改善。继服 7 剂，善后。

[按] 阳痿一证，病因病机较为复杂，历代医家多因命门火衰而致，治疗上多用温补肾阳法，致病情加重者屡见不鲜。此患者素喜肥甘，以酒为浆，湿热蕴结下焦，筋脉纵驰而痿。故叶天士谓："更有湿热为患者，宗筋必驰而不坚举。"此证妄投温补，无异于抱薪救火，助纣为虐。治宜清热利湿，方用龙胆泻肝汤加减，蜂房、蜈蚣为通阳起痿之药，湿热已除，加助阳之品，则阳举而愈。

病案 3 命门火衰之阳痿

杨某，男，45 岁，2016 年 5 月 15 日初诊。

主诉：阳痿不举半年。

现病史：常出车在外，纵欲无度，半年前阳痿不举，或举而疲软，难以完成性交，伴头晕目眩，面色苍白，神疲畏寒，腰酸软，早泄，自服海狗丸、金刚丸、肾宝等，效果不佳，舌淡苔白，脉沉细。

中医辨证：肾精亏虚，命门火衰。

治则：温肾补精，壮阳起痿。

处方：熟地黄 15g，菟丝子 20g，杜仲 10g，枸杞子 20g，巴戟天 12g，淫羊藿 12g，仙茅 10g，山茱萸 15g，黄精 10g，附子 6g，阳起石 20g，柴胡 12g。7 剂温服，每日 1 剂。

二诊（2016 年 5 月 22 日）：药后身暖，神疲眩晕改善。继服上方 7 剂。

三诊（2016 年 5 月 29 日）：阳痿症状稍改善，余症明显减轻。上方加九香虫 5g，蜈蚣 2 条，蜂房 10g。7 剂，继服。

四诊（2016 年 6 月 5 日）：阳痿明显改善，余症悉除。继服上方 7 剂。

五诊（2016 年 6 月 12 日）：阳痿消失，服五子衍宗丸善后。

[按] 患者纵欲无度，房劳伤肾，精气亏虚，肾阳亏乏所致阳事不举。张介宾《景岳全书》所说："凡男子阳痿不起，多由命门火衰，精气虚冷……火衰者十居七八。"头晕目眩，面色苍白，神疲畏寒，腰酸早泄，为肾阳亏虚之症。方中巴戟天、淫羊藿、仙茅、附子、阳起石补肾阳、起阳痿；熟地黄、枸杞子、黄精、山茱萸、黄精补肾精，起"善补阳者，必阴中求阳"之效。九香虫、蜈蚣、蜂房为通阳起痿之品，故诸药合用，其效显著。

病案 4 口腔溃疡

郑某，女，54 岁，2016 年 10 月 2 日初诊。

主诉：反复口腔溃疡 1 余年，加重半月。

现病史：患者 1 年前无明显诱因出现口腔溃疡，此起彼落，反复不愈，逢食辛辣酸咸及过热刺激食品，溃疡疼痛加剧，甚者不能饮食，曾服华素片、西瓜霜、维生素 B_2 及中药治疗，疗效不显。伴眠差多梦、心烦、纳差、大便黏滞不爽、尿黄。查见舌边有两处溃疡，唇内一处溃疡、底白周红、舌尖红、苔薄黄腻，脉弦细。

中医辨证：虚火上炎，兼有脾湿。

治则：除湿清热，潜降虚火。

处方：苍术 15g，茵陈 20g，藿香 10g，黄连 10g，肉桂 5g，黄柏 15g，砂仁 15g，生甘草 15g，龟甲 20g，生地黄 15g，天冬 20g，太子参 15g，胡黄连 15g。7 剂，水煎温服，每日 1 剂。嘱忌食辛、辣、咸食物。

二诊：药后溃疡面缩小，疼痛减轻，饮食增加，大便改善。上方去苍术、藿香。继服 7 剂。

三诊：溃疡愈合过半疼痛已消，睡眠改善。继服上方 7 剂。

四诊：溃疡已愈合，别无不适，嘱服六味地黄丸半月，巩固疗效。

[按] 该患者肾阴不足，虚火上炎，与脾虚湿热上蒸，交融于口，则见口腔溃疡，反复发作。上方用苍术、茵陈、藿香健脾除湿，三才封髓丹滋阴降火，重用龟甲，少用肉桂能引火归元，导龙入海，黄连、肉桂合用又能降心火，蒸肾水，心肾相交，溃疡则愈。

病案 5　手足心汗出

申某，女，27 岁，2015 年 12 月 8 日初诊。

主诉：手足心汗出 1 年余，加重 1 个月。

现病史：1 年前因剖宫产术后感冒，经治疗感冒已愈。后自感手足心汗出，日渐加重，查阅曾用玉屏风散及龙牡温阳固摄之品，疗效不显。近月来，因手足心汗出，常备手绢，甚至滴水成珠，腋下汗出，伴四肢四季不温，面色㿠白，怕冷，腰酸乏力神疲，多梦烦惊，口干，舌淡红、苔薄白，脉细。

中医辨证：真阳虚衰，营阴外泄之自汗。

治则：温补真阳，敛阴和营。

处方：制附子 15g，干姜 10g，党参 20g，黄芪 30g，仙鹤草 30g，淫羊藿 15g，金樱子 15g，山茱萸 25g，麦冬 15g，五味子 10g，桂枝 12g，白芍 20g，炙甘草 9g，大枣

12g，煅龙骨 30g，煅牡蛎 30g，浮小麦 30g，茯神 30g。7 剂，水煎温服，每日 1 剂。

二诊（2015 年 12 月 15 日）：药后汗出减少，手足转温。继服 7 剂。

三诊（2015 年 12 月 22 日）：汗出明显减少，已无腰酸神疲，睡眠可。上方去淫羊藿、金樱子、茯神，加细辛、通草。继服 7 剂。

四诊（2015 年 12 月 29 日）：手足已无汗出，四肢转温，余症消失，嘱服金匮肾气丸半月善后。

[按] 该病汗出日久，伤阳损阴，久病及肾，阳愈伤则不固，汗液自出，真阳衰微，则腰酸神疲，不能温煦四肢，则不温畏寒，面色㿠白；阴液不足，则多梦烦惊；舌淡红、苔薄白，脉细，为阳虚阴衰之象，方中用四逆汤温补真阳，淫羊藿、金樱子、山茱萸温阳止汗，麦冬、五味子敛阴和营，党参、黄芪、仙鹤草益气固表，桂枝汤合生龙牡小麦调和营卫、固表止汗。诸药合用，温阳敛阴、益气固表止汗。

病案 6　湿热中阻致胃凉

孙某，男，65 岁，2015 年 3 月 26 日初诊。

主诉：胃脘冰凉感 2 年，加重 3 月。

现病史：患者 2 年前因夏季饮啤酒，漏风而睡后感冒腹泻，经治疗已愈。之后经常感胃凉胀满，食后不消。近 3 个月因食肉食加重，胃脘冰凉感，须喝大量开水或饮少量酒缓解，畏寒，脘腹胀满，不思饮食，大便黏滞不爽，咽干口渴，舌红、苔白腻，脉滑。

中医辨证：湿热内蕴、阳郁气滞、中焦失温。

治则：清热燥湿，通阳温中。

处方：苍术 15g，厚朴 15g，陈皮 12g，茯苓 20g，半夏 10g，草果 8g，藿香 10g，苏叶 12g，木香 8g，黄连 8g，黄芩 10g，车前子 15g，炒谷麦芽各 15g，炒神曲 15g。7 剂，水煎温服，每日 1 剂。

二诊（2015 年 4 月 2 日）：药后胃凉感减轻，大便改善。上方去车前子，继服 7 剂。

三诊（2015 年 4 月 9 日）：胃凉感等症状明显减轻，饮食改善。上方去黄芩，改黄连 6g。继服 7 剂。

四诊（2015 年 4 月 16 日）：诸症消失，嘱其服香砂养胃丸半月善后。

[按] 该患者贪饮凉饮，阻遏胃阳，水湿内停，郁久蕴热，湿热阻滞，阳气不能温中则胃脘冰凉胀满，饮食不消；湿热下注则大便黏滞不爽。方中平胃二陈汤燥湿除满，草果、藿香、苏叶温中燥湿，黄连、黄芩、车前子清热燥湿，诸药合用，湿热除、阳气通，诸症消。

病案 7　痛　风

病例 1. 曹某，男，58 岁，2016 年 9 月 12 日初诊。

主诉：左拇趾红肿疼痛 2 个月余，加重 10 天。

现病史：2 个月前出现左拇趾稍红，疼痛，继之红肿，疼痛加重。曾用消炎药治疗，症状不减。近 10 天疼痛加剧，甚至不能触及、穿鞋，足背部红肿发热，右足拇趾也稍红肿疼痛，小便黄赤，大便不爽，经查血尿酸 620μmol/L，确诊为通风，曾服秋水仙碱、苯溴马隆等药无效。舌红、苔黄腻，脉滑。

中医辨证：湿热蕴滞、脉络不通之痛风。

治则：清热利湿，活血止痛。

处方：苍术 15g，黄柏 15g，生薏苡仁 30g，川牛膝 15g，土茯苓 50g，萆薢 15g，威灵仙 20g，虎杖 15g，羌活 10g，独活 10g，木通 8g，防己 15g，木瓜 15g，槟榔 12g，赤芍 15g，桃仁 10g，连翘 15g，没药 8g，忍冬藤 30g。7 剂，水煎温服，每日 1 剂。

二诊（2016 年 9 月 19 日）：足拇趾红肿疼痛，明显减轻，右足症状消失。继服 7 剂。

三诊（2016 年 9 月 26 日）：双足症状全无，查血尿酸 390μmol/L。上方去没药。继服 7 剂，善后。

[按] 痛风，多因饮食肥甘，醇酒炙煿，湿热下注，瘀阻脉络而致足部肿红热痛，方中四妙散清热利湿，木瓜、羌独活、槟榔、忍冬藤利湿通络，土茯苓、萆薢、威灵仙为治痛风之效药，赤芍、桃仁、虎杖、没药活血化瘀、消肿止痛，诸药合用，共奏清热利湿泄浊、活血通络治痛之效。

病例 2（跟路师伺诊）. 陈某某，男，29 岁，已婚，2003 年 5 月 31 日初诊。

主诉：周身关节疼痛，反复发作 3 年，加重 3 天。

病史：患者自 3 年前左足踝关节突发肿痛，夜间痛甚，需服芬必得、百服宁止痛。此后足踝、肘、膝关节游走性疼痛反复发作，时感周身重滞不舒，与气候变化有明显关系，常于劳累、饮食不慎时发作。

现病史：3 天前左膝关节肿痛，色红，皮温高，不能行走。观面部及前胸有散在性暗红色结节。纳食尚佳，但时有腹胀、大便溏薄，睡眠因关节肿痛而不安。舌质暗、苔薄黄而腻，脉沉涩。检查（2003 年 6 月 11 日）：甘油三酯：3.52mmol/L，尿酸：9.1mg/dL（↑），GOT：58（↑），GPT：81（↑），转肽酶：66U/L，CRE：1.40g，尿常规：微量蛋白。

病因病机：脾虚湿盛，郁久化热，湿热阻滞，肾气不足之候。

中医诊断：痛风。

西医诊断：痛风性关节炎。

中医辨证：①脾虚湿盛；②郁久化热，湿热阻滞；③肾气不足。

治则治法：健脾祛湿，清热，助阳化气。

方药：藿朴夏苓汤方。

处方：苏叶 10g（后下），藿荷梗各 10g（后下），炒苍术 15g，炒薏苡仁 30g，炒杏仁 10g，厚朴花 12g，土茯苓 18g，泽泻 12g，山慈姑 10g，益母草 10g，防风 12g，防己 12g，萆薢 15g，豨莶草 15g，益智仁 9g（后下），砂仁 6g（后下）。7 剂。

二诊（2003 年 6 月 7 日）：服药后关节疼痛明显缓解，红肿已消，胸背疼痛症状减轻，现仍感关节乏力、僵涩，纳谷尚馨，脘闷腹胀，睡眠尚安，大便溏薄，小便短黄。舌质暗红、苔薄黄、根腻，脉沉细而涩。药已见效，湿热始去。既见效机，治宗上法。

处方 1：苏荷梗 10g（后下），姜半夏 10g，厚朴 10g，桃杏仁各 10g，炒薏苡仁 10g，炒苍术 15g，泽泻 12g，防风 10g，防己 10g，大腹皮 12g，茯苓 20g，砂仁 6g（后下），炒枳实 15g，山慈姑 10g，车前子 15g（布包），萆薢 15g。14 剂，水煎服，每日 1 剂。

处方 2：防风 15g，防己 15g，当归 12g，炙乳没各 6g，山甲珠 10g，络石藤 10g，地肤子 20g，忍冬藤 15g。14 剂，水煎洗患处，每次 1 小时，每日洗 2 次。

三诊（2003 年 6 月 22 日）：药后膝关节红肿疼痛已除，唯站立久则疼软，纳可，大便时溏。舌体胖、舌尖红、苔薄白，脉沉滑。湿热阻滞之势减缓，脾虚湿困之象明显。治以健脾祛湿、疏风通络。处方：太子参 15g，炒苍术 12g，炒薏苡仁 20g，炒杏仁 10g，厚朴花 12g，姜半夏 10g，土茯苓 20g，砂仁 6g（后下），萆薢 15g，防风 12g，防己 12g，山慈姑 10g，青风藤 15g，首乌藤 15g，益母草 15g，虎杖 15g，牡丹皮 10g。14 剂。

四诊（2003 年 7 月 5 日）：近两日因加夜班工作紧张，饮食不周，痛风复发，初感左腿乏力，关节活动不利，夜间开始疼痛，左膝关节微红肿，发热，汗出。饮食尚可，入睡困难、夜寐多梦。大便溏薄，每日 1～2 次，腹胀，小便黄。舌边红、有齿痕、苔薄黄，脉沉滑小数。脾主肌肉四肢，劳倦伤脾，"饮食自备肠胃乃伤"。脾胃失运，湿热内蕴，阻滞经脉筋骨。治宜清热利湿、通络止痛。处方 1：苏叶 10g（后下），炒薏苡仁 30g，炒杏仁 10g，土茯苓 20g，薄荷梗 10g（后下），炒苍术 15g，黄柏 10g，泽泻 15g，防风 10g，防己 10g，山慈姑 10g，青风藤 15g，益母草 12g，益智仁 9g（后下），厚朴花 12g，牡丹皮 10g，虎杖 15g。14 剂。处方 2 茶饮方：太子参 10g，炒薏苡仁 30g，赤小豆 30g，厚朴花 12g，玫瑰花 20g，玉米须 40g。上药水煎，代茶饮，10 剂。处方 3 外洗剂：防风 15g，防己 15g，当归 12g，炙乳没各 6g，络石藤 20g，忍冬藤 15g，山甲珠 10g。6 剂，2 日 1 剂，每次洗 1 个小时，每日洗 2 次。

五诊（2003 年 7 月 22 日）：药后，左膝关节痛风发作已明显缓解，红肿见消，唯右腿沉重，腘窝处尚肿痛，纳食谷尚可，时有腹胀，晨起即便，不成形，每日 1～2 次。舌胖、质暗红、苔薄黄，脉沉弦小滑。湿热少见分解，而湿邪尚盛。治宜健脾祛湿、清热通络。处方 1：生黄芪 15g，炒白术 12g，茯苓 18g 泽泻 10g，络石藤 12g，豨莶草 12g，萆薢 15g，防己 15g，桃杏仁各 10g，炒薏苡仁 20g，松节 15g，青风藤 15g，草豆蔻仁 8g（后下），忍冬藤 20g，地龙 12g，车前草 15g。5 剂。处方 2 茶饮方：太子参 10g，炒薏苡仁 30g，赤小豆 30g，厚朴花 12g。10 剂。处方 3 外洗药：玫瑰花 20g，玉米须 40g，络石藤 20g，青风藤 30g，豨莶草 20g，马鞭草 20g。水煎后，先熏后洗。

六诊（2003 年 8 月 5 日）：关节肿痛已消，唯站立久，无力而有紧缩感，胃脘不适已除，纳可，大便晨起 1 行。舌胖暗有齿痕、苔薄黄且腻。湿热见清而湿阻之象明显。治宜益气健脾、疏风通络。处方 1：生黄芪 20g，云茯苓 18g，炒薏苡仁 20g，泽泻 10g，苍白术各 10g（炒），青风藤 15g，络石藤 15g，萆薢 15g，桃杏仁各 10g（炒），鹿衔草 12g，松节 15g，防己 12g，忍冬藤 15g，车前草 15g，砂仁 6g（后下），全虫 4g。20 剂。处方 2 外洗药：络石藤 20g，忍冬藤 20g，豨莶草 20g，防己 15g，桑枝 30g，马鞭草 20g。煎后先熏后洗，20 剂。

七诊（2003 年 9 月 6 日）：3 天前右肘关节肿痛，皮色暗红，微热，夜间加重。疲劳，纳尚可，寐多梦。大便不成形、黏滞不爽、每日 1～2 次，口微渴，小便黄。舌体胖、苔薄黄，脉细滑。原有痛风，内有湿热，又外受风湿，内外相引，痹阻肌肤而成。

治宜疏风通络、健脾利湿、清热通络。处方1：羌活10g，桑枝20g，秦艽12g，威灵仙10g，片姜黄10g，海桐皮12g，赤白芍各12g，土茯苓20g，炒苍术12g，炒薏苡仁20g，黄柏10g，牡丹皮10g，益母草12g，山甲珠9g，青风藤15g，防己12g。12剂。处方2代茶饮：生薏苡仁30g，金钱草20g，忍冬藤20g，六一散20g（包），砂仁4g，芦根20g，玉米须15g，白茅根20g，络石藤30g。2天1剂，6剂。

八诊（2003年9月20日）：药后诸症消失。唯右臂屈伸尚不利，寐纳尚可。大便不成形、每日1～2次，小便调。舌质淡、苔白腻，脉细沉小弦。药证相合，痛风见缓，病势有减。仍以健脾祛湿、祛风通络。处方1：生黄芪15g，桑枝20g，秦艽10g，威灵仙10g，片姜黄10g，防风12g，防己12g，络石藤15g，土茯苓20g，萆薢15g，晚蚕沙15g（包），炒苍术12g，黄柏10g，豨莶草12g，益母草12g，红花9g，醋香附9g。12剂。处方2代茶饮：砂仁改为6g，10剂。

九诊（2003年10月7日）：药后痛风未发作，大便不成形，每日1～2次，近日鼻尖红痒，爪甲色暗。舌胖淡、边有齿痕、苔薄白而腻，脉细数。化验尿酸等各项指标均在正常范围。湿热之象已减，气虚之象显露。治以健脾燥湿、益气活血、疏风通络，佐以清热。处方：党参10g，生黄芪20g，炒苍术12g，泽泻12g，炒薏苡仁20g，川萆薢15g，晚蚕沙包15g，土茯苓20g，山慈菇10g，虎杖12g，首乌藤18g，防风10g，防己10g，益母草15g，鸡血藤12g，青风藤15g，络石藤15g。12剂。

随访（2004年12月16日）：守上方又进30剂，痛风未复发。嘱患者注意饮食宜忌。至今未复乏。

诊疗效果评价：有效。

[按] 本案患者形体丰腴，痰湿素盛之质，平素嗜食生冷、膏粱厚味，损伤脾肾，纳化失健，肾气不足，分清泌浊失职。且工作紧张，常加夜班，缺乏运动，则湿浊内生，加之肥人多气虚，风湿之邪又乘虚而入。风为阳邪喜动，湿为阴邪重浊，内外相合，久羁生热，痹阻经脉肌肉，蓄并骨节之间，故见肘、膝、足踝关节游走性疼痛，周身重滞不舒。湿热蕴结膀胱，气化不利，则见小便短黄；湿热阻滞大肠致便溏或黏滞不爽。其治法采取中医内服外洗综合疗法以芳化、畅中、淡渗三法，仿三仁汤、藿朴夏苓汤加减内服，调理脾肾功能。"外用之法即内治之理"，外洗直接作用于局部，使药物直达病所，以提高疗效，至第五至六诊痛风明显缓解，红肿见消。标证稍缓之后，而气虚之象显露，故加重黄芪、苍白术、砂仁以益气健脾温中之力，除七诊又受风湿而用疏风通络、健脾祛湿外，8月9日诊，路老始终以益气疏风、健脾祛湿、活血通络为治。盖取前人"治风先治血，血行风自灭"之意，迭治九诊，三年之痛风，得以初步缓解。

病案 8 呃 逆

病例 1. 白某，女，68 岁，2003 年 12 月 16 日初诊。

主诉：呕吐 3 个月。

现病史：因雨后路滑摔到致呕吐 3 个月，经多家县级医院治疗病情加重，CT 检查未见异常，转某市中心医院住院，磁共振检查未见占位性器质性等病变，经检查全身除有轻度浅表性胃炎外各项指标均正常，经观察治疗 25 天病情加重，病危（其间院方下了两次病危通知单），出院，特求中医治疗。其不能饮食，水点滴不能入，口黏唇干，两目无神，声音低微，身体曲蜷在床，瘦得皮包骨头（病前人高体胖），大便六七天未行，舌偏暗、苔黄厚腻糙，脉细弦，重按有根，知能治。

中医辨证：冲胃之气上逆。

治法：镇气降逆。

方药：自拟赭夏降逆汤加减。

处方：代赭石 60g，半夏 20g，竹茹 9g，党参 15g，神曲 12g，麦芽 12g，山楂 12g，鸡内金 12g，天冬 12g，甘草 6g。水煎服。1 剂。

医嘱：一剂喝完再拿，约 4.5 天时间喝完 3 剂。

二诊（2003 年 12 月 21 日）：服药 3 天后已能饮少量的水，饮水后已不吐，但只能慢慢地饮，饮急了吐；5 天能吃流食，未大便，稍有精神，无力。上方改代赭石 30g，党参 20g，加当归 12g，枳壳 9g，厚朴 9g。又服 7 剂而愈，自此已能吃喝，唯有身体还虚弱因苦于吃药而停药赡养。

[按] 本例平素体格健壮、摔倒致冲气上冲、夹胃气上逆致呕吐不止；方中代赭石、半夏镇冲降逆，为防气虚以党参补之，三仙、鸡内金以消其食运化脾胃，以竹茹、天冬清热，当归、枳壳、厚朴、白芍养血调气，甘草缓和药性。全方逆降气平食消而愈。

病例 2. 梁某某，女，53 岁，2006 年 4 月 20 日初诊。

主诉：呃逆连连 7 ～ 8 个月。

现病史：7 ～ 8 个月来呃逆反复发作，醒后即作，寐时停止，咽有物阻，大便溏，每日 1 次。舌淡暗、胖、颤、舌中斜沟、苔白厚，脉细滑。

中医诊断：呃逆。

中医辨证：肝肾脾胃阴虚，血瘀，湿阻气机。

处方：代赭石 60g（先煎），旋覆花 15g（包），干石斛 30g，生姜 12g，半夏 6g，青皮 9g，草豆蔻 9g，公丁香 3g，麦冬 9g，天花粉 15g，天麻 12g，延胡索 15g，生白术 30g。4 剂，水煎服。

二诊（2006 年 4 月 24 日）：药后症减，脘痞，呃逆略减，乏力，咽如物阻，舌淡、暗、颤、舌中余纹、苔白略厚，脉细滑。辨证为脾肾阴虚、脾胃虚、血瘀、肝气阴虚、湿阻气机。上方改代赭石 90g，延胡索 30g，天花粉 30g，加紫苏叶 9g，厚朴 6g，没食子 6g。

三诊（2006 年 5 月 15 日）：症减，呃逆耳减，咽如物阻，略痒，右骶骨痛，舌淡、暗、胖、苔白厚、根黄，脉滑。辨证为肾肺气虚、肝郁湿阻血瘀、肝胃失和。上方加柿蒂 9g，姜黄 6g，炒栀子 9g，生牡蛎 30g。

[按] 本证呃逆连连七八个月，久病则虚、病久则瘀，必忧愁思虑、积劳积郁、寒热错杂，用旋覆代赭汤加减。方中代赭石、旋覆花、生姜、半夏、公丁香降逆止呃；舌胖、便溏脾虚也，重用白术。青皮、草豆蔻和白术行气健脾，石斛、天花粉、麦冬养阴益胃。患者醒后作呃逆、咽有物阻，舌暗，乃肝郁血瘀，以天麻、延胡索治之，取天麻镇静祛风通络之功。二诊呃逆略减加重代赭石用量以降呃逆，舌暗脘痞加延胡索、厚朴，紫苏叶、厚朴和生姜、半夏（名半夏厚朴汤）治疗咽如物阻，没食子涩肠。三诊加柿蒂和公丁香、生姜名丁香柿蒂汤以治呃逆，加姜黄和延胡索治骶骨痛，舌根黄加炒栀子清热，加生牡蛎散咽阻之结。全方共用降逆气、止呃逆、健脾胃、补阴清热。

病案 9 阳虚腿肿

夏某，女，60 岁，身材瘦小，面色暗黄。

主诉：近日上下眼睑肿，小腿肿，特别是小腿感觉痛僵硬不舒服，按之没指。

现病史：有高血压病史，没有用药，此刻测量却在正常范围，心脏自觉没有不适，吃饭、大小便尚可。舌淡白、苔白腻，脉象双寸尺细弱关弦，其职业有长期受风寒侵袭和熬夜的环境，工作比较辛苦。

方药：真武汤合当归芍药散合鸡鸣散加减。

处方：附子 10g（另包先煎），白芍 12g，白术 15g，茯苓 20g，生姜 4 片，甘草 5g，当归 15g，川芎 10g，泽泻 12g，苏叶 15g，陈皮 10g，吴茱萸 7g，槟榔 15g，桔梗

10g，生薏苡仁 20g，木瓜 15g，山茱萸 15g，桂枝 5g，生麻黄 2g。4 剂，水煎服，每日 3 次。

二诊：四剂后来诊曰，喝完后腿发热，感觉有一股热气从大腿走到脚底，腿也没有以前僵硬了，也不肿了。但还怕冷，腿已经不凉了，上下眼睑亦不肿了，唯有干一天活后，踝关节处有一点痛和肿，要求再服几次药。诉说近几日口苦，于是去上方生薏苡仁、桂枝，加柴胡 12g，龙胆草 3g，又开 2 剂。十余天后回访说只吃了一次药就诸症状消失，剩下一剂药未服。

[按] 此人有高血压病史，眼睑、小腿肿，怀疑系高血压导致的肾系疾病，建议先去做相关检查，但老人不允许，要求先用中药试试。症因怕冷，舌淡、苔白腻，中医诊断为阳虚水泛、经络瘀阻，不通则痛，不行则肿，故用真武汤温阳化水、辛温散寒。水肿多有水和血的矛盾，所以用当归芍药散解决血与水的矛盾，最后又加入了行气降浊、化湿通络、治疗足胫肿无力的鸡鸣散，三方合用，收到理想效果。

病案 10　头　痛

病例 1. 张某某，女，52 岁，2005 年 6 月 26 日初诊。

主诉：阵发性两头角疼痛 10 余年。

现病史：十余年前因郁怒而致两侧头角疼痛，左右交替发作，每因劳累或郁怒而发作或病情加重，发病时疼痛难忍。曾在北京多家医院检查诊断为"血管神经性头痛""偏头痛"，病情时轻时重，每月仍发作约 15 天，经中西药物治疗终未能根治。刻诊见：近日因心情不好，而两侧偏头痛加重，时左时右，交替发作，疼痛难忍，每次发作 30～50 分钟，每日发作 5～10 次。伴见胸闷不舒，咽部不利，有异物感，咯之不出，吞之不下，口苦咽干，鼻内痛，心烦易怒，恶心，纳欠馨，失眠多梦，两鼻孔内均有小疖肿，咽部充血明显，有小虑泡，舌暗红、苔薄白，脉弦细。

查体：头部磁共振、CT、脑电图检查未见异常。颈颅多普勒检查示：血管紧张性头痛。

病因病机分析：郁怒伤肝，肝气郁滞，郁久化火；胆附于肝，胆属少阳，少阳经枢不利，头角为少阳经循行之处，胆火随少阳经脉上扰清空、咽喉、鼻窍，下犯阳明胃腑，而致诸症。

中医诊断：偏头痛，梅核气，鼻疖肿。

中医辨证：少阳经枢不利；胆火挟痰阻于咽喉；少阳郁火上扰鼻窍、热壅成疖。

西医诊断：血管紧张性头痛、慢性咽炎、外鼻道疖肿。

治则治法：和解少阳，清热祛风，化痰散结。

方药：小柴胡汤加味。

处方：柴胡 12g，黄芩 12g，太子参 15g，姜半夏 10g，川芎 15g，白芷 15g，全蝎 5g，天麻 10g，蔓荆子 12g，生石膏 20g，银花 20g，连翘 15g，炙甘草 10g，生姜 3 片，大枣 5 枚。7 剂，水煎服，每日 1 剂。

二诊：服上药 1 剂头痛减，3 剂头痛止，7 剂后头痛未作，心烦恶心除，鼻疖肿消失、咽部不利、失眠多梦好转。舌略红、苔薄白，脉弦细。药中病机，肝胆郁火势减，少阳经枢已较前调畅，热毒已解，仍有痰气郁结之象。治宗宗上法进退，原方去银花、连翘、石膏，加厚朴 12g，茯苓 15g，炒枣仁 16g，炒柏子仁 15g，川芎、白芷均改为 10g。再进 7 剂。

三诊：药后诸症基本消失。少阳经枢已利，痰气已解。加味逍遥丸一盒，每次 6g，每日 2 次以善其后。

随访：半年后随访，头痛未作。

诊疗效果评价：临床痊愈。

[按] 本例头痛患者，病起于郁怒，阵发性发作病位在头角，伴有口苦咽干、胸胁苦满、心烦喜呕、不欲饮食，符合肝胆郁火，少阳经枢不利之证，仲景曰："有柴胡证，但见一证便是，不必悉俱。"故选用小柴胡汤和解少阳，疏利肝胆；加川芎、白芷、石膏、全蝎、天麻、蔓荆子息风镇痉、通络止痛；加银花、连翘清热解毒以疗鼻道疖肿、咽喉肿痛；一诊虽未加用化痰散结之药，但"气顺则痰消"；由于药合病机，二诊时肝胆郁火势减，少阳经枢较前调畅，热毒已解，故头痛大减，鼻道疖肿消失。于原方中减去石膏、银花、连翘清热解毒之品，加厚朴、茯苓有半夏厚朴汤之意以增解郁化痰之力；加枣仁、柏子仁养心安神。再进 7 剂诸症基本消失。即用加味逍遥丸疏肝解郁、养血健脾以善其后。

病例 2. 李某某，男，2006 年 3 月 13 日初诊。

主诉：右眼区阵发胀痛三四年。

现病史：右眼区阵发胀痛，近周前发作一次，伴恶心头晕，流涕多而清，但不影响口腔，舌淡粉、暗、齿痕、苔白，脉沉滑缓。每年发作 2～3 次，约 6 小时自行缓解。北京某医院查头部 CT：未见异常。

中医诊断：头痛。

中医辨证：血瘀气虚，夹风，湿阻隔气机。

处方：川芎3g，荆芥3g，防风3g，细辛3g，薄荷6g，生甘草12g，白芷9g，羌活6g，白菊花12g，枸杞子30g，天麻15g，钩藤6g，僵蚕6g，蝉蜕6g，延胡索15g。3剂。

二诊（2006年3月16日）：症同前，晨起流清涕1～2年，舌淡、粉略暗、浅齿痕、苔白，脉细缓。辨证为气血虚，血瘀，湿浊郁热兼风。既往心率在50～60次/分，肿瘤5项未见异常。上方改薄荷9g，加辛夷9g，蔓荆子6g，生薏苡仁60g，芦根30g。

病例3.张某某，男，46岁，2006年3月20日初诊。

主诉：头痛3年。

现病史：3年前头痛，诊断为高血压史3年。服药1.5年，每日服倍他乐克（1片，每日1次）、氨氯地平（1片）、苯溴马隆、立普妥。手麻、胸痛反复出现，鼻塞，今血压125/85mmHg，舌淡粉、暗颤、浅齿痕、苔白略厚，脉涩细结。

中医辨证：气阴虚，血瘀，湿邪，郁热夹风。

处方：石决明60g，天麻12g，僵蚕6g，钩藤6g，枸杞子30g，白菊花12g，夏枯草12g，炒栀子9g，淡豆豉6g，生薏苡仁30g，白茯苓15g，蔓荆子9g，怀牛膝15g，琥珀末1.5g。3剂，水煎服。

二诊（2006年3月23日）：头、额、枕胀痛未作，急躁减，尚手麻，欠伸，劳则胸闷，夜间鼻塞。舌淡粉、略暗、颤、浅齿痕、苔白略厚，脉沉细滑。上方改天麻15g，僵蚕9g，钩藤9g，枸杞子30g，白菊花12g，白茯苓30g，加延胡索15g，女贞子12g，墨旱莲12g，三七末3g。4剂。

三诊（2006年4月17日）：睡眠好，头痛减，夜眠前鼻塞，累则胸闷，晚饭前哈欠多，3～5分钟1次，手麻，偶有手指关节痛。舌淡粉、略暗、浅齿痕、苔白薄，脉沉滑、尺沉。辨证为肝心肾阴虚、血瘀、湿邪阻滞气机夹风。前方改天麻30g，加天花粉15g，桑白皮15g，蝉蜕6g，槐角6g。7剂，水煎服。

四诊（2006年4月24日）：头痛略减，睡眠好，心痛减，十指麻，血压130/85mmHg，舌淡粉、暗、浅齿痕、苔白薄、根略厚，脉细滑尺沉。辨证为阴虚血瘀、湿邪阻滞、气机兼风。上方改石决明90g，僵蚕12g，钩藤12g，枸杞子60g，白菊花15g，夏枯草15g，生薏苡仁60g，延胡索30g，蝉蜕9g，槐角9g，山慈菇6g，车前子15g。

五诊（2006年4月27日）：睡眠中已不醒，额痛隐隐，胸闷，心隐痛，手指麻，耳鸣，急躁，劳则欠伸，舌淡暗、浅齿痕、苔白略厚，左脉细弦、右脉细滑略沉。辨证为脾肾气虚、肝心脾肺阴虚、血瘀湿阻气机兼风。上方改车前子 30g，骨碎补 6g，石菖蒲 12g。

六诊（2006 年 5 月 11 日）：额痛今止，胸闷心痛未作，若偶发，亦轻而时间短，5 月 1 日某医院体检，转氨酶 66U/L，耳鸣大减，仅于安静时能听到，手指尚麻，舌淡、略暗、浅齿痕、苔白略厚，脉细略沉。辨证为气阴不足，湿盛较著，血瘀，阻滞气机。上方加茵陈 30g，郁金 15g，甘松 9g，虎杖 15g，白茅根 90g，连翘 12g。

七诊（2006 年 5 月 29 日）：体力增，胸痛、耳鸣、头痛均减，指麻，记忆力减退，鼻塞。舌淡、暗颤、浅齿痕、苔白。辨证为肝肺阴虚、血瘀、湿阻气机兼风。处方：制龟板 15g（先煎），炒酸枣仁 45g（先煎），五味子 30g，远志 9g，天麻 15g，钩藤 6g，骨碎补 9g，合欢花 6g，玫瑰花 6g，三七粉 3g（冲），女贞子 15g，地骨皮 12g。7 剂，水煎服。

八诊（2006 年 6 月 5 日）：尿频减，手麻减，头胀痛，矢气多，烦躁耳鸣，记忆力差，舌淡、暗、齿痕、苔白厚，脉细滑。辨证为肝肺阴虚、血瘀、湿阻气机兼风。处方：灵磁石 15g，炒酸枣仁 60g，紫贝齿 15g，金樱子 15g，天麻 30g，僵蚕 6g，钩藤 6g，炒栀子 9g，淡豆豉 6g，骨碎补 6g，五味子 30g，当归 6g，延胡索 15g。

病例 3. 叶某某，24 岁，2006 年 4 月 24 日初诊。

现病史：看书时头顶胀紧上冲，乏力，记忆力减退，头痛晕，苔白中厚，脉细左略弦。服盐酸帕罗西汀 1 片，酒石酸唑吡坦 1 片，每日 1 次，服用 2 年。

中医辨证：气阴虚，血瘀，湿邪，夹风。

处方：煅灵磁石 60g，炒酸枣仁 30g，五味子 15g，白茯苓 12g，知母 9g，枸杞子 30g，白菊花 12g，怀牛膝 12g，夏枯草 12g，女贞子 15g，天麻 15g，僵蚕 6g。7 剂。

[按] 因看书时出现头顶胀紧上冲，对看书厌烦，心不静，则神不聚，虚火上升上冲头，则头顶胀紧痛晕，记忆减退，方用酸枣仁汤加减。方中煅灵磁石平肝潜阳、安神镇惊增加记忆，酸枣仁、茯苓宁心安神，五味子敛阴，知母、夏枯草清热，菊花清利头目治晕痛，枸杞子补肝肾，女贞子补肝肾、清虚热，怀牛膝补肝肾引血下行，天麻镇静息风止痉，僵蚕抗惊厥、安神、营养大脑。

病例 4. 冯某某，男，47 岁，2006 年 6 月 5 日初诊。

主诉：头痛日久，有数年余，头沉紧痛，乏力，会阴汗出，性欲消失，工作紧张，睡眠不实，易惊，不思饮食，舌粉暗、厚、颤、齿痕、苔白厚，脉弦细尺沉。

中医诊断：头痛病。

中医辨证：阴虚血瘀，肝心郁热，湿浊兼风。

处方：生牡蛎30g，紫贝齿15g，炒酸枣仁60g，五味子15g，白茯苓15g，枸杞子30g，白菊花12g，刺蒺藜12g，黄柏9g，玫瑰花9g，合欢花9g，炒栀子9g，淡豆豉6g，天麻15g，僵蚕6g，钩藤6g，龙胆草6g，肉豆蔻6g，黄连6g。

二诊（2006年6月22日）：仍失眠，入睡困难，眠中易惊，焦虑不安，头沉紧。更换了抗抑郁药：帕罗西汀1片、思瑞康1片，每日1次（之前口服悉复妙1片，每日1次）。性欲消失，会阴汗出，舌淡暗、胖大厚、苔白厚，脉细滑尺沉。辨证为阴虚血瘀兼风。上方改炒栀子12g，天麻30g，僵蚕9g，钩藤9g，去肉豆蔻，加肉苁蓉9g，知母12g，川芎6g，桑白皮15g，天花粉15g，延胡索15g。

[按] 高教授认为头痛之为病，不外乎外感与内伤，外感者多因六淫邪气侵袭，内伤者多与情志不遂、饮食劳倦、体虚久病等因素有关。但此类病患病程长短不一，初起以实证多见，后期虚实夹杂，易于迁延难愈。本案患者长期工作紧张，压力较大，难以疏解，日久肝气郁滞，疏泄失常，化火伤脾，湿浊内生，故而出现乏力、不思饮食，肝郁化火，湿浊内生，而成肝胆湿热，下注宗筋，上扰心神，故而性欲消失、会阴汗出、失眠、易惊。发病日久，病久入血入络，而有瘀血。故高教授在遣方用药时重用龙胆、天麻、钩藤、黄柏、菊花、蒺藜等清肝胆之火，栀子、豆豉解心中烦闷，牡蛎、贝齿、酸枣仁等安神定志，玫瑰花、合欢花解郁安神，加茯苓、黄连健脾燥湿。全方合用，故能收效。

病例5. 江某某，女，34岁，已婚，2005年1月16日初诊。

主诉：患头痛头重1年余。

现病史：患者于2003年12月中旬因感冒风寒而致头痛头重，屡治不验（用药不详）。刻诊见：头痛头重如毛巾紧裹状，颈项背部拘急不舒，心烦口渴，渴不多饮，小便不利，形体丰满，舌淡、苔白腻水滑，脉沉弦。血压120/80mmHg，CT、脑电图未见异常。

病因病机：分析患者感冒风寒，邪在太阳久羁不解，循经入腑，影响膀胱的气化功能，气不化则水不出，水饮内停，上犯清阳而致诸症。

中医诊断：头痛。

中医辨证：①太阳蓄水证；②水饮上犯清阳。

治则治法：化气行水，祛风止痛。

方药：五苓散加减。

处方：茯苓15g，猪苓12g，白术15g，桂枝10g，滑石15g（包煎），泽泻15g，天麻 10g，蔓荆子 12g，川芎 10g，全虫 6g。5 剂，水煎服。

西医诊断：神经性头痛？

西医治疗：无。

二诊（2005 年 1 月 22 日）：药后头痛头重明显减轻，小便较前通利，仍有颈背拘急不舒之感，舌淡微红、苔白滑腻，脉沉弦。药到病减，既见小效，宗法不变。上方去全虫，加羌活 10g。7 剂，水煎服。

三诊（2005 年 1 月 29 日）：药后诸症基本消失，唯头项稍有不舒服之感，舌淡红、苔薄白微腻，脉弦细。膀胱恢复气化功能，水有出路，下窍得利，上窍得清。原方加黄芪 12g。再进 5 剂，2 日 1 剂，以善其后。

随访：一年后随访病未复发。

[按] 患者初因感冒风寒，邪在太阳久羁不解，循经入腑，影响膀胱的气化功能，气不化则水不出，因而小便不利。《素问·灵兰秘典》"膀胱者，州都之官，津液藏焉，气化则能出矣"。水饮内停，上犯清阳而致头痛头重，符合《内经》"因于湿，首如裹"之意，上犯于心则见心烦不安；风为阳邪易袭人体上部故也可见头痛头重；水湿为患，故颈项背部拘急不舒，乃《素问·至真要大论》"诸颈项强，皆属于湿"之意；水蓄于内，气不化津，津液不能上承故口渴，因非津伤故渴而不欲多饮；舌脉均为太阳蓄水，水饮上犯之征。治宜选用五苓散助膀胱化气行水，使水饮从小便而出；加天麻、川芎、蔓荆子、全虫祛风通络、散风止痛。药证合拍，故二诊时头痛头重明显减轻，小便较前通利，但仍有颈项背部拘急不舒之感，故方中去全虫加羌活以祛太阳经风湿；三诊时诸症基本消失，乃膀胱恢复气化功能，水有出路，下窍得利，上窍得清之故；加黄芪旨在健脾利水，助膀胱化气行水，药证相符，故诸症随手而愈。

病案 11　咳　喘

高某某，女，58 岁，2005 年 4 月 24 日初诊。

主诉：咳喘 20 年，加重半月。

现病史：二十年来，每因花粉季节或季节交换时而发咳喘，于半月前去郊游，致咳喘复发，咳吐白黏痰，不易咳出，胸闷喘憋，伴见喉痒，呃逆，腹胀，纳呆，腰腿酸软，二便调，无寒热。舌红、苔黄腻，脉弦细小滑（西医曾用静脉滴注左氧氟沙星、先锋 B、地塞米松等药十余天不效，而求治于中医）。

检查：X 光胸片示：两肺纹理增粗，右肺下叶有片装模糊阴影。血常规化验：白细胞：8×10^9/L，其余均正常。

病因病机：患者素有喘疾，痰饮内伏，复因风邪、异味诱发而致痰湿内阻、肺失肃降；久病不愈，累及脾肾。

中医诊断：①咳嗽；②喘证；③呃逆。

中医辨证：湿阻肺、肺失宣肃、气道挛急；脾胃虚弱；肾不纳气。

西医诊断：①支气管哮喘；②支气管肺部感染。

治则治法：宣肺化痰、缓解挛急，降气平喘，佐以益肾健脾和胃。

方药：杏苏散加减。

处方：杏仁 10g，苏子 10g，橘红 10g，姜半夏 10g，茯苓 20g，前胡 10g，紫菀 15g，僵蚕 10g，蝉蜕 8g，炙杷叶 10g，莱菔子 10g，黄芩 10g，金荞麦 25g，厚朴 10g，焦三仙各 10g，五味子 10g，山茱萸 10g，炙甘草 10g。5 剂，水煎服，每日 1 剂。

二诊：药后诸症明显减轻，呃逆停止，纳食增，痰易咳出，舌偏红、苔薄黄腻，脉弦细。药合病机，痰热之势少缓。原方去黄芩，加浙贝母 12g。再进 7 剂。

三诊：病情进一步好转，喘憋基本消失，仍感乏力，劳累后气喘。X 光片示：两肺纹理增粗较前为轻，右肺片状阴影消失。痰浊之势已微，肺司宣肃之责，脾肾两虚征象明显。治宜健脾益肾为主。方选六君子汤健脾益气以堵痰浊产生之源，加五味子、山茱萸、补骨脂、胡桃肉补肾纳气，以善其后。

随访：半年后随访，哮喘未作。

[按] 本案患者痰饮阻肺，气道挛急，肺失宣肃。晁老治用杏苏散宣肺化痰、降气平喘，加僵蚕、蝉蜕祛风解痉以缓解气道挛急；痰湿酿热故加黄芩、金荞麦清肺化痰，杷叶、紫菀止咳化痰；莱菔子、厚朴降气化痰、消除胀满，切有"气顺则痰消之意"；方中用焦三仙消食和胃、以堵痰源；加山茱萸、五味子益肾纳气，切能缓解气道挛急。药证合拍，药后喘咳得平。脾肾两虚之象显而易见，为防止喘证复发，故选用六君子汤健脾益气以堵痰生之源，正合"脾为生痰之源，肺为储痰之器"之意；加五味子、山茱萸、补骨脂、胡桃肉补肾纳气。

病案 12 淋证（慢性前列腺炎）

李某某，男，41 岁，2005 年 7 月 12 日初诊。

主诉：尿频、尿急、尿痛 14 年。

现病史：患者 14 年来反复发作尿频、尿急、尿痛，曾在北京数家医院诊断为慢性前列腺炎，用中西药物、理疗等法治疗无明显效果，前来求治。症见：尿频尿急、尿道灼热疼痛，时有尿浊，伴少腹部、会阴部坠胀疼痛，阴睾肿痛，阴囊潮湿冷缩，腰腿酸软，阳痿不起，心烦易怒，胸闷不舒，四末欠温，口干而苦，渴喜饮水，纳食欠馨，大便尚调，舌红、苔薄黄微腻，脉弦细略数。肛门指检前列腺触痛明显。

病因病机：患者因有不洁性生活史，感受湿热毒邪，久羁不解，复因惧怕性病，情志抑郁，而致肝气郁结；湿热下注，膀胱气机不畅而见诸症。

中医诊断：①淋证；②子肿；③少腹痛。

中医辨证：①肝气郁结；②湿热下注。

西医诊断：①慢性前列腺炎；②睾丸炎；③神经症。

治则治法：疏肝解郁，清热利湿。

方药：四逆散合当归贝母苦参丸加减。

处方：柴胡 12g，白芍 15g，枳实 15g，茯苓 15g，醋香附 12g，荔枝核 15g，橘核 15g，延胡索 15g，当归 10g，浙贝母 15g，苦参 10g，滑石粉 15g（包煎），车前子 15g（包煎），土茯苓 25g，萆薢 15g，炒麦芽 20g，炒谷芽 20g，生甘草 10g。水煎服，每日 1 剂，7 剂。

二诊：药后诸症明显减轻，精神见好，纳食增。舌红、苔薄微黄，脉弦细。药中病机，病势向愈即有小效，不更原法，上方去川楝子，加乌药 6g。再进 14 剂，余如前法。

三诊：药后诸症基本消失，舌略红、苔薄白，脉弦细。前列腺液检查未见异常。肝气调达，湿热得清。加味逍遥丸 3 盒，每次 6g，每日 2 次，以善其后。

随访：半年后随访，病未复发。

[按] 本案患者因性事不洁，感受湿热之邪，久羁不解，心情抑郁，而致肝气郁结。肝脉布胸胁、抵少腹、绕阴器，肝气郁结故见胸胁不舒、少腹、阴器、会阴部坠胀疼痛，复因湿热下注，膀胱气机不畅，故见尿频、尿急、尿道灼热疼痛；肝郁化火、湿热内扰故见心烦口苦诸症；湿热下注，肝气郁而不达，阴阳气不相顺接，故阴囊潮湿冷缩、四末不温。故方选用四逆散疏肝解郁、宣通气机；选用当归贝母苦参丸，养血解

郁、清热利湿，方中加香附、橘核、荔枝核、延胡索，以助四逆散理气散结；加茯苓、滑石、车前子、土茯苓、萆薢助当归贝母苦参丸清热利湿；加谷麦芽健脾和胃。药证合拍，故一诊起效甚佳；二诊略有加减，诸病若失。即以加味逍遥丸疏肝健脾、解郁清热以善其后。《伤寒论》318条曰："少阴病，四逆，其人或咳，或悸，或小便不利……四逆散主之。"《金匮要略》妇人妊娠病脉证并治第二十篇曰："妊娠，小便难，饮食如故，当归贝母苦参丸主之。"方后注云"男子加滑石半两"，此两条经文主要症状与本案相似，病机符合故选二方加减获效。

病案 13　滑　精

马某某，男，24岁，2005年8月5日初诊。

主诉：滑精7年。

现病史：自述从15岁即有手淫陋习，多时达日3～4次，事后多懊悔内疚，又不能自制，于17岁时因观看黄色录像而出现滑精之症。夜寐常遗精，每周5～7次不等，继之与女性握手或拥抱即发生滑泄，甚则与女友谈话或打电话即可滑泄，或与男同学谈论性事即发生滑泄。近几个月来稍有欲念即可发生滑泄，患者身心极度疲劳恐惧，曾四处求医无效，经熟人介绍请我诊治。诊见：症如上述，望、谈、思色即泄，夜梦滑遗，每周5～10次，伴见头晕耳鸣，失眠多梦，腰腿酸软，性欲旺盛，心烦口渴，身疲乏力，纳呆便溏，精神恍惚，形体瘦弱，面色萎黄，舌红、苔薄白。

患者正值青春，相火偏旺，心有妄想，所欲不遂，再加受黄色录像影响，整日沉迷于色情之中，心神倍受煎熬，误犯手淫，难以自拔，耗伤肾精，肾失封藏；肾精亏于下，心火独亢于上，水火失济，扰动精室；肾虚不能温煦脾土，心虚不能生脾土，而致脾虚失运，精血乏源，形成恶性循环。

中医诊断：①滑精；②遗精；③不寐。

中医辨证：①肾虚失固，相火妄动；②脾虚失运；③心神不宁。

西医诊断：①滑精；②遗精；③神经官能症。

治则治法：健脾益气，固肾摄精，清泄相火，宁心安神。

方药：补中益气汤、交泰丸、定志丸加减。

处方：黄芪20g，当归10g，炒白术15g，升麻6g，桑螵蛸15g，金樱子15g，莲须

10g，生龙骨 30g，生牡蛎 30g，知母 10g，黄柏 12g，菖蒲 10g，远志 8g，茯苓 15g，黄连 3g，肉桂 1g，炒三仙各 10g，炒枣仁 15g，琥珀粉 2g（冲），炙甘草 10g。7 剂，水煎服，每日 1 剂。

二诊：药后精神较前好转，纳增，大便成形，滑精减少，仍心烦失眠，本周共滑遗 3 次，舌脉同前。药后病势有减，唯心烦不减，乃心火内扰之象。治宗前法，上方去莲须，加莲子心 10g。再进 14 剂。将息同前。

三诊：药后诸症悉减，与女朋友拥抱、接吻已无滑精现象，本周遗精一次。舌淡红、苔薄白，脉弦细。脾气健运，肾精得养，肾司封藏，水火既济，心神内守。治宜早服知柏地黄丸一丸，晚服天王补心丹二丸以善其后。

随访：半年后随访，精神较好，病未复发。

[按] 患者青春年少，相火偏旺，复因黄色录像引诱，欲火难耐，频犯手淫，自责自疚，难以自拔，心神备受煎熬，君火助相火，扰动精室而致遗滑；遗滑频作，肾精耗伤，肾气不固，失于封藏而致遗滑频作；肾精亏虚，心火独亢，心无所主使遗滑加重；脑为髓海，髓海空虚，故头晕耳鸣；腰为肾之府，肾精亏虚，故腰腿酸软；水火失济，心阳独亢，神不内守，故心烦失眠；心虚脾失所养，肾虚脾失温养，脾虚失于健运，而致纳呆便溏，脾虚失运，四肢肌肉失于濡养而致身疲乏力，形体瘦弱，面色萎黄；脾为中土，脾虚中气下陷，失于统摄之权可致遗滑加重；脾虚失运，精血乏源，形成恶性循环。遵《温病条辨》"气虚下陷，门户不藏，加减补中益气汤主之"之训，故选补中益气汤，健运中气，滋养先天；加金樱子、桑螵蛸、生龙骨、生牡蛎益肾固精；知母、黄柏滋肾阴泻相火；菖蒲、远志、茯苓、枣仁、琥珀粉宁心安神；黄连、肉桂交通心肾。诸药共凑健脾益气、益肾固精、交通心肾、宁心安神之功。嘱其清心寡欲、锻炼身体、用冷水洗足，意在强健身体、宁心安神、泻偏亢之相火。由于药证相符，故七年顽症随手而愈。

病案 14　晕　厥

病例 1. 毕某某，女，35 岁，2006 年 1 月 16 日初诊。

主诉：头晕反复发作 1 年，晕厥 2 次。

现病史：患者自一年来反复发作头晕，不伴明显恶心呕吐，2005 年 11 月 25 日第 2 次发作晕厥，伴小便失禁，5 分钟后自行缓解。此后反复发作头晕，在某医院就诊，做头部

CT、脑电图、Holter、超声心动、颈椎片（第六颈椎至第七颈椎钩突关节骨质增生，相应椎间空稍显狭窄，余未见异常）等系列检查，诊为颈椎病，口服药无效。今头晕复发，不伴恶心呕吐，自觉旋转，伴耳鸣闷胀，晕倒前有腹痛、便意，伴入眠难，多梦，项强，阵发自汗出。月经色红块多。舌淡粉暗、大厚、浅齿痕、苔白厚、中根尤厚，脉沉细缓。

中医诊断：晕厥。

中医辨证：气虚血瘀，湿邪阻隔滞气机兼风，肝脾阻滞，阴阳不相顺接。

西医诊断：眩晕待查，颈椎病？

处方：代赭石 30g，旋覆花 12g，半夏 6g，生姜 12g，枳壳 6g，厚朴 6g，草豆蔻 9g，天麻 30g。3 剂。

二诊：（2006 年 1 月 19 日）近日耳鸣未作，眩晕略减，右腿不适，脘胀呃逆矢气，舌淡暗、大厚、浅齿痕、苔白厚，脉左沉右滑。处方：煅灵磁 60g，磁当归 9g，制香附 6g，高良姜 6g，肉桂 3g，枳壳 6g，厚朴 6g，白术 9g，白茯苓 30g，草豆蔻 9g，丁香 3g，海螵蛸 15g，干石斛 15g，天麻 30g，怀牛膝 12g，延胡索 15g。4 剂。

病例 2.刘某某，男，69 岁，2006 年 5 月 25 日初诊。

主诉：10 天前晕厥 1 次。

现病史：患者 10 天前因扭头转侧时晕倒，自行缓解，不伴二便失禁，挫伤颜面部及右膝，平素易头晕，健忘，舌淡红、略暗、颤、苔白，脉细弦，左右寸沉。心电图示：心肌供血不足。

中医诊断：厥证。

中医辨证：肝肾阴虚，脾肾气虚，血瘀湿阻气机，兼风。

西医诊断：晕厥。

处方：天麻 15g，僵蚕 6g，钩藤 6g，白芍 30g，生甘草 15g，枸杞子 60g，白菊花 12g。

病案 15 心 悸

病例 1.董某某，2006 年 2 月 20 日初诊。

主诉：心悸 10 余年，加重 10 个月。

现病史：心悸 10 余年，在急救中心诊断为"室上速"，刻下症：心悸乏力，颤抖，气短胸闷，近半月来头晕恶心，背痛，急躁，阵汗出，大便不畅，每日 1 次，舌淡左侧瘀斑、苔白厚，脉沉细数。

中医诊断：心悸。

中医辨证：气血虚血瘀，湿浊夹风。

西医诊断：室上速。

处方：生黄芪 30g，炙甘草 30g，肉桂 3g，生姜 6g，麦冬 9g，火麻仁 9g，生地黄 12g，熟地黄 12g，生晒参 6g，大枣 20g，浮小麦 60g，天麻 15g，阿胶 12g，三七末 3g，白茯苓 15g。3 剂。

二诊（2006 年 2 月 23 日）：胸闷气短，心悸大减，尚汗出，急躁背痛，眠睡好，腹胀矢气，双上臂痛，便溏，口干，舌淡暗、薄、浅齿痕、苔白厚，脉沉细滑。辨证为气虚血瘀，胃热湿浊夹风。上方改黄芪 60g，肉桂 6g，麦冬 12g，天麻 30g，加麻黄根 12g，延胡索 15g，当归 6g，川芎 6g，枳壳 6g，干石斛 15g。4 剂，水煎服。

三诊（2006 年 2 月 27 日）：药后胸闷心慌减，无汗，但觉全身走窜痛，偶有视物模糊，左眼左视欠灵活。乏力，口苦干，便溏，每日 1～2 行，舌淡略暗、浅齿痕、苔白厚，脉沉滑。辨证为气虚血瘀、肝虚湿阻气机兼风。处方：白茯苓 12g，白僵蚕 9g，天麻 12g，钩藤 9g，当归 6g，制香附 6g，水菖蒲 12g，干石斛 12g，延胡索 15g，三七 3 克。

四诊（2006 年 3 月 6 日）：偶有心慌但未发作室上速，身痛减，矢气减，排便不畅，畏寒，入眠难，晨起口苦，偶有心慌，舌淡暗、颤、齿痕、苔白、中根略厚，脉沉细。辨证为气虚血瘀、肝虚湿阻、气机瘀滞夹风。上方改水菖蒲 15g，加白芍 60g，姜黄 15g，茵陈 30g，柴胡 6g，黄芩 6g。

五诊（2006 年 3 月 13 日）：入眠好转，或热或冷已减，腹胀乏力减，心慌未发。超声：脂肪肝、右肾多发囊肿。舌淡粉、略暗、颤、浅齿痕、苔白、根略厚，脉细滑。辨证为气虚血瘀、湿阻气机兼风。上方改水菖蒲为石菖蒲，干石斛 15g，郁金 12g，茵陈 60g，加天花粉 12g，白皮 15g，苏木 6g，川芎 3g，草豆蔻 6g，厚朴 3g。7 剂。

六诊（2006 年 3 月 20 日）：劳则眠少，入眠难，脐周胀，气短，趾指抽搐十余年，乏力减，舌淡、暗、颤、薄、苔白薄、根厚，脉细滑。气虚血瘀、湿阻隔气机兼风。处方：当归 6g，制香附 6g，陈皮 12g，锁阳 12g，怀牛膝 12g，白芍 30g，生甘草 15g，天麻 15g，僵蚕 9g，草豆蔻 9g，生薏苡仁 60g，延胡索 15g，五味子 15g，炒酸枣仁 45g。

七诊（2006 年 3 月 27 日）：体重增 5～6 斤，眠已好，腹略胀，偶有心慌，气短，乏力，舌淡、暗、颤、薄、苔白薄、中根厚，脉沉滑。辨证为气血虚，气虚为主，血瘀湿滞，阻隔滞气机兼风。处方：生龙骨 30g，生牡蛎 30g，煅龙骨 30g，煅牡蛎 30g，炒酸枣 60g，当归 6g，肉桂 6g，制香附 6g，高良姜 9g，草豆蔻 9g，公丁香 3g，枳壳 6g，石菖蒲 15g，远志 9g，白茯苓 12g，天麻 30g，僵蚕 6g，白芍 30g，三七末 3g。

病例 2.张某某，女，37 岁，2006 年 2 月 16 日初诊。

主诉：心慌胸闷 2 年，加重半月。

现病史：患者 2 年来经常心慌胸闷，痛及后背，偶有恶心，经色暗少、块多，小腹坠痛，舌淡暗、大、厚、齿痕，脉细滑、右关尺沉。自服"花粉、蜂王浆等"，此次春节劳累加重。

中医诊断：心悸。

中医辨证：气阴不足，肝虚肝郁，肝胃不和，心阴虚，夹风。

处方：当归 6g，制香附 6g，高良姜 6g，肉桂 3g，白芷 6g，石菖蒲 15g，五味子 12g，远志 9g，白茯苓 12g，海螵蛸 12g，葛根 6g，黄芩 3g，黄连 3g，三七末 3g，干石斛 15g。

二诊（2006 年 2 月 20 日）：心慌胸闷减，伴气短，恶心，易怒，左卵巢囊肿（3.7cm×2.6cm），舌淡暗、大、厚、有齿痕、苔白厚，脉沉细滑。辨证为气阴不足，心肝阴虚，肝郁，肝胃不和兼风。2 月 16 日方改肉桂 6g，五味子 18g，白茯苓 15g，葛根 9g，黄芩 6g，加生黄芪 30g，草豆蔻 6g，川芎 6g，姜黄 9g。3 剂，水煎服。

三诊（2006 年 2 月 23 日）：恶心止，易怒减，心慌胸闷，舌淡暗、浅齿痕、苔白略厚。促甲状腺素 0.181mIU/L，偶发室性早搏（1 次），间断性一度房室传导阻滞。辨证为气阴不足，肝郁血瘀，心肝失调兼风。上方改生芪 60g，姜黄 12g，加制山甲 9g，枸杞子 30g。

病例 3.史某某，女，53 岁，2006 年 2 月 27 日初诊。

主诉：胸闷心悸 2 年。

现病史：2 年来胸闷心悸，头昏腿软乏力，每年 5 月以后加重，某医院心电图示：T 波改变。舌淡暗、薄、有齿痕、苔白，脉细沉、左脉濡细。

中医诊断：心悸。

中医辨证：气虚血瘀，湿阻气机。

西医诊断：冠心病。

处方：生晒参 6g，石菖蒲 15g，五味子 15g，远志 9g，白茯苓 12g，当归 12g，三七末 3g，干石斛 30g。3 剂，水煎服。

病例 4.郭某某，男，37 岁，2006 年 6 月 1 日初诊。

主诉：心慌、头晕 1 年余。

现主症：诉 1 年来心慌、头晕，手足软，乏力，睡后仍乏力。工作紧张，压力较大，舌淡暗、薄浅、齿痕、苔白厚，脉沉细数。

中医诊断：心悸病。

中医辨证：肝肾两虚，心肝失调。

处方：党参 12g，石菖蒲 15g，远志 9g，五味子 15g，白茯苓 12g，竹叶 6g，天麻 15g，当归 9g，没食子 6g，三七粉 3g（冲），枸杞子 60g。4 剂，水煎服。

二诊（2006 年 6 月 5 日）：头晕心悸，夜尿频热，今晨便溏，腿软，手足麻木，手心热，足冷，舌暗淡、薄、齿痕、苔白厚，脉细数。辨证为肝肾两虚、虚阳上浮、湿浊血瘀夹风。处方：生牡蛎 30g，山茱萸 12g，麦冬 6g，五味子 15g，远志 9g，炒酸枣仁 30g，石菖蒲 12g，白茯苓 12g，怀牛膝 12g，肉苁蓉 6g，肉桂 3g，巴戟肉 9g，天麻 15g，僵蚕 6g，钩藤 9g，延胡索 15g，琥珀末 1.5g。5 剂，每日 1 剂，水煎服。

三诊（2006 年 6 月 11 日）：患者复诊来诉心慌好转，睡眠、乏力稍减轻，故上方改山茱萸 15g，后随症加减 1 个月患者病症基本消失，嘱患者停药。

[按] 患者为青年男性，平素家庭、工作等压力过日久劳心伤脾，肾精受损，以致肝肾两虚、心肝失调，故治以滋补肝肾为主，选山茱萸、麦冬、五味子补肾阴，肉苁蓉、巴戟天、肉桂温补肾阳，合用以阴阳双补，远志、菖蒲、枣仁安神定志，牡蛎平肝安神，天麻、钩藤、僵蚕平肝息风、通络。全方安神定志、阴阳双补、搜风通络。本病病位虽在心，但病之日久，损及肝肾，故从肾论治可以收效。

病案 16 失 眠

病例 1.赵某某，女，54 岁，2006 年 3 月 13 日初诊。

主诉：失眠 20 余年。

现病史：反复失眠 20 余年，间断服用西药，未用中药。出虚汗，手足热，脐周胀，目痒涩流泪，腰痛，胸痛闷，气短。下午腹胀，易乏力，舌淡暗、大厚、齿痕、苔白厚，脉细数尺沉。

中医诊断：失眠。

中医辨证：气阴虚，血瘀湿阻隔气机。

西医诊断：自主神经功能紊乱。

处方：制龟甲 15g，炒酸枣仁 30g，当归 6g，赤芍 9g，知母 12g，白茯苓 15g，五味子 30g，川芎 6g，生甘草 9g，枸杞子 60g，白菊花 12g，桑叶 6g，女贞子 12g，琥珀末 3g。

二诊（2006 年 3 月 20 日）：腹胀或消失，入眠难，目干，头晕恶心，背痛，或胸闷，舌淡暗、大厚、浅齿痕、苔白、中厚，脉沉细，尺尤沉。辨证为气阴虚，血瘀，湿阻气机。上方改炒酸枣仁 30g，制乳没各 6g，天麻 15g，僵蚕 6g，炒薏仁 12g，三七末 3g。

三诊（2006 年 4 月 17 日）：症状稍改善，或可入眠，仍口苦，偶有胸痛背痛，头晕痛减，汗出减，已可平卧，胸闷减，舌淡粉略暗、浅齿痕、苔白、略厚，脉略滑，尚沉。辨证为气阴虚，郁热兼湿兼风。上方改苏木 6g，炒栀子 9g，女贞子 6g，淡豆豉 6g，枸杞子 30g。

病例 2. 刘某某，2006 年 1 月 19 日初诊。

现病史：入眠难，早醒，每于凌晨 4～5 时即醒，头晕，腰以下凉，血压高时头痛，昨日头痛一次，脘中热，便干但不成球，舌淡、暗、厚、苔白厚，脉沉滑、缓。

中医辨证：心肝阴虚，肾脾肺气虚，血瘀湿邪夹风。

处方：石决明 30g，制龟甲 12g，炒酸枣 60g，当归 6g，石菖蒲 15g，白茯苓 12g，五味子 30g，远志 9g，天麻 30g，钩藤 6g，僵蚕 6g，枸杞子 30g，白菊花 9g，夏枯草 9g，肉桂 6g，川续断 12g，桑寄生 18g，羚羊角 0.3g，延胡索 15g，制乌药 3g。7 剂。

二诊（2006 年 1 月 26 日）：仍入睡困难，服"怡梦"（具体成分不详）已 2 周还可入睡，之前曾服"氯硝安定"1 年。头晕及腰以上冷风感均减，脘中热减，舌淡暗、略厚、略干，脉滑略细。高血压病 3 年，晨服拜心同，中午服倍他乐克，下午服贝那普利，今血压 135/90mmHg。血压基本正常，偶有收缩压在 160mmHg。处方：石决明 30g，珍珠母 60g，炒酸枣仁 60g，生地黄 9g，熟地黄 9g，干石斛 15g，麦冬 12g，五味子 30g，远志 9g，丹参 6g，白茯苓 15g，肉苁蓉 6g，肉桂 3g，巴戟肉 6g，天麻 30g，僵蚕 6g，延胡索 30g，天花粉 12g，钩藤 6g，羚羊角粉 0.3g（冲）。7 剂。

三诊（2006年2月6日）：仍服安眠药，入眠难，易醒易汗，大便偏干，头晕脘热减，血压130/85mmHg。舌淡暗、胖、有浅齿痕、苔白厚，脉滑缓细沉。上方改枣仁75g，五味子45g，肉苁蓉9g，巴戟肉9g，浮小麦30g，枸杞子30g，没食子6g，白菊花12g，熟大黄6g，炒酸枣仁30g，干石斛12g，麦冬12g，五味子12g，石菖蒲12g，远志9g，白茯苓15g，浮小麦60g，肉苁蓉6g，肉桂3g，巴戟肉6g，枸杞子30g，白菊花9g，草豆蔻6g，炙枇杷叶12g，车前子30g，炮附子3g，炒栀子6g。

四诊（2006年2月27日）：入睡难，易醒，凌晨4点醒后难再眠，脘热，乏力，汗出。舌淡暗、胖厚、齿痕、苔白厚，脉细滑。心脾气虚，肝郁血瘀，阴阳失调。处方：煅灵磁石60g（先煎），炒酸枣仁60g（先煎），五味子30g，远志9g，白茯苓12g，生黄芪15g，白术12g，陈皮9g，生晒参6g，当归6g，桂圆12g，枸杞子90g，白菊花12g，夏枯草12g，羚羊角粉0.15g（冲），琥珀粉1.5g（冲）。7剂，水煎服。

病例3.武某某，2006年2月13日初诊。

主诉：入睡困难加重1个月。

现病史：近1个月不能入睡，伴有心慌、头晕，现纳呆，消瘦，心慌，汗出，手心热，心烦易急。肩背疼痛，偶有胸闷，颞痛，鼻干，右胁时胀及呃逆。舌淡红暗、苔白厚，脉沉细滑。每日服"艾司唑仑2片，每日1次；多塞平1/4片"。既往于1999年间断服用"舒乐安定"。

中医诊断：失眠。

中医辨证：肝肾心阴虚，血瘀，脾肾气虚湿浊兼风。

西医诊断：自主神经功能紊乱。

处方：制龟板12g（先煎），炒酸枣仁30g（先煎），黄芩9g，知母12g，白茯苓12g，白芍30g，生甘草15g，女贞子15g，炒栀子9g，僵蚕6g，天麻15g，白茅根60g，琥珀粉3g（冲），地骨皮12g，丹皮12g，郁金9g。3剂，水煎服。

二诊（2006年2月16日）：自改"多塞平1/5"，偶有胸闷，腰痛减，烦躁减，纳增，手心热减，每凌晨2点醒，有时心烦，气短，鼻干，肩背痛，颞痛，舌淡暗、边有瘀斑、苔白厚，脉细滑、略数。辨证为肝肾心阴气血瘀，脾肾气虚湿浊兼风。上方改龟板15g，炒酸枣仁45g，白芍60g，生甘草30g，天麻30g，白茅根90g，加佩兰9g，淡豆豉6g，川芎3g。

三诊（2006年2月20日）：昨因饮食不慎致胃脘痛，腰痛，睡眠差，头昏及汗出止，焦虑，纳增，入睡难已有减轻，鼻干减，颞痛止，舌淡暗、苔白厚，脉细滑。辨证为肝肾肺阴虚，脾肾气虚，湿浊血瘀兼风。上方改炒酸枣仁60g，白茯苓15g，郁金12g，姜黄 9g，枳壳 6g，草豆蔻 9g，墨旱莲 12g，焦三仙各 6g。

四诊（2006 年 2 月 27 日）：纳增，体力增，睡眠有所好转，手心略热。舌淡暗、苔白厚已减，脉细滑。中医辨证：肝肾肺阴、脾肾气虚、湿浊血瘀兼风。处方：改炒栀子 12g，地骨皮 15g，郁金 15g，佩兰 15g，姜黄 15g，加桑白皮 12g，知母 12g，生薏苡仁 60g，黄柏 12g。7 剂，水煎服。

病例 4. 何某某，2006 年 2 月 13 日初诊。

主诉：眠差 10 余年。

现病史：患者眠差 10 余年，加重 3～4 天。伴左骶沉重，会阴部胀痛，尿细分叉 3 年。大便干，胸脘痞胀，口臭 2 周。舌淡暗、胖齿痕、苔白，左脉滑，右脉沉细滑。

中医诊断：失眠。

中医辨证：肝郁肝胃不和，湿浊郁热兼风。

西医诊断：自主神经功能紊乱。

处方：代赭石 60g，旋覆花 12g，当归 6g，制香附 6g，枳壳 6g，厚朴 6g，熟大黄 6g，白芷 6g，草豆蔻 9g，干石斛 15g，延胡索 15g，白茅根 30g。3 剂，水煎服。

二诊（2006 年 2 月 16 日）：入眠已不难，较易醒，胸痞胀，会阴部胀，肛门痒，舌淡暗，齿痕，苔白脉细滑。辨证为肝郁气虚、血瘀湿浊夹风。上方改代赭石 90g，白茅根 90g，炒酸枣仁 30g，炒栀子 6g，淡豆豉 6g，海螵蛸 12g。

三诊（2006 年 2 月 20 日）：睡眠转好，胸痞胀减，会阴胀，肛痒，舌淡暗、齿痕、苔白，脉滑细。辨证为肝郁气虚血瘀、湿浊夹风。上方加天麻 12g，白豆蔻 3g，三七粉 3g（冲）。

病例 5. 鞠某某，2006 年 2 月 23 日初诊。

现病史：入眠难半年。每夜睡 0～2 小时，伴纳呆，烦躁，头晕，口干渴，白带多，舌粉红、略暗、苔白，脉沉细滑。

中医辨证：血虚郁热，气虚血瘀，湿阻气机，冲任失调，魂不归藏。

处方：煅龙牡 60g，制龟板 12g，炒酸枣仁 30g，炒栀子 9g，淡豆豉 6g，五味子 15g，远志 9g，知母 9g，白茯苓 12g，川芎 6g，生甘草 12g，天麻 15g，僵蚕 6g，钩藤 6g，白蔹 6g，甘松 12g，琥珀末 3g，海螵蛸 15g，白芷 6g。7 剂，水煎服。

病例 6. 吴某某，2006 年 2 月 23 日初诊。

现病史：入眠难 2～3 年，每夜可睡 1 小时，近半月加重，"右肾囊肿，胆结石"，舌暗粉、厚、苔白、舌中纵沟，脉弦、左寸沉。

中医辨证：肝郁血郁湿阻气机，心肝失调兼风。

处方：煅牡蛎 60g，炒酸枣仁 30g，当归 6g，制香附 6g，五味子 30g，远志 9g，白茯苓 15g，知母 6g，炒栀子 9g，干石斛 15g，川芎 3g，生甘草 12g，天麻 15g，琥珀末 3g。4 剂，水煎服。

病例 7. 曹某某，2006 年 2 月 23 日初诊。

现病史：失眠 15 年，头晕头痛，腰痛，目痛口苦咽干，既往轻度高血糖，空腹 15mmol/L，餐后 21mmol/L。刻下：空腹 6～7mmol/L，餐后 9mmol/L。舌淡粉、略暗、苔白厚，右脉濡尺沉、左脉细沉滑尺沉。

中医辨证：肾脾阴虚，血瘀湿阻气机兼风。

处方：制龟甲 15g，炒酸枣仁 30g，五味子 30g，远志 9g，枸杞子 60g，桑叶 6g，川芎 6g，山茱萸 15g，干石斛 12g，天花粉 15g，桑白皮 15g，白菊花 12g，玫瑰花 6g，天麻 15g，延胡索 15g。4 剂，水煎服。

二诊（2006 年 2 月 27 日）：失眠同前，口干减，入眠难无困意，额颞胀痛，目痛胀，舌淡粉暗、苔白厚，脉细滑、双尺沉。辨证为肝肾肺阴虚、血瘀湿浊阻滞气机兼风。上方改炒酸枣仁 45g，桑叶 12g，天麻 30g，加白茯苓 15g，女贞子 12g，墨旱莲 12g，白茅根 30g，没食子 6g，僵蚕 6g，钩藤 10g，煅灵磁石 30g，夏枯草 90g。3 剂，水煎服。

三诊（2006 年 3 月 2 日）：或有困意，目胀减，血糖空腹 7.2mmol/L，餐后 7.4mmol/L，手凉，（颈动脉斑块形成）口干明显减轻，头痛以颞、额、枕部为主，舌淡粉、暗、浅齿痕、苔白，脉细。肝、肾、肺阴虚，血瘀湿阻气机，兼风。上方改枸杞子 90g，桑叶 15g，山茱萸 30g，干石斛 15g，天花粉 30g，桑白皮 30g，玫瑰花 9g，女贞子 15g，墨旱莲 15g，夏枯草 12g，白茅根 60g，没食子 9g，僵蚕 9g，加蔓荆子 6g，密蒙花 12g，白鲜皮 12g。

四诊（2006 年 3 月 20 日）：入眠可，血糖波动，昨餐后 11mmol/L、空腹 8.4mmol/L，头痛明显，睑肿减，入眠难已减，额闷痛蒙，近日不畅，乏力，手麻减，静止时尤著，手足凉，舌淡粉、暗、瘦、浅齿痕、苔白厚干，脉细、略滑。辨证为气阴不足，湿浊阻滞气机兼风。上方加炒栀子 6g，佩兰 15g。

五诊（2006 年 3 月 27 日）：手已不麻，入眠难已大好，头晕大减，便溏，尚手足凉，舌淡粉、略暗、浅齿痕、苔白，脉细滑。2006 年 3 月 21 日在他院检查示：双侧颞动脉轻度硬化，肝内强回声结节，血管瘤可能性大，胆囊壁多发息肉痒改变。右肾囊肿，膀胱沉积物结晶，子宫肌。尿中白细胞 500/μL，潜血（+），血胆固醇 5.76mmol/L，血糖 8.8mmol/L，低密度脂蛋白 3.89mmol/L。辨证为气虚阴虚，肝虚肝郁，湿浊阻滞气机兼风。上方改佩兰 30g，制穿山甲 12g，草豆蔻 15g，枳壳 6g，焦三仙各 3g，姜黄 6g。

六诊（2006年4月3日）：入眠好，头痛晕减，项、脘腹略痛，左手有时麻，矢气多。舌淡暗、苔白略厚，脉沉细。辨证为气血虚血瘀，湿阻，肝心失调。制龟甲15g，炒酸枣仁45g，枸杞子60g，远志9g，五味子30g，天麻30g，女贞子15g，僵蚕6g，枳壳6g，草豆蔻9g，姜黄30g，焦三仙各6g，琥珀末3g。7剂。

病例8.韩某某，2006年3月6日初诊。

主诉：失眠。

现病史：入眠难年余，长期服赛特，晨起心慌，右枕颞昏，舌淡暗、齿痕、苔白厚，脉沉细。

中医辨证：气血不足，湿郁血瘀，兼风。

处方：炒酸枣仁30g，五味子15g，远志9g，白茯苓15g，生晒参6g，当归6g，川芎3g，延胡索15g，石菖蒲15g，三七末3g，琥珀1.5g。

病例9.焦某某，女，56岁，2006年3月16日初诊。

主诉：失眠2～3个月。

现病史：失眠2～3个月，入睡困难，常打哈欠、伸懒腰。背畏寒，冒风，伴腰酸，腿肿，按之陷5～6年，有时晨起面肿，汗出。血糖6.2mmol/L，三酰甘油1.9mmol/L。舌淡红、略暗、厚、苔根厚，脉结略沉。在青岛服中西药，症状改善不明显，引起高血压。

中医诊断：失眠。

中医辨证：气虚血瘀，湿邪夹风。

西医诊断：①自主神经功能紊乱；②慢性右心衰竭。

处方：炒酸枣仁30g，白茯苓60g，猪苓30g，远志9g，桂枝6g，白术12g，石菖蒲15g，五味子15g，当归9g，三七末3g，琥珀1.5g。

二诊（2006年3月20日）：间断入睡，昨睡眠安，入眠难略减，腿肿按之陷，阵发汗出，背寒减，舌淡红、暗、厚，苔白厚，脉细略沉。辨证为心肺肾脾气虚血瘀，湿邪兼风。上方改炒酸枣仁45g，白茯苓90g，五味子30g，加生黄芪30g，苏木6g，车前子30g，陈皮9g。

病例10.章某某，女，39岁，2006年3月20日初诊。

主诉：失眠4月。

现病史：近4个月以来完全不能入眠，身重颞胀，思想不能集中，偶尔浅眠即醒，伴胆小怕黑，舌淡粉、暗、浅齿痕、苔白厚，脉细滑。

中医诊断：失眠。

中医辨证：脾肺阴虚，肝郁肝气不足，湿邪瘀血兼风。

西医诊断：自主神经功能紊乱。

处方：制龟甲（鳖甲）12g，炒酸枣仁45g，知母6g，淡豆豉6g，炒栀子6g，白茯苓12g，川芎3g，天麻15g，僵蚕6g，五味子15g，远志9g，石菖蒲12g，琥珀末1.5g（冲）。3剂。

二诊（2006年3月23日）：心慌急躁大减，尚入睡难，白天困，巅痛颞胀，目珠痛，身重乏力，胆小怕黑。舌淡红、略暗、浅齿痕、苔白厚，脉滑略沉。辨证为肺脾阴虚，心肝肾气虚，血瘀湿邪兼风，阴阳失调。处方：煅龙牡各30g，炒酸枣仁45g，五味子30g，当归6g，石菖蒲15g，远志9g，白茯苓30g，天麻15g，僵蚕6g，川芎6g，藁本6g，枸杞子60g，菟丝子9g，三七末3g。

病例11. 关某某，女，38岁，2006年3月23日初诊。

主诉：失眠半年，加重2周。

现病史：眠差年半，近2周加重，伴耳鸣健忘，经量少、色初暗、9天止。舌暗淡、厚、苔白厚，脉沉缓。

中医诊断：失眠。

中医辨证：气血虚，血瘀，肺肝肾脾阴虚，冲任不调兼风。

西医诊断：自主神经功能紊乱。

处方：煅龙骨15g，炒酸枣仁30g，五味子15g，石菖蒲15g，远志9g，白茯苓12g，当归12g，天麻12g，骨碎补6g。4剂。

二诊（2006年3月27日）：药后已可入眠，两日来耳鸣，健忘略减，潮至第3日，经初暗，量可，3天几乎无，舌暗淡、厚、浅齿痕、苔白略厚，脉缓。辨证为气血虚、气虚为主，血瘀、湿邪阻滞气机兼风。处方：炒酸枣仁45g，龟甲15g，当归6g，制乳没各3g，五味子30g，远志9g，白茯苓15g，僵蚕3g，骨碎补6g，女贞子12g，琥珀末1.5g。3剂。

三诊（2006年3月30日）：耳鸣减，头晕减，入眠难，近日恶寒发热，骨节酸，经行6天，色暗，无块。舌淡、暗、厚、浅齿痕、苔白厚。辨证为风邪外袭，气虚血瘀，湿阻气机。处方：银花30g，连翘12g，竹叶6g，荆芥穗6g，淡豆豉6g，薄荷6g，生甘草12g，桔梗9g，羌活3g，僵蚕3g，芦根60g。4剂。

四诊（2006年4月3日）：服药1剂感冒愈，现入眠难，耳鸣胆小，记忆力差，舌淡粉、略暗、厚、浅齿痕、苔白厚，脉沉缓。辨证为气血虚，湿邪阻滞夹瘀夹风。处方：制龟甲15g，炒酸枣仁45g，枸杞子30g，天麻30g，五味子30g，当归6g，骨碎补

6g，石菖蒲 15g，女贞子 12g，延胡索 30g，琥珀末 3g。3 剂。

病例 12. 刘某某，女，54 岁，2006 年 3 月 23 日初诊。

主诉：睡眠差 4～5 个月。

现病史：入眠难 4～5 个月，易醒，烘热，汗出夜重，左头顶隐痛，伴口干，心慌、紧张，烧心，脘痞胀，舌淡暗、齿痕、颤、苔白厚，脉滑细缓。

中医辨证：肝胃肾阴虚，脾肝肾气虚血瘀，湿浊夹风。

处方：生黄芪 15g，白术 15g，陈皮 12g，柴胡 6g，生晒参 6g，当归 6g，浮小麦 60g，知母 12g，枳壳 6g，草豆蔻 9g，海螵蛸 15g，三七末 3g。

二诊（2006 年 3 月 27 日）：入眠难大减，凌晨 3～4 时即醒，睡眠浅，纳增，脘胀呃逆，口干，汗出均减，心慌减，发作次数减少，咽唇干，右臂凉风。舌淡暗，浅齿痕，颤。舌面两侧蓝条，苔白厚，脉细滑。辨证为肝肾阴虚、脾肝肾气虚血瘀，湿浊夹风。处方：煅龙骨 15g，炒酸枣仁 30g，制没药 3g，川芎 3g，生黄芪 30g，白术 30g，陈皮 12g，升麻 9g，柴胡 6g，生晒参 9g，当归 9g，浮小麦 60g，知母 12g，枳壳 6g，草豆蔻 9g，海螵蛸 15g，天花粉 15g，三七末 3g。

三诊（2006 年 4 月 3 日）：纳增，体力增，入眠难，口干，凌晨尤甚，夜间汗出，手足心热，心慌，头晕痛，乏力肩膀痛，舌淡红略暗、齿痕，苔白，脉细沉数。辨证为气阴不足、湿郁血瘀夹风。处方：制龟甲 15g，炒酸枣仁 45g，五味子 15g，川芎 6g，当归 9g，女贞子 12g，白茯苓 12g，知母 6g，天麻 30g，僵蚕 6g，生甘草 9g，枸杞子 30g，延胡索 30g，琥珀末 3g。

病例 13. 张某某，女，35 岁，2006 年 3 月 23 日初诊。

主诉：入眠难 3 年左右。

现病史：入眠难，夜尿频，月经量多，色偏暗，提前一周，心情烦躁易急，舌淡、瘦、苔白厚，脉细缓。

中医辨证：气血虚，气虚为主；湿邪兼风。

处方：当归 6g，赤芍 12g，石菖蒲 15g，远志 9g，地肤子 12g，五味子 15g，制乳没各 3g，三棱 3g，莪术 3g，白鲜皮 12g，郁金 15g，薄荷 6g，蝉蜕 6g，青黛 6g，天麻 30g。

病例 14. 王某某，男，32 岁，2006 年 5 月 11 日初诊。

主诉：失眠 4 年。

现病史：眠差 4 年。长期服用"安定"3～4 片，肝功不正常，转氨酶 110U/L。现症入眠难，易醒，醒后难再入眠，略恶心，纳呆，心中虚，略口干，畏寒，舌淡暗、瘦、浅齿痕、苔白厚、舌中纵斜沟，脉沉滑。

中医诊断：失眠。

中医辨证：心肝肾阴虚，肝郁血瘀，湿阻气机，兼风。

处方：炒酸枣仁30g，五味子15g，远志9g，知母6g，白茯苓9g，川芎3g，石菖蒲15g，天麻15g，僵蚕6g，没食子6g，竹茹6g，连翘12g，琥珀末1.5g。4剂。

病例15.路某某，男，27岁，2006年5月8日初诊。

现病史：入眠难，多梦7年，腰膝酸软，心烦，健忘，目干涩，畏光，咽如物阻，呃逆不爽，乏力头昏，面烘热，舌淡暗、齿痕、苔白厚，脉沉滑。

中医诊断：不寐。

中医辨证：阴虚肝郁，湿阻气滞。

处方：煅龙骨30g，炒酸枣仁45g，知母9g，五味子15g，白茯苓9g，生山药30g，台乌药6g，益智仁12g，枸杞子60g，白菊花12g，密蒙花12g，石菖蒲12g，浮小麦30g，琥珀末3g。

二诊（2006年5月15日）：健忘减，畏光减，咽如物阻，面烘热减，眠浅，入眠难，多梦，可眠，6～8小时。目干涩，心烦，头昏，呃逆减，颈转侧则响声，腰膝酸软，舌淡红、略暗、齿痕、苔白厚，脉沉细。辨证为肝阴虚、肝郁血瘀、湿阻气机、气滞，兼风。上方改炒枣仁60g，枸杞子90g，加制龟甲15g，炒栀子9g，天麻15g，僵蚕6g。

三诊（2006年6月5日）：头昏减，入眠已不难，梦减，眠轻浅，膝软，目干涩几无，尚有时胸闷痛，转侧则颈部作响，手麻腰酸减，记忆力大增，舌淡粉、浅齿痕、舌尖部纵沟无，脉细滑寸沉。辨证为肝阴虚、肝郁血瘀、湿阻气机，兼风。前方改五味子30g，川芎6g，天麻30g，加白芍30g，延胡索15g。7剂，水煎服。

四诊（2006年6月19日）：胸背痛减，梦多、头昏沉减，目干涩减，已不畏寒不畏光，膝软已消失。转头则颈部作响，舌淡粉、略暗、浅齿痕、舌前纵沟、苔白，脉滑。辨证为肝阴虚郁热、血瘀湿阻，兼风。上方改知母12g，石菖蒲15g，白芍45g，加生甘草15g，姜黄6g。

病例16.张某某，男，22岁，2006年5月15日初诊。

主诉：入眠难6年。

现病史：急躁，悲观，入眠难，头昏，记忆力下降，舌淡、暗、大厚、苔白厚，脉弦长。

中医辨证：气血虚、血瘀、湿阻气机，兼风。

处方：煅牡蛎 30g，紫贝齿 15g，制龟甲 15g，炒酸枣仁 30g，天麻 15g，五味子 15g，远志 9g，钩藤 9g，石菖蒲 15g，没食子 9g，贝母 12g，枸杞子 60g，密蒙花 12g，琥珀末 3g。7 剂。

二诊（2006 年 5 月 22 日）：心情好转，急躁、恐惧减轻，入睡困难，已可睡 7 小时。舌淡红、略暗、大厚，脉弦，寸沉。处方：改炒酸枣仁 45g（先煎），天麻 30g，加延胡索 15g，女贞子 12g。7 剂，水煎服。

病例 17. 梁某某，女，68 岁，2006 年 5 月 25 日初诊。

主诉：失眠 5 年余。

现病史：患者失眠 5 年，入眠难，易醒，难再眠，甚则整夜难眠，久坐腿肿，夜尿频少，便干，2 日 1 行，重则汗出，舌淡暗、颤、浅齿痕、苔白厚，脉细促。某医院检查：血黏度高。

中医诊断：失眠。

中医辨证：肝肾脾气虚，血瘀，湿阻气机，阴阳失调。

西医诊断：失眠。

处方：生晒参 6g，石菖蒲 15g，当归 6g，川芎 3g，五味子 15g，远志 9g，白茯苓 30g，天麻 15g，僵蚕 6g，生黄芪 15g，三七粉 3g（冲），延胡索 15g，炒酸枣仁 45g（先煎）。4 剂，水煎服。

二诊（2006 年 5 月 29 日）：失眠、汗出、双下肢水肿均减轻，乏力，醒后不宜再入睡，夜尿频，大便已不干，1 日 3～4 行，困乏，舌淡、暗、颤、浅齿痕、苔白厚，脉沉结细。辨证为气虚血瘀，湿阻气机，阴阳失调。上方改炒酸枣仁 60g（先煎），加苏木 6g，红花 3g，覆盆子 15g，金樱子 15g。3 剂，水煎服。

三诊（2006 年 6 月 5 日）：出汗、哈欠已明显减轻，睡眠改善，腿肿已减轻，每天晚服降压 0 号 1 片。上方改天麻 30g，延胡索 30g，加女贞子 15g，葫芦巴 9g。

病例 18. 田某某，男，24 岁，未婚，2003 年 8 月 13 日初诊。

主诉：失眠、健忘 6 年余。

现病史：患者自 6 年前患鼻窦炎后，逐渐出现失眠、健忘，夜寐无多梦。近几年因学业紧张而不寐加重。伴头皮部位多发痤疮，右胁胀痛，餐后口渴喜饮。小便次数增多，不黄。曾经于外院服用补益肝肾、重镇安神之品，效果不理想。经他人介绍前来求治。既往体健，自幼年始偏嗜肉类，不吃素食。

现症：夜寐难以入睡，健忘。右侧胸胁部胀痛。脐部及双足畏寒。餐后口渴多饮，尿频色淡，大便日行 3～4 次，基本成形。纳食可。闻及烟味则鼻塞。舌体胖、满布较深裂纹、边有齿痕、舌质淡、苔薄白，脉滑数小弦。

病因病机：分析脾胃薄弱，土虚木壅，气津不足。

中医诊断：①不寐；②健忘；③胁痛。

西医诊断：神经衰弱症。

中医辨证：①脾胃薄弱；②气津不足；③土虚木壅。

治则治法：健脾益气，生津化液，疏肝解郁。

方药：三参饮合生脉饮加减。

处方：党参10g，太子参15g，南沙参12g，丹参12g，麦门冬10g，玉竹10g，黄精12g，白芍10g，生山药20g，炒白术12g，炒扁豆10g，生牡蛎20g（先煎），绿萼梅20g，玫瑰花12g，炙甘草6g，生谷麦芽各20g。7剂，每日1剂。

二诊（2003年8月20日）：服上药自觉诸症稍减，仍失眠、健忘，入睡前小便5～6次。伴右胁痛，头顶部痤疮多，大便日行3～4次，偶尔成形。进食刺激性食物则觉舌痛。舌胖、质红、有裂纹、边有齿痛，脉左弦、右沉细。药已中的，前方即见小效，治宗前法。上方去丹参、炒白术、炒扁豆、党参，加墨旱莲12g，女贞子15g，山茱萸12g，莲须6g。另服柏子养心丸：3g/次，2次/日。

三诊（2003年8月27日）：服8月20日方4剂后即自觉舌痛减轻，舌象改善。现仍觉失眠，健忘，尿频，脐部、双足畏寒，大便日行4～5次，基本成形。舌胖、质红、苔薄少、大量裂纹，脉左弦、右沉细。药合病机，脾胃始健。继进服11剂。

四诊（2003年9月5日）：药后诸症变化不著，右胸胁部隐痛，不寐，夜尿1～2次。头部痤疮仍多，大便早、中、晚各一次，成形。时见双下肢痿软无力。舌体胖大、质红、裂纹较多、边有齿痕，脉左弦小滑、右沉细。病势见缓。治宗上法，原方加减。上方去玫瑰花、佛手、葛根，加炒三仙各10g，炒枳壳12g，预知子10g，炒柏子仁12g。

五诊（2003年9月17日）：药后诸症变化不著，但食量大增，头部痤疮多，仍觉右胁疼痛，鼻塞，夜尿1～2次，伴憋胀感。大便日行4～5次，不成形。伴双下肢痿软无力。舌胖大、裂纹多、质暗、苔剥脱，脉左弦右沉细。病机同前。治予益气生津，调理脾胃。处方：太子参12g，石斛10g，麦冬10g，玉竹10g，炒白术12g，生山药15g，葛根12g，茵陈8g，防风6g，绿萼梅12g，预知子10g，生谷麦芽各20g，乌梅9g，木瓜10g，甘草6g，生龙牡各15g（先煎）。

六诊（2003年10月8日）：服9月17日方16剂，食量增加，余症状如前。夜尿2～3次，大便日行3～4次，不成形。双下肢无力。舌胖暗、少苔、裂纹多，脉左细弦、右沉滑。病势见缓。治予益气阴，升脾阳，酸甘化阴。处方：太子参15g，南沙参10g，黄精10g，玉竹10g，麦冬10g，石斛12g，生山药15g，炒扁豆12g，佛手9g，木瓜10g，防风6g，生谷芽20g，生麦芽20g，葛根12g，乌梅6g，甘草6g，生牡蛎30g（先煎）。

七诊（2003年10月22日）：服上药后诸症均有改善，鼻塞、牙痛大减，食纳可，已无饥饿感。头部痤疮仍多，右胁痛有减，自觉记忆力改善，睡前尿频3～4次，夜尿1～2次，大便日行2～4次，基本成形。舌体较前缩小，裂纹明显减少，舌质淡白、苔薄少，脉沉弦。病势渐减，脾胃逐渐恢复健运功能，肝气渐至调达。效不更方，上药再进14剂。

随访（2003年11月26日）：上方进14剂后复停药5日。现睡眠明显好转，仍觉轻度牙痛，右胁隐痛，伴鼻塞夜甚，腰痛。小便睡前2～3次、夜尿1～2次，大便日行1～2次，成形。舌胖暗淡、苔薄少、有少许裂纹，脉右细滑、左小弦。病势进一步减退，腰痛、尿频等肾虚之象仍有。继续给予疏肝健脾益肾之剂巩固之。处方：太子参15g，炒白术12g，莲肉15g，炒山药12g，淫羊藿10g，枸杞子10g，女贞子12g，怀牛膝10g，柴胡10g，炒白芍12g，郁金10g，炒枳壳12g，佛手9g，炒神曲12g，炒薏苡仁20g，生谷麦芽各20g，公英10g，炙甘草6g。

诊疗效果评价有效。

[按] 本案患者自幼年始饮食偏嗜，过食肥甘肉类之品，日久致燥热内生，耗伤气阴，脾胃受损，进而生化乏源。《内经》谓"胃不和则卧不安"，患者脾胃虚弱加之气阴两虚，致心神失养而出现不寐、健忘。其舌体胖大、裂纹深且密布、边有齿痕，为气阴两虚较甚之象。经治疗症状好转后其舌象亦相应改善：舌体较前缩小，裂纹减少。治疗过程中始终以益气生津、健脾和胃为主要治法，佐以理气、疏肝、醒脾等治法。虽然始终未用补髓安神之品，但经治后脾胃健运，气血得生，津液渐复，心神得以濡养而不寐、健忘得以好转。

病例19. 郝某某，57岁，2006年3月23日初诊。

现病史：卧则口干热，眠差易醒，凌晨足热干燥，口干，舌边痛，易发口疮，腿小红点痒疹，舌淡、嫩、颤、浅齿痕、舌面裂纹、苔白，脉细滑。

中医辨证：气阴虚，肝郁湿阻气机兼风。

处方：枸杞子60g，天花粉12g，桑白皮15g，麦冬9g，牡丹皮12g，知母9g，干石斛15g，当归6g，僵蚕6g，白芷9g，地骨皮9g，地肤子12g，白鲜皮12g。7剂。

二诊（2006年3月30日）：足热减，腿部红点及痒均未作，略口干，咽中有痰，舌淡粉、略暗、浅齿痕、苔白横纹，脉滑。辨证为气阴虚、湿阻气机、郁热兼风。上方加黄精 12g，白菊花 12g，天竺黄 6g。

病案 17 鼻 衄

汪某某，2006 年 1 月 19 日初诊。

主诉：鼻衄反复出现 2 年余。

现病史：2 年余鼻衄反复出现，此次 1 周前复发，伴鼻干，目涩，口鼻生疮，胸闷心慌，乏力，便干，咽中痰多，舌淡红、齿痕、苔白厚，脉细沉略数、尺尤沉。素患"脂肪肝""血小板减少"。

中医诊断：鼻衄。

西医诊断：鼻出血。

中医辨证：气血虚，阴虚为主，郁热兼风。

治则：滋补肝肾，凉血止血。

处方：枸杞子 30g，白茅根 90g，柏子仁 9g，白菊花 12g，密蒙花 12g，三七末 3g（冲）。4 剂。

病案 18 带 下

病例 1.郝某某，女，30 岁，2006 年 1 月 23 日初诊。

主诉：小腹隐痛 2 周。

现病史：2 周来小腹隐痛或坠痛，带多色黄，面生痤疮，头胀，舌淡红、略暗、边尖浅齿痕、瘀斑各一、苔白，脉细滑长、来盛去衰。

中医诊断：带下。

中医辨证：气血虚血瘀，湿阻郁热兼风。

西医诊断：盆腔炎。

治则：益气活血，化湿清热。

处方：苍术 12g，黄柏 9g，海螵蛸 30g，白芷 9g，银花炭 30g，当归炭 9g，防风炭 6g，蝉蜕 9g，升麻 9g，柴胡 6g，益智仁 12g，菟丝子 9g，延胡索 15g，怀牛膝 6g。

二诊（2006年1月26日）：症状减轻，胸中已不响，小腹坠落痛，带下清黏，乏力，半月来低热 37.4℃，畏寒，头略胀，面生痤疮，舌淡红、略暗、浅齿痕、苔白略厚，脉滑、来盛去衰。辨证为气血虚血瘀，湿阻兼风。处方：川续断 12g，桑寄生 18g，熟地黄 12g，赤芍 6g，当归 6g，川芎 3g，银花 15g，黄柏 9g，苍术 12g，海螵蛸 12g，车前子 30g，土茯苓 12g，苦参 6g，蛇床子 6g，白芷 6g，怀牛膝 12g，延胡索 15g，僵蚕 6g，艾叶 6g，杜仲 6g。7 剂。

三诊（2006年2月13日）：腹痛无，行经7天，仍未净，外阴痒，妇科诊断为"细菌性阴道炎"。舌淡、略暗、浅齿痕、苔白中根略厚，左脉滑、右脉虚尺沉。辨证为气虚血瘀，湿阻气机，湿邪下注，冲任失调。处方1：制穿山甲 12g，银花 30g，黄芩 9g，地骨皮 12g，苍术 12g，天花粉 9g，知母 6g，熟地黄 12g，赤芍 9g，桃仁 6g，红花 6g，僵蚕 6g，蛇床子 9g，菟丝子 9g，白芷 9g，海螵蛸 15g，天麻 15g，怀牛膝 9g，苦参 9g，黄柏 12g，延胡索 15g。水煎服。处方2：苦参 60g，蛇床子 15g，苍术 45g，土茯苓 60g，白鲜皮 30g，黄芩 45g。坐浴。

病例 2. 王某某，女，30 岁，2006 年 4 月 20 日初诊。

主诉：肠鸣小腹胀 3 个月。

现病史：近 3 个月腹胀、肠鸣，白带黄而稀，潮至略减，鼻干，皮肤干，急躁，口臭，消瘦，乏力，在某医院妇科查诊断"宫颈糜烂"。舌尖红、舌体瘦、苔白厚，脉沉细滑。

中医诊断：带下。

中医辨证：心脾肾气虚，湿浊郁热，兼风。

处方：白茯苓 12g，苍术 12g，干姜 9g，炙甘草 6g，海螵蛸 15g，白芷 9g，炒栀子 3g，淡豆豉 3g，地肤子 12g，白鲜皮 12g，当归 6g，苦参 9g，土茯苓 12g，三七粉 3g（冲）。4 剂，水煎服。

二诊（2006年4月24日）：小腹胀肠鸣减，便溏止，口臭减，口角溃疡，右下肢隐痛，头晕，烦躁唇干，皮肤干，乳腺增生，鼻塞，张嘴呼吸，潮至7天、色略转红，带下减，舌淡红、略暗、舌尖瘦、苔白略厚，脉细沉、略滑数。辨证为心脾肾气虚、湿阻气机兼风。处方：当归 6g，制香附 6g，高良姜 6g，肉桂 3g，枳壳 6g，厚朴 6g，白茯苓 12g，白术 12g，干石斛 30g，海螵蛸 15g，白芷 9g，生甘草 12g，制乳没各 3g，延胡索 12g，羌活 3g，焦栀子 6g，淡豆豉 6g。7 剂。

病案 19　眩　晕

病例 1. 高某某，女，2006 年 2 月 13 日初诊。

主诉：头晕 2 年。

现病史：2 年前晨起头晕跌倒，之后出现头沉重，右侧头晕，颈椎曲度变直，停经 1 年。舌淡红、薄、尖瘦、齿痕、苔白，脉沉细滑、右尤细、左尤滑。

中医诊断：眩晕。

中医辨证：气阴虚，肝风兼湿。

西医诊断：颈椎病。

处方：白芍 30g，生甘草 15g，天麻 30g，钩藤 12g，僵蚕 6g，白菊花 12g，五味子 15g，枸杞子 60g。

二诊（2006 年 2 月 20 日）：药后症状明显减轻，仅起床快时略晕，腰腿痛及胫发痉急，舌淡、略暗、浅齿痕、苔白厚，脉滑。辨证为气阴不足，肝风兼湿。上方加苏木 6g，延胡索 15g。

病例 2. 李某某，男，47 岁，2006 年 3 月 16 日初诊。

主诉：头晕昏 2 个月。

现病史：头晕昏 2 个月，口角小疮，背热如火，舌淡红、暗颤、边尖无苔、苔白厚，脉濡细数。

中医诊断：头晕。

中医辨证：气阴不足，湿浊，血瘀夹风。

西医诊断：头晕待查。

处方：生石膏 30g，制龟甲 15g，天麻 12g，钩藤 6g，石菖蒲 12g，白茯苓 12g，天花粉 12g，地骨皮 12g，浮小麦 60g。4 剂。

二诊（2006 年 3 月 20 日）：药后症状改善，背热减，眠差，现眠浅，乏力，低密脂 3.3mmol/L（1.20～1.76mmol/L），总胆红素 17.8μmol/L（1.17～17.14mmol/L），舌淡红、略暗、苔白，脉细略滑。辨证为气阴虚，血瘀，湿邪兼风。上方加炒酸枣 30g，五味子 15g，生薏苡仁 90g，车前子 15g。

三诊（2006 年 3 月 27 日）：背热减，头晕昏，眠浅，易醒，可再眠，痰较多。舌淡红、略暗、苔白，脉滑。辨证为气阴不足、血瘀、湿邪兼风。处方：生石膏 30g，制龟甲 15g，山茱萸 12g，干石斛 15g，麦冬 9g，五味子 30g，石菖蒲 12g，远志 9g，白茯苓 12g，生薏苡仁 60g，泽泻 6g，佩兰 15g，肉苁蓉 9g，天麻 15g，僵蚕 6g，钩藤 9g，女贞子 12g，白茅根 30g，炒酸枣仁 30g。

四诊（2006 年 4 月 6 日）：睡眠转深，热减，尚鼻干，多食则脘胀。舌淡红略暗，苔白，脉滑略细长。上方改生薏苡仁 90g，天麻 30g，女贞子 15g，白茅根 60g，炒酸枣仁 45g，加石决明 30g（先煎），决明子 15g，白菊花 12g，密蒙花 12g。7 剂，水煎服。

病例 3．李某某，女，59 岁，2006 年 3 月 30 日初诊。

主诉：下午头晕十余年，咳黄痰 3 个月余。

现病史：高血压十余年，乏力气短，下午头晕，手足心热，盗汗；咳黄痰 3 个月余。舌粉、略暗、细裂纹、苔白厚，脉细滑略数。血压 150/80mmHg。

中医诊断：眩晕。

中医辨证：气虚血瘀，湿阻气机兼风。

处方：石决明 30g，天麻 15g，僵蚕 6g，钩藤 6g，枸杞子 60g，制龟甲 15g，五味子 15g，白茯苓 30g，白菊花 15g，知母 12g，地骨皮 12g，天竺黄 6g，车前子 12g。4 剂。

病例 4．魏某某，女，51 岁，2006 年 3 月 30 日初诊。

主诉：左上肢麻、眩晕半月。

现病史：左上肢麻、眩晕半月，夜间口干苦，一周前左眼外眦结膜出血，高血压 2 年。舌淡粉、暗、大、齿痕、苔白厚，右脉沉滑、左脉沉细滑。

中医诊断：眩晕。

中医辨证：气虚血瘀，湿浊阻滞气机兼风。

西医诊断：原发性高血压。

处方：煅灵磁石 30g，石决明 60g，天麻 15g，钩藤 9g，僵蚕 6g，白芍 30g，枸杞子 30g，白菊花 12g，夏枯草 12g，天花粉 15g，白茅根 90g，桑白皮 12g，干石斛 15g，怀牛膝 12g。7 剂。

二诊（2006 年 4 月 6 日）：口干苦减，左睑肿、左手肿减，左臂尚麻。舌淡粉、略暗、浅齿痕、苔白厚，脉缓、细、略滑。血脂高，血压 155/90mmHg。上方改石决明 90g（先煎），天麻 30g，钩藤 12g，枸杞子 60g，桑白皮 15g，怀牛膝 15g，加生薏苡仁 60g，白茯苓 30g。7 剂，水煎服。

三诊（2006 年 4 月 20 日）：左臂麻减，口干苦减，左脘肿减，舌淡粉、略暗、浅齿痕、苔白，脉细滑。血压 120/70mmHg。辨证为气虚血瘀、湿阻气机兼风。上方改煅灵磁石 60g，石决明 120g，桑白皮 30g，加密蒙花 9g，龙胆草 6g。

病例 5.张某某，女，45 岁，已婚，2004 年 7 月 23 日初诊。

主诉：眩晕耳鸣反复发作 14 年，伴听力下降 1 个月。

现病史：患者 14 年前开始出现阵发性头晕，伴耳鸣如蝉、呕吐，每次持续 2～3 天。症状逐渐加重，4 年前诊为"梅尼埃病"，曾服用"眩晕宁、卡马西平、氟桂利嗪"等药，效果一般，头晕阵作，听力逐渐下降。1 周前于同仁医院诊为"梅尼埃病"（内耳迷路神经水肿）。已往十余年每年发作 2 次，多于夏季发作。本次自 3 个月前发作频繁，1 个月数次，伴耳鸣，听力下降显著，呕吐，便溏，平素食纳尚可，夜眠尚安，小便正常。曾以糖皮质激素、中药、针灸等法治疗。月经正常，经前乳房胀痛。舌暗、尖红、苔薄白水滑，脉细弦沉。

病因病机：患者素喜食冷饮、甜食之品，至痰饮内蕴，痰湿中阻，上蒙清窍。

中医诊断：①眩晕；②耳鸣、耳聋。

西医诊断：梅尼埃病。

中医辨证：痰浊中阻，上蒙清窍。

治则治法：燥湿化痰，和胃降逆。

方药：苓桂术甘汤加味。

处方：茯苓 30g，炒白术 15g，泽泻 15g，桂枝 10g，藿苏梗各 10g（后下），厚朴花 12g，姜夏 12g，炒杏仁 10g，炒薏苡仁 20g，天麻 10g，车前子 18g（包），六一散 20g（包煎），陈皮 10g，胆星 6g，生姜 3 片为引。7 剂，水煎服，每日 1 剂。

二诊（2004 年 8 月 13 日）：仍觉头晕，耳鸣有减轻，右耳听力明显改善，左耳听力仍差，食纳可，夜眠可，二便正常。月经 2 个月未至。舌体瘦、质暗、苔薄白腻，脉细滑尺沉。药中病机，病势见缓。前以苓桂术甘汤加减而获小效。处方：葛根 15g，蝉蜕 10g，僵蚕 10g，姜夏 12g，茯苓 30g，炒白术 15g，泽泻 15g，桂枝 10g，炒杏仁 10g，炒薏苡仁 20g，茵陈 12g，天麻 10g，车前子 19g（包），六一散 20g（包），陈皮 10g，胆南星 6g，生姜 2 片为引。14 剂，水煎服，每日 1 剂。

三诊（2004 年 9 月 3 日）：头晕基本消失，左耳偶有耳鸣，右耳听力基本恢复，纳眠可，二便正常。舌暗、边有少量齿痕、苔薄白，脉细滑左弦尺沉。痰湿已去，脾健胃和，升降有序。既已奏功，原法续进。

上方去六一散、茵陈，加当归 10g，益母草 15g。再进 7 剂。以巩固疗效。

随访：一年后随访，病未复发。

[按] 本例患者患眩晕、耳鸣病程已久，近 1 个月又突发耳聋，路老辨为痰湿中阻、上蒙清窍，追其病因，乃患者平素喜食冷、甜之品，致痰饮内蕴之故。《金匮要略》

之苓桂术甘汤是温化痰饮的代表方，"病痰饮者，当以温药和之"是为治痰饮的基本原则。此方中茯苓为君，具健脾渗湿、祛痰化饮之功；桂枝为臣，温阳化气，既可温阳以化饮，又能化气以利水，更兼平冲降逆；与茯苓相伍，一利一温，对于水饮滞留而偏寒者，实有温化渗利之妙用；佐以白术健脾燥湿，助脾运化；再配以甘草益气和中，共奏饮去脾和、湿不复聚之功。本患者病程已久，舌尖偏红，已有化热之象，故路老方中又加入三仁汤之意以宣化畅中、清热利湿。方中杏仁苦温、宣降肺气；薏苡仁甘淡利水渗湿、疏导下焦，辅以半夏、厚朴花苦温除湿，六一散清热利湿；《素问·至真要大论》中有，"诸风掉眩，皆属于肝"，故方中加天麻、胆南星平肝息风、化痰。辨证准确，疗效自然确切，患者服 3 剂后即觉症状改善，右耳听力恢复大半；二诊中，路老加入葛根以升举阳气，使其痰湿去，阳气升，顽症得除；三诊时，患者诸症大减，白腻之苔已除，湿热渐去，故去六一散、茵陈，添入养血、活血之品——当归、益母草，以进一步巩固疗效。可见，经方运用得当，其效甚佳。

病案 20　胃脘痛

病例 1. 马某某，女，2006 年 2 月 13 日初诊。

主诉：胃痛月余。

现病史：胃脘痛月余，泛酸恶心，呃逆，腹胀，大便溏散，四十年来畏寒，纳差。凌晨 1～2 时汗出多，喷嚏不止，口干，痛经四十年，诊断为"子宫腺肌症"。舌淡、暗、齿痕、苔白厚，脉沉细滑。三酰甘油、胆固醇均偏高。

中医诊断：胃痛。

中医辨证：气阴不足，血瘀冲任失调。

西医诊断：①浅表性胃炎；②子宫腺肌症。

处方：当归 6g，香附 6g，良姜 12g，肉桂 6g，枳壳 6g，厚朴 9g，生白术 30g，白茯苓 12g，草豆蔻 9g，公丁香 3g，海螵蛸 15g，干石斛 15g，浮小麦 60g，生黄芪 30g，姜黄 15g，延胡索 15g，三七末 3g。

二诊（2006 年 2 月 16 日）：胃脘痛减，呃逆减，仍泛酸，但感胸胁憋闷，胃脘胀，口干，夜间汗出明显，白天潮热，汗出，受凉则喷嚏（夜及晨起），头两侧及后脑部痛，腿胀，排便难，2 日未行。舌淡、暗、浅齿痕、苔白厚，脉细滑。辨证为气阴不足、血瘀、湿阻气机、冲任失调。处方：代赭石 30g，旋覆花 12g，半夏 6g，生姜 9g，干石斛 15g，海螵蛸 15g，生薏苡仁 30g，草豆蔻 9g，竹茹 6g，浮小麦 30g，僵蚕 3g，芦根 60g。4 剂，水煎服。

病例 2. 崔某某，女，2006 年 2 月 16 日初诊。

主诉：脘痛 2 年。

现病史：2 年来由于生气出现胃脘胁胀痛，呃逆，大便不畅，舌淡、暗、浅齿痕、苔白厚，右脉沉细滑、左脉细滑。2004 年在某医院胃镜示：浅表性胃炎。

中医诊断：胃脘痛。

中医辨证：肝郁血瘀，湿浊阻滞气机，夹风。

西医诊断：胃炎。

处方：当归 6g，香附 6g，高良姜 6g，肉桂 3g，枳壳 6g，厚朴 6g，生白术 9g，白茯苓 9g，熟大黄 6g，草豆蔻 6g，公丁香 2g，干石斛 15g，延胡索 12g，三七末 3g。4 剂，水煎服。

二诊（2006 年 2 月 20 日）：脘痛以下午为主，打嗝，舌淡粉、略暗、浅齿痕、苔白，左脉濡细滑、右脉沉细滑。肝郁血瘀，湿浊阻滞气机夹风。处方：代赭石 60g，旋覆花 12g，当归 6g，制香附 6g，枳壳 6g，厚朴 12g，白茯苓 12g，姜黄 12g，草豆蔻 9g，海螵蛸 9g，干石斛 15g，延胡索 15g。3 剂，水煎服。

病例 3. 高某某，男，24 岁，2006 年 2 月 27 日初诊。

现病史：胃脘痞满痛间断发作十余年。消瘦，便溏，饭后即便。时胃脘痞满，易鼻塞干燥，嗅觉减退，足冷，身燥热，眠差。舌淡粉、暗、颤、浅齿痕、苔白，脉细，左尺沉、右寸沉。

中医辨证：脾肾气虚血瘀、湿阻气机，兼风。

处方：石菖蒲 15g，远志 9g，白茯苓 30g，白芷 9g，细辛 3g，辛夷 9g，苍术 12g，生黄芪 15g，陈皮 12g，升麻 9g，柴胡 6g，生晒参 6g，生甘草 15g，当归 9g，薄荷 9g，桑叶 9g，巴戟肉 12g。3 剂，水煎服。

二诊（2006 年 3 月 2 日）：药后睡眠改善，可以正常作息，夜 2 时入睡，晨 7—8 时即醒。受凉则大小便次数多，受寒腹胀，有时脘痞痛，足冷，身燥热，尿急频，舌淡粉、略暗、颤、浅齿痕、苔白，脉左细、右寸沉。辨证为脾肾气虚，血瘀，湿阻气机，兼风。上方改生黄芪 30g，柴胡 9g，生晒参 6g，加金樱子 12g，刺蒺藜 12g，西洋参 6g，草豆蔻 9g，白豆蔻 3g，炒薏仁 60g，没食子 9g，延胡索 30g。

三诊（2006 年 3 月 6 日）：鼻塞消失，略干，足下有气上冲减，腹胀减，尿频止，身燥热减，舌淡、暗粉、颤、浅齿痕、苔白厚，脉细。辨证为肺阴虚脾肾气虚，湿邪血瘀兼风。处方：生石膏15g，知母9g，麦冬12g，五味子15g，生地黄12g，熟地黄12g，牛膝15g，骨碎补9g，猪苓12g，草豆蔻6g。7剂，水煎服。

病例4. 牛某某，女，2006年3月9日初诊。

主诉：脘痛2个月。

现病史：脘痛泛酸恶心2个月。烧心、呃逆，近两个月较著，有时头晕，经少、色暗，舌暗红、尖瘦、苔白。

处方：当归6g，制香附6g，高良姜6g，肉桂6g，枳壳6g，厚朴6g，炒白术9g，白茯苓9g，草豆蔻9g，公丁香3g，海螵蛸15g，干石斛12g，三七末3g。4剂。

二诊（2006年3月13日）：食冷及饭后脘痛，痛隐隐，烧心减，口苦，头右顶痛，困倦，呃逆减，伴左胁剧痛四五年，舌淡红、略暗、尖瘦、苔白厚，脉细滑。辨证为肝虚肝郁，血瘀，湿邪夹风。上方改良姜9g，加赤芍9g，延胡索12g，青皮3g。3剂。

三诊（2006年3月16日）：右头痛止，口苦泛酸烧心止，饿感，尚乏力，心慌，有时紧张，舌淡红、略暗、浅齿痕、苔白，脉细滑、寸略沉。辨证为肝虚肝郁、血瘀湿浊夹风。上方改制香附9g，高良姜12g，白术12g，白茯苓12g，干石斛30g，白芍12g，加苏梗6g，炒栀子3g。4剂。

四诊（2006年3月20日）：心慌、紧张未作，尚脘痛痞，呃逆，带下白而稀，舌淡红略暗，苔白厚，舌尖红，脉细滑数。辨证为肝虚肝郁、脾阴虚郁热、肾虚寒凝、血瘀湿阻兼风。处方：陈皮12g，白茯苓15g，苍术12g，白芷9g，白扁豆12g，生薏苡仁60g，砂仁3g，草豆蔻9g，枳壳6g，厚朴3g，制香附3g，羌活3g，芡实12g，延胡索15g。

五诊（2006年3月27日）：呃逆几乎停止，心慌、紧张偶作，脘痞饥时痛，白带减，近日咽痒，咳痰，舌淡红略暗略颤，浅齿痕，苔白厚，脉缓右关滑。辨证为肝虚肝郁、血瘀湿阻气机兼风。上方加半夏9g，白豆蔻3g，僵蚕3g，三七末3g。

六诊（2006年4月3日）：呃逆止，心慌大减，左胁有时痛，脘痛减，已不胀，白带减，大便稍成形，眠差，入睡较难，早醒，咽干如物阻，舌淡红略暗略颤，浅齿痕、苔白略厚，脉细滑、右关弱。辨证为肝虚肝郁、血瘀湿阻气机兼风。处方1：陈皮12g，生薏苡仁60g，白扁豆15g，白茯苓15g，白芷9g，白僵蚕6g，白豆蔻3g，生晒参6g，生山药15g，莲肉12g，砂仁3g，桔梗9g，苏梗9g，延胡索15g，天麻15g，海螵蛸15g。口服。处方2：桑白皮60g，白扁豆60g，生薏苡仁90g，僵蚕6g，白芷6g，白茯苓30g，白豆蔻3g。每晚洗面一次。

七诊（2006 年 4 月 10 日）：胃胀无，偶有胃痛，无心慌，下午后时左右咳嗽，气管痒，面部黄褐斑，月经量少。舌淡红、暗、浅齿痕、苔白，脉细滑。上方改生薏苡仁 90g，加车前子 15g，炒栀子 6g，淡豆豉 6g，半夏 6g。7 剂。

八诊（2006 年 3 月 17 日）：无腹胀，咳嗽减轻，咽哑，受风寒后脘部嘈杂，烧心，脘痛，偶有心慌阵作，舌淡红、略暗、边尖苔少、舌苔白，脉滑略沉。气虚肝郁，肝胃不和，血瘀兼风。处方：代赭石 30g（先煎），旋覆花 12（包），当归 6g，制香附 6g，天麻 15g，甘松 12g，没食子 6g，海螵蛸 12g，白茯苓 12g，草豆蔻 3g，白豆蔻 3g，白僵蚕 3g。7 剂，水煎服。

九诊（2006 年 3 月 24 日）：咽痛，咳痰几无，嘈杂烧心未作，左胁隐痛，心慌大减，舌淡红略暗尖红，苔白，脉弦，尺沉。辨证为气虚肝郁、肝胃不和、血瘀兼风。处方：当归 6g，赤芍 12g，柴胡 6g，白茯苓 12g，苍术 9g，生姜 9g，薄荷 6g，牡丹皮 6g，炒栀子 6g，淡豆豉 6g，制香附 6g，琥珀末 1.5g，枳壳 3g。

病例 5.李某某，42 岁，2006 年 3 月 9 日初诊。

主诉：脘痛 1 年。

现病史：脘胀隐痛，矢气，偶泛酸，便溏，曾有外伤后腰椎狭窄史，舌淡粉红、略暗、齿痕、苔白厚，脉细滑。

中医诊断：胃脘痛。

中医辨证：脾肾气虚，血瘀，湿浊郁阻。

西医诊断：慢性胃炎。

处方：代赭石 30g，旋覆花 12g，半夏 6g，生姜 9g，当归 6g，制香附 6g，海螵蛸 15g，枳壳 6g，厚朴 6g，延胡索 15g，白术 12g，干石斛 12g。4 剂。

二诊（2006 年 3 月 13 日）：泛酸止，脘胀窜痛，矢气，便溏日 1 次，腰沉，舌淡红、略暗、颤、齿痕、苔白，脉沉细、略数、尺沉。辨证为肝郁脾肾虚、湿阻气机。处方：当归 6g，制香附 6g，高良姜 9g，肉桂 3g，草豆蔻 9g，枳壳 6g，厚朴 3g，海螵蛸 9g，干石斛 12g，延胡索 15g，苍术、白术各 6g，白茯苓 12g。

三诊（2006 年 3 月 16 日）：脘胀痛略减，已不窜痛，尚矢气，便溏每日 1 次，未泛酸，腰骶不适，但不痛，舌淡粉、略暗、略颤、浅齿痕、苔白，脉滑尺略沉。上方改海螵蛸 15g，苍术 9g，去白术，加郁金 6g，白芍 12g。

四诊（2006 年 3 月 20 日）：脘胀减，痛亦大减，便溏减，腰骶不适未作，舌淡、略暗、浅齿痕、略颤、苔白略厚，脉细滑。辨证为脾肾气虚、血瘀、肝胆郁热、湿浊兼风。上方改肉桂 6g，厚朴 6g，海螵蛸 30g，苍术 12g，白芍 15g，郁金 12g，加白茯苓

15g。

五诊（2006 年 3 月 27 日）：脘胀止，便已成形，脘痛偶作，尚矢气较多，舌淡粉、暗、浅齿痕、苔白，脉滑。辨证为脾肾气虚、血瘀、肝虚、肝胆郁热、湿浊兼风。上方加吴茱萸 3g，三七末 3g。

六诊（2006 年 4 月 3 日）：胃脘部偶感胀痛隐隐，受凉后出现便溏，舌淡粉、暗、薄、浅齿痕、苔白略厚，脉滑略沉。脾肾气虚，血瘀湿阻，肝郁兼风。处方：当归 6g，制香附 6g，高良姜 12g，肉桂 9g，枳壳 6g，厚朴 6g，白术 15g，白茯苓 30g，草豆蔻 9g，焦三仙各 9g，延胡索 15g，干石斛 15g。7 剂，水煎服。

七诊（2006 年 4 月 10 日）：饮水多时偶有脘胀痛，泛酸，烧心，便溏减，舌淡暗薄、浅齿痕、苔白，脉滑略细。辨证为肝心郁热、脾肾气虚、血瘀湿阻兼风。上方加乌附片 3g，海螵蛸 15g，改干石斛 30g。

八诊（2006 年 4 月 17 日）：大便已成形，脘痛减，泛酸减，多食则脘胀，矢气多。舌淡、略暗、浅齿痕、苔白，脉滑。肝心郁热，脾肾气虚血瘀，肝胃不和，湿阻气机。上方加赤芍 3g，半夏 6g，竹茹 6g，炒栀子 3g。7 剂，水煎服。

九诊（2006 年 4 月 24 日）：排气大减，偶有胁脘胀痛，泛酸大减，脘胀减，舌暗淡、齿痕、苔白厚，脉滑。辨证为肝郁、肝胃不和、肺肾气虚血瘀、湿阻气机兼风。上方改炒栀子 6g，草果 6g，白茅根 15g。

病例 6. 张某某，女，53 岁，已婚。2003 年 9 月 12 日前来初诊。

主诉：因胃脘胀痛反复发作半年，加重 2 个月。

现病史：患者自半年前开始出现胃脘胀痛，近两个月症状加重，有时伴有腹痛，无泛酸以及恶心、呕吐等症状。2003 年 7 月 30 日曾于我院检查胃镜结果提示"慢性浅表萎缩性胃炎，HP（－）"。现患者胃脘疼痛，晨起时较明显，进餐后疼痛加重，伴脘腹胀满不舒，纳食尚可，自感畏寒。舌暗、苔黄厚腻，脉细滑。

病因病机：分析脾胃蕴热聚湿，阻滞气机，痞满不利。

中医诊断：①胃脘痛；②胃痞证。

西医诊断：慢性浅表萎缩性胃炎。

中医辨证：①脾胃蕴热聚湿；②阻滞气机。

治则治法：运脾化湿清热，理气导滞。

方药：香苏饮、半夏厚朴汤、金铃子散、芍药甘草汤加减。

处方：藿苏梗各 10g（后下），厚朴 12g，姜半夏 10g，炒杏仁 10g，炒薏苡仁 20g，陈皮 10g，旋覆花 9g（包），醋香附 10g，全当归 10g，金钱草 15g，醋延胡索 10g，川楝子 10g，白芍 12g，甘草 6g，蒲公英 12g。7 剂。

二诊（2003 年 10 月 15 日）：上药进服 14 剂，现觉胃脘疼痛略有缓解，伴餐后胃脘坠胀、疼痛，牵及腰背胸部，当右侧卧时疼痛加重，平卧休息一小时可缓解。纳食尚可，夜眠可，小便正常，大便 1～2 日 1 行、便质较干。舌质暗、苔薄黄腻，脉沉细。药合病机，故取良效，餐后胃脘坠胀为脾虚失运之象。予健脾化湿、理气导滞之剂。上方去金钱草、白芍、杏仁，加党参 12g，炒白术 12g，茯苓 20g，以健脾益气，另加生姜 3 片为引。

三诊（2003 年 11 月 28 日）：二诊至今一直服用上方，约 1 个月。现诸症悉减，但仍觉胃脘、两肋、胸部少腹疼痛，呈持续性。服药后胃脘、胸肋有发热牵扯感，每餐 1～2 两。进食多则胃脘下坠疼痛，活动后有气短、喘憋，休息后缓解。体重未下降，大便正常。四末不温明显改善。舌暗红、苔根黄腻，脉沉细。病势续减，脾阳有恢复之机。治以芳香化浊，调理气机。处方：霍苏梗各 10g（后下），厚朴花 12g，姜半夏 10g，生、炒薏苡仁各 20g，生谷麦芽各 20g，炒神曲 12g，醋香附 10g，佛手 10g，茵陈 12g，土茯苓 15g，炒苍术 12g，砂仁 6g（后下），预知子 12g，公英 12g，车前子 15g（包），郁金 10g，内金 10g。12 剂。

四诊（2003 年 12 月 10 日）：上方服后初始效果显著，胸脘疼痛减轻。但后来因家庭琐事烦恼而致情志不遂，复觉两肋胁、胸部刺痛感，每餐进食 1～2 两，有胸中气机凝结之感，伴胸闷、憋气，平卧时症状改善，眠可，二便正常。舌暗胖、苔白腻、边有齿痕，脉细滑。药证相符，故初服上药效果显著，后因生气病情加重，考虑为肝气郁结、横犯胃所致。治以疏肝和胃，调气和血。处方：橘叶 15g，橘络 10g，厚朴 10g，胆星 8g，丹参 20g，檀香 8g（后下），砂仁 5g（后下），醋延胡索 10g，白芍 18g，绿萼梅 15g，玫瑰花 15g，川楝子 10g，三七粉 3g（分冲），醋香附 10g，甘草 8g，生谷麦芽各 20g。14 剂。

随访：上方服后患者未再复诊，随访患者诉上药服后胃脘疼痛大减，胸胁刺痛消失，食欲转佳。肝胃恢复调达和降之功能。

[按] 胃脘痛之病因多缘于感受外邪、饮食不节、情志失调等因素，其病位有在胃、在肝、在脾之别。本案患者平素饮食失节，湿热内生，阻碍中焦气机，为胃痛痞满之证。首诊予芳香化浊，调理气机之法，方选香苏散、半夏厚朴汤、金铃子散、芍药甘草汤四方合方加减而获效。盖胃主纳食，胃病则不欲食，脾主运化，脾病则纳后胃脘不适，故二诊时患者出现餐后胃脘坠胀、疼痛，考虑为脾虚失运，因而加用四君子汤健脾益气。三诊时四末不温之症明显改善，乃脾阳得复之候，随复予芳香化浊之法。四诊时

因情志失调而病情复发，用疏肝和胃，调气和血之法而收效。即所谓"治肝可以安胃，肝和胃自安"。本例患者之胃痛在不同阶段有着不同的病机表现，病位先后侧重于胃、脾、肝三脏，予以分别治之而收佳效，其告诫我们：治病不能固守一方而一治到底。

病例 7：石某某，女，33 岁，2004 年 12 月 14 日初诊。

主诉：胃脘疼痛 7 年。

现病史：患胃脘痛 7 年，食后缓解，饥饿时加重，按之不痛，伴见呃逆、口干涩无味，胃脘部有灼热感，脐周痛甚，向腰胁部放射，失眠健忘，多梦易惊，身疲乏力，纳食欠馨，大便有未消化之物，曾在多家医院做胃镜检查确诊为慢性萎缩性胃炎，服用中西药物未取明显效果，求治于我处。舌淡红、尖红、苔白腻，脉沉滑。

病因病机：湿热中阻，升降失调，运化失司。

中医诊断：①胃脘痛；②呃逆；③失眠。

西医诊断：①慢性萎缩性胃炎；②胃肠功能紊乱；③神经衰弱。

中医辨证：①湿热中阻；②升降失调；③运化失司。

治则治法：辛开苦降，寒热并用，调畅气机。

方药：半夏泻心汤加减。

处方 1：西洋参 10g（先煎），姜半夏 10g，干姜 6g，黄连 8g，黄芩 10g，佛手 10g，藿苏梗各 10g（后下），炒杏仁 9g，生薏苡仁 20g，石见穿 12g，茵陈 12g，砂仁 6g（后下），九香虫 6g，醋延胡索 10g，醋香附 10g，川楝子 10g。7 剂，水煎服，每日 1 剂。处方 2：越鞠保和丸 2 盒，每次 6g，每日服 3 次，开水冲服。

二诊：药后症状有所缓解，呃逆、脐周痛未作，仍失眠多梦，舌脉同前。药中病机，病势转缓。既见小效，仍宗前法，上方去川楝子，加茯苓 20g，生炒谷麦芽各 20g。14 剂，水煎服。

三诊：药后诸症明显减轻，睡眠基本正常。舌淡红、苔薄白、微腻，脉细弦小滑。中焦升降已趋正常，脾胃恢复健运之职。上方去九香虫、延胡索、香附，加党参 12g。再进 14 ～ 30 剂。

随访：半年后随访，诸症未作。复查胃镜，与前比较有明显好转。

[按] 本胃痛案证属湿热中阻，寒热错杂，虚实兼挟，久羁不解，气阴两伤。湿热中阻，气机逆乱，升降失调故胃脘疼痛、脐周尤甚，呃逆；脾胃虚弱，运化受纳功能失常故胃痛食后缓解，饥饿加重，按之不痛；纳食欠馨，大便未消化食物；脾主四肢，脾胃虚弱故身疲乏力；胃络通于心，"胃不和则卧不安"，故失眠健忘、多梦易惊；湿热久羁，胃阴耗伤，故胃脘灼热、口干涩无味；土壅木郁，再加久病不愈，情志抑郁，肝失

调达故痛向胁腰部放射；舌脉也为湿热中阻，气机逆乱之症。治选半夏泻心汤加减，方中用姜、夏、芩、连辛开苦降、寒热并施；西洋参意在益气养阴；佛手、藿苏梗、砂仁理气化湿、和胃止痛；薏苡仁、茵陈、石见穿清热利湿；九香虫、香附、金铃子散理气止痛；越鞠保和丸疏肝解郁、健脾和胃，意含"治肝可以安胃"之意；加杏仁一味肃肺理气以平肝和胃止痛。诸药共凑辛开苦降，清热祛湿，寒热并举，虚实兼顾，调畅气机之效。湿热除、气机调畅则脾气主升、胃气和降、运化受纳功能恢复正常，故胃痛、呃逆、纳少、便溏、身疲乏力等症随之而解；胃气和畅，虽不用安神之品而失眠多梦等症也应手而愈；肝气调达，有利于脾胃的运化，则串痛等症解除。

[体会] 本案病位在胃，但影响到肝心肺等脏，根据脏腑相关理论，不仅注重脾胃本身功能的调整，更注重相关脏腑失调的治疗。使7年顽症，随手而瘥。

病例8.商某，男，72岁，2015年11月6日初诊。

主诉：胃部肿瘤手术切除后肠粘连，喝水时右腹疼，饥不敢食，反复一年。

现病史：患者胃腹右侧喝水胀痛，2014年11月底胃肿瘤切除手术后肠粘连反复一年，经多家市级医院治疗病情不见好转，于2015年9月上旬转入某省级医院微创科做微创手术后腹部左右两侧痛改为右侧一侧痛，住院五十余天后，右侧腹部疼痛不见好转，随让出院回家养，特求中医治疗，症见胃腹右侧喝水胀痛，有食欲不敢食，口干不欲饮，喜热食，鼻干唇起泡，有少痰多年，血糖低时心慌，肠鸣多的时候腹痛重，既往心脏支架10年，大便干燥、4～5天1次、有时7～8天1次、大便无力须用手压肛门处才能便出，体重81斤，病前体重180斤，面色黄暗，两目无神，骨瘦如柴，声音低微，气短无力，少气懒言，苔少、舌暗红，右脉细弦、左脉短数。

中医辨证：胃痛（食滞、血瘀、气虚）。

治则：消滞化瘀，补气活血。

方药：保和丸合失笑散加党参黄芪加减。

处方：神曲12g，麦芽12g，山楂25g，半夏12g，茯苓12g，陈皮9g，炒莱菔子30g，连翘6g，白芍12g，蒲黄9g（包煎），炒五灵脂9g（包煎），延胡索12g（打碎），川楝子12g（打），青皮9g，党参15g，黄芪20g，炙甘草9g。水煎服，10剂，每日服2次。

医嘱：保持心情舒畅，忌食生冷及辛辣食物，少食多餐。

二诊（2015年11月19日）：药后胀痛减轻，口干，鼻有长涕，无力，怕冷，左脉短数右脉细数。上方改党参30g，黄芪30g，加黄连5g，肉桂4g，当归12g。水煎服，10剂。

三诊（2015 年 12 月 1 日）：诸症减轻。已能食稍稠的流食，肠鸣音明显减少，偶尔腹痛，大便已有力无须手压就能排出、大便 2 天 1 次。上方略微加减。水煎服，10 剂。

此患者共服 30 剂，因苦于吃药而停服。次年 3 月回访说进食快了或吃的不合适了不舒服，未再胀痛。

[按] 喝水胀痛不通，"不通则痛"，食后胀痛、食滞也，保和丸主之；术后肠粘连，痛、瘀血也，失笑散主之；反复年余正气已虚加参芪扶正；痛在右侧肝经也再合金铃子散；姜枣调和营卫。虽平常之药用之得当成有捷效。

病案 21　虚　劳

病例 1. 付某某，男，34 岁，2006 年 1 月 26 日初诊。

主诉：双腿乏力 2 年左右。

现病史：近 2～3 年来双腿乏力，膝关节痛，眠中易醒，有时头痛，舌淡红、暗、厚、苔白中根厚，脉弦。

中医诊断：虚劳。

中医辨证：肝肾阴虚，湿阻气机，血瘀夹风。

西医诊断：疲劳综合征。

治则：滋补肝肾，理气祛湿。

处方：陈皮 9g，地骨皮 12g，山茱萸 12g，熟地黄 12g，枸杞子 60g，刺蒺藜 15g，肉苁蓉 15g，怀牛膝 15g，蔓荆子 6g，延胡索 15g，五味子 30g，远志 9g，天麻 30g，钩藤 6g。7 剂。

病例 2. 黄某某。

主诉：疲乏半年。

现病史：半年来易疲劳，眠少纳差，偶有胸闷，恶心，有时头晕口干，舌淡粉、暗、苔白厚，脉细滑。

中医诊断：虚劳。

中医辨证：肝肾气阴虚，肝胃阴虚，肝胃不和，湿阻气机。

西医诊断：疲劳综合征。

处方：当归 6g，制香附 6g，石菖蒲 15g，五味子 15g，远志 9g，女贞子 15g，枸杞子 60g，白菊花 12g，竹茹 6g，干石斛 15g，川芎 3g，天麻 12g。7 剂。

病例 3.南某某，男，49 岁，2006 年 6 月 1 日初诊。

主诉：足底冷感 30 余年。

现病史：患者双下肢足底发冷 30 余年，多次诊治无效。手亦冷，大便 1～2 日 1 行，眠差，多梦易醒，易感冒。舌质粉暗、颤、浅齿痕、苔白根厚，右脉濡细、左脉浮滑寸沉。

中医诊断：虚劳。

中医辨证：肝脾气血虚，血瘀湿阻气机。

辨证分析：患者老年男性，先天禀赋不足，后天失于调护，致脾肾两虚，阳气衰微，故而手足发冷。脾虚运化失常，气血生化无源，肝无以疏泄，致心血不足故而眠差。脾肾阳气虚衰，无力推动血液，日久成瘀，故而舌暗偏粉。

处方：地龙 9g，赤芍 12g，当归 6g，川芎 3g，川牛膝 12g，桃仁 9g，红花 6g，天麻 15g，僵蚕 6g，巴戟肉 12g，淫羊藿 12g，山茱萸 15g，吴茱萸 3g，炮附子 6g，黄芪 30g。4 剂，每日 1 剂，水煎服。

二诊（2006 年 6 月 19 日）：梦减，易醒，足掌心冷感，手冷次之，尚纳差。舌淡粉、略暗、颤、浅齿痕、苔白、根厚，脉细略滑。辨证为肝阴虚、脾肾气虚、血瘀、湿阻气机兼风。上方改当归 9g，吴茱萸 4.5g，加骨碎补 6g，焦三仙各 6g，红参 6g(自备)，鹿茸 1g（自备），鹿鞭 3g（自备）。7 剂，每日 1 剂，口服。

三诊（2006 年 6 月 30 日）：患者来诉病症大减，故继续上方随证加减治疗 1 个月，患者症状基本消失停药。

[按] 本案患者发病日久，数十年间多次诊治，观其数十年之病案，众医家多以温阳为主，多初起有效，日久效差。余观患者舌质发暗，盖因发病日久致瘀，故以补阳还五汤为加减，益气、活血，佐以僵蚕、天麻搜风通络，巴戟天、淫羊藿、山茱萸、吴茱萸、附子温补脾肾阳气。二诊时患者症减，说明思路正确，继续增加当归、吴茱萸之量以温经活血，加骨碎补补肝肾、红参大补元气、焦三仙振奋脾气，脾气健旺则运化有力，水湿易去，气血易生，加鹿茸、鹿鞭温补精血，以增疗效。高老指出，此案患者脾肾两虚，故补脾温肾固然无错，但久医无效，盖众医家不知其瘀为标。中医治病思想急则治其标，缓则治其本，本虚标实者当标本同治。且《医宗金鉴·虚劳》指出："夫人之虚，不属于气，即属于血，五脏六腑，莫能外焉。"而独举补脾肾者，水为万物之气，土为万物之母，二脏安和，一皆有治，百疾不生。故高老

治此案初期以益气活血为主，兼以温补脾肾，待病情好转后加血肉有情之品增加补脾肾之功，故能收效。

病案22　痹　证

病例1.郭某某，女，37岁，2006年1月26日初诊。

主诉：系统性红斑狼疮2年。

现病史：2年前在某医院确诊为系统性红斑狼疮，曾服泼尼松12片，晨顿服，环磷酰胺。目前泼尼松2片，1个月前中性粒细胞46.1%、血沉13mm/h，大汗，动则气喘，夜间汗出更多，心烦，失眠，口干，口苦，有白沫痰，咽干，有异味，咽喉痛，纳呆，小腹坠落胀，小便浑浊，大便绿散，关节烦痛。以双膝双髋较重，左肩膀痛，右手及臂麻，"双侧髋关节腔积液"，偶有恶心，干呕，月经量极少、色暗。舌红略暗、苔少、根厚、略薄黄，右脉沉细数、尺尤沉、左关弦细尺沉。

中医诊断：痹证。

中医辨证：气阴两虚，血瘀湿郁。

西医诊断：系统性红斑狼疮。

治则：益气养阴，活血除湿。

处方：炒酸枣仁30g，干石斛12g，麦冬12g，五味子12g，石菖蒲12g，远志9g，白茯苓15g，浮小麦60g，肉苁蓉6g，肉桂3g，巴戟肉6g，枸杞子30g，白菊花9g，草豆蔻6g，炙杷叶12g，车前子30g，炮附子3g，炒栀子6g。10剂，水煎服。

二诊（2006年2月6日）：症状缓解，出汗较前减少，唯睡眠时仍汗出明显，口干减轻，睡眠反复，凌晨易醒，难再眠，目涩眼干畏光，手麻，有痰，肩背酸痛，畏风畏寒，小便浊，偶有刺痛。月经量少、周期2天，色暗有块，经前急躁，双乳胀痛，舌暗红、干、苔少、有裂纹，脉沉细数、尺沉。辨证为气血虚血瘀、湿邪夹风。处方：炒酸枣仁30g，干石斛15g，麦冬12g，五味子30g，石菖蒲12g，远志9g，白茯苓15g，浮小麦60g，肉苁蓉9g，肉桂3g，巴戟肉6g，枸杞子60g，白菊花12g，草豆蔻9g，炙杷叶12g，车前子30g，炮附子3g，炒栀子6g，加菟丝子12g，公丁香2g，女贞子12g，淡豆豉6g，制三棱3g，莪术5g。

三诊（2006年2月13日）：症状明显减轻，汗出减，眠转好，体力增，已不恶心，呃逆减，白黏痰减，略有胸闷，视力提高，咽部微痛，腿沉明显，口干苦。前天下牙痛，尿有油味，右腿凉减，舌淡红略暗、苔白干、中厚大，右脉细数，左脉细滑。辨证为心脾气阴虚、肝郁、湿阻气机兼风。上方改石菖蒲 15g，白茯苓 30g，肉桂 6g，巴戟肉 12g，菟丝子 9g，公丁香 3g，加薄荷 6g，生姜 15g，延胡索 15g，三七末 3g。

四诊（2006 年 2 月 23 日）：呃逆又减，口干咽痛，颞痛，腿、腰、肩痛，胸闷，大便溏、不畅，尿黄臭，舌淡粉、嫩、苔白，脉细滑。辨证为肝肾脾心气阴虚血瘀、湿邪夹风。处方：炒酸枣仁 45g，天花粉 15g，桑白皮 15g，山茱萸 12g，佩兰 15g，白茅根 60g，生山药 30g，女贞子 15g，墨旱莲 12g，白菊花 12g，延胡索 15g，知母 12g，生甘草 15g，炒栀子 6g。7 剂。

五诊（2006 年 3 月 6 日）：药后食欲好，仍有口干，手指关节及后背、腰痛，乏力明显，晨起下肢沉，夜汗，心悸，手足心热，畏寒，大便每日 2 次、不成形，舌暗红、有裂纹、根苔白、稍厚，脉弦细。上方改炒枣仁 60g，山茱萸 18g，白茅根 90g，白菊花 15g，延胡索 30g，炒栀子 9g，加枸杞子 30g，桑葚 12g，益智仁 9g，覆盆子 15g，干石斛 15g，胡芦巴 9g，浮小麦 60g。

六诊（2006 年 3 月 27 日）：汗出大减，手足热减，口干减，纳大增，尿量可，夜尿 1 次，筋痛腰痛，腓肠肌抽搐，鼻衄大减，舌淡暗粉、左前瘀斑、浅齿痕、苔白薄，脉细滑。辨证为气阴虚、血瘀、湿邪夹风。处方：炒枣仁 60g，山茱萸 12g，白茅根 60g，熟地黄 12g，丁香 3g，生山药 30g，山慈菇 3g，枸杞子 90g，白芍 30g，生甘草 15g，天花粉 15g，桑白皮 15g，覆盆子 12g，女贞子 12g，白术 12g，五味子 15g，远志 9g，萆薢 6g，天麻 15g，僵蚕 3g，草豆蔻 9g。7 剂。外用：萆薢 15g，仙茅 30g，巴戟肉 30g，威灵仙 30g，川牛膝 30g，宣木瓜 30g，红花 15g，延胡索 30g。

七诊（2006 年 4 月 17 日）：药后症大减，夜尿频减，鼻出血止，汗出、手足热减，髋膝痛减，腓肠肌抽搐止，眼眶痛，目干，左颞痛，口干，但饮水减，大便黏带不畅、每日 2～3 行，咳白黏痰，左肩酸，手胀，略有心慌胸闷，乳刺痛，舌暗红厚、苔薄，脉细滑。咽喉痛，口腔溃疡，活动则气喘。辨证为脾肝肾胃阴虚、血瘀、湿阻气机兼风。口服方：改山茱萸 30g，山慈菇 6g，天花粉 30g，桑白皮 30g，天麻 30g，僵蚕 6g，女贞子 15g；外用方：改红花 30g。

八诊（2006 年 5 月 11 日）：眠转佳，目干涩减，右胁腹胀，泛酸，口干纳差，口臭，腰肩痛，咽略痛，脱发，略头昏，晨起心慌，便黏细、味重、每日 3～4 行，夜间汗出，乳刺痛减，舌红略暗、苔白，脉细滑略沉。上方加淫羊藿 9g，青果 9g，干石斛 15g，桑叶 6g，蝉蜕 6g，密蒙花 12g。

九诊（2006 年 6 月 1 日）：头晕减，眠好转，脱发止，口干口臭，食辛辣则面痒，大便黏、每日 2 ～ 3 行，经色暗量少、经行腹痛、周期 2 ～ 3 天。舌淡红略暗、苔白，脉细略滑。辨证肺胃脾肝心气虚，血瘀、湿阻气机兼风。处方：炒酸枣仁 60g（先煎），知母 9g，麦冬 9g，枸杞子 30g，女贞子 15g，葫芦巴 9g，甘松 12g，干石斛 15g，山慈菇 6g，徐长卿 9g。7 剂，水煎服。

病例 2. 袁某某，女，65 岁，2006 年 3 月 16 日初诊。

主诉：双腿麻热 4 ～ 5 个月。

现病史：双腿麻热 4 ～ 5 个月，如火灼感，左甚，至腰而止，每次约持续 30 秒钟。口干 20 余年，既往糖尿病 4 年，现服阿卡波糖、二甲双胍，高血压 2 年，服硝苯地平缓释片。舌暗淡、颤、齿痕、右侧瘀斑大若杏核、苔白略厚，脉沉细。

中医诊断：痹症。

中医辨证：肝肾阴虚，肺脾气虚，血瘀湿浊夹风。

西医诊断：糖尿病末梢神经病变。

处方：天花粉 15g，地骨皮 15g，知母 12g，白芍 30g，熟地黄 12g，怀牛膝 15g，天麻 12g，僵蚕 6g，制龟甲 15g，女贞子 12g。4 剂，水煎服。

二诊（2006 年 3 月 27 日）：腿麻热大减，或一日不出现。舌淡暗粉红、厚、颤、浅齿痕、苔白、右侧根部略厚，脉细滑。辨证为肝肾阴虚、肺脾气虚兼湿兼风。上方改白芍 45g，宣木瓜 12g，天麻 15g，僵蚕 9g，女贞子 15g，制龟板 15g，桑白皮 30g。

三诊（2006 年 4 月 10 日）：处方：天花粉 30g，地骨皮 15g，知母 12g，白芍 60g，熟地黄 12g，怀牛膝 15g，宣木瓜 12g，天麻 15g，僵蚕 9g，女贞子 15g，制龟甲 15g，桑白皮 30g，生地黄 12g，枸杞子 30g，白菊花 12g，生石膏 15g。

四诊（2006 年 4 月 20 日）：腿麻热减，今测血糖 7.3mmol/L，舌淡暗、苔白，脉细。辨证为气阴虚，湿邪郁热兼风。上方改地骨皮 30g，白芍 60g，天麻 30g，枸杞子 60g；加白茅根 15g。

病例 3. 杨某某，女，58 岁，2006 年 5 月 29 日初诊。

主诉：左臂、股、胫肌凉痛 5 年

现病史：5 年来左臂、股、胫肌凉痛，消瘦，双小腿疼痛，萎缩。2006 年 5 月 19 日在某医院查腰椎磁共振示：第二至第五腰椎间盘膨出；肝右叶类圆形，肝囊肿或肝血管瘤？舌暗红、尖瘦、苔白厚、脉沉滑。

中医诊断：痛痹。

中医辨证：肝肺气血虚，血瘀，瘀热，湿阻气机兼风。

处方：白芍 30g，生甘草 15g，天麻 15g，僵蚕 9g，巴戟肉 12g，怀牛膝 12g，党参 12g，远志 9g，五味子 15g，炒酸枣仁 45g（先煎），阿胶 15g（分融）。7 剂，水煎服。

二诊（2006 年 6 月 5 日）：小腿痛减，臀痛亦减，每次洗澡后胸痛，入眠可，多梦易醒，烦躁尿频，大便不爽、日三或溏，舌暗红、颤、尖瘦、苔白厚、舌面两侧蓝条，脉沉滑。辨证为心肾阴虚郁热、气血虚、血瘀、湿阻气机兼风。上方改天麻 30g，五味子 30g，炒酸枣仁 60g，加金樱子 12g，苏木 6g，川芎 3g，炒栀子 9g，淡豆豉 6g，三七末 3g。

[**按**] 左臂、股、胫肌肉凉痛五年，久痛必虚必瘀，久病则心神不安，方用芍药甘草汤柔筋止痛，远志、炒枣仁、五味子养心安神，天麻、僵蚕止痛通络，巴戟天补肾助阳祛寒止痛，怀牛膝补肾引药下行，党参补气生津，阿胶滋阴补血。二诊时多梦易醒加重五味子炒枣仁，因舌颤、洗澡后胸痛加重天麻，又加苏木、川芎、三七活血散瘀，栀子豉汤以治烦躁，尿频加金樱子。全方共用活血散瘀、安神通络止痛。

病案 23　胁　痛

病例 1. 刘某某，2006 年 2 月 6 日初诊。

主诉：大三阳 10 年。

现病史：大三阳 10 年，肝功能正常。2002 年在某医院用"干扰素"（肌内注射，隔日 1 次）之后，肝功能或稍高，平素急躁，易头晕，口干，脘腹胁胀，偶有肝区跳痛，打嗝，尿黄有味、白沫，大便干、2～3 日 1 行。超声提示：弥漫性肝病，脾大，胆囊炎。

中医诊断：胁痛。

中医辨证：气阴不足，血瘀湿浊阻滞夹风。

西医诊断：慢性肝炎，脾大（2.1cm×11.6cm），胆囊炎。

治则：益气养阴，活血祛湿。

处方：制鳖甲 12g，茵陈 30g，青蒿 6g，郁金 15g，姜黄 9g，赤芍 6g，川芎 3g，银花 30g，连翘 12g，虎杖 12g，草豆蔻 6g，延胡索 15g，猪苓 30g，苏木 6g，炙杷叶 9g，五味子 15g，干石斛 15g，白茅根 60g，枸杞子 30g，白菊花 12g。7 剂。

病例 2. 宿某某，男，2006 年 2 月 20 日初诊。

主诉：胁痛半年。

现病史：半年来胁痛，素患前列腺炎，舌暗红、齿痕、苔白、中根厚略黄，左脉关尺弦寸细、右脉滑、略细。

中医诊断：胁痛。

中医辨证：肝胆内热血瘀，兼湿兼风。

西医诊断：胁痛待查。

处方：姜黄9g，郁金12g，柴胡3g，黄芩6g，白茯苓9g，赤芍9g，枸杞子30g，白菊花12g，天麻12g，钩藤6g。3剂，水煎服。

二诊（2006年2月23日）：胁痛止，夜尿多，略困倦，余无不适。舌淡红、略暗、浅齿痕、苔白中厚。肝胆郁热湿邪兼风。上方改郁金12g，枸杞子30g，加白茯苓15g，石菖蒲15g，车前子15g。

病例3.贾某某，女，46岁，2006年3月9日初诊。

主诉：阵发右胁隐痛十余年。

现病史：右胁阵发隐痛，头晕心慌，厌食油腻，时恶心，多梦易醒，40岁闭经。舌淡暗、大、齿痕、苔白、舌中纵沟，左脉细弦、尺沉、右脉弦尺沉。

中医辨证：血瘀湿阻，冲任失调。

处方：当归6g，制香附6g，枳壳6g，厚朴6g，竹茹9g，赤芍6g，延胡索15g，郁金12g，天麻12g，草豆蔻6g，炒蕤核仁12g，怀牛膝9g。7剂，水煎服。

病案 24　畏　寒

胡某某，男，76岁，2006年2月13日初诊。

主诉：畏寒5年。

现病史：4～5年来无明显原因出现畏寒，以下午至晚餐时为著，腰骶部凉，喜卧喜暖，手足冷，伴发热，睡后可缓解，平素易感冒，1月6日患"双下肺炎"，已愈。舌淡暗、苔白厚，左脉沉代、右脉细代、双寸沉。

中医诊断：畏寒。

中医辨证：气血虚血瘀，心肺脾肝郁热，湿浊阻滞气机。

西医诊断：养阴清热，补血活血。

处方：银花30g，黄芩6g，连翘12g，杏仁9g，紫菀9g，炙款冬花12g，当归3g，赤芍 6g, 芦根 90g, 竹叶 6g, 僵蚕 6g。3 剂, 水煎服。

二诊 (2006 年 2 月 16 日): 药后症减, 腰凉减, 今起已无冷汗, 白痰大减, 大便每日 1 次、黏滞不畅, 舌淡红、略暗、苔白, 脉沉代、三动一止。辨证为气血虚血瘀, 湿邪郁热阻滞气机。上方改芦根 120g, 竹叶 9g, 加贝母 12g。

三诊 (2006 年 2 月 20 日): 腰冷减, 白痰减少, 排便已不难, 尚胸背有时汗出较多, 舌痰红、苔白中根略厚, 左脉沉细代、三动一止、右脉沉滑。气血虚, 血瘀内寒, 湿邪郁热, 阻滞气机。处方: 前方加炙枇杷叶 12g, 炙麻黄根 12g。3 剂, 水煎服。

四诊 (2006 年 2 月 23 日): 腰冷减, 咳痰亦减, 心慌亦减少, 胸胁痛减, 汗减, 夜眠好转, 安稳。舌淡红、略暗、苔白中部略厚、苔中少, 脉滑时止。辨证为气血虚血瘀, 湿邪阻滞气机。处方: 炙甘草 12g, 生晒参 6g, 桂枝 3g, 生姜 9g, 延胡索 12g, 麦冬 9g, 火麻仁 9g, 熟地黄 12g, 当归 6g, 川芎 3g, 大枣 20g, 生薏苡仁 30g, 山茱萸 12g, 浮小麦 60g, 生黄芪 30g, 三七末 3g (冲)。

五诊 (2006 年 2 月 27 日): 腰冷大减, 心悸胸闷减轻, 咳则左胸胁痛, 有外伤史, 平时不痛, 咳少量白痰、已不黏, 汗出减, 舌淡红略暗、苔白中部纵沟二条, 脉缓、时一止。辨证为肝脾阴虚, 心脾气虚血瘀, 湿浊阻滞气机。上方改桂枝 6g, 生姜 12g, 延胡索 15g, 生薏苡仁 60g, 山茱萸 15g, 生黄芪 45g, 加干石斛 15g, 女贞子 12g。

六诊 (2006 年 3 月 6 日): 腰冷减, 胸痛几乎消失, 心悸减, 夜间轻咳, 痰黏、白色, 汗出又减, 舌淡红、苔白中部纵沟二条, 脉缓, 偶一止。辨证为肝脾阴虚, 心脾气虚, 血瘀, 湿邪夹风。处方: 炙甘草 15g, 生晒参 9g, 桂枝 6g, 生姜 12g, 延胡索 15g, 麦冬 9g, 熟地黄 15g, 当归 9g, 川芎 3g, 薤白 3g, 紫苏 9g, 浮小麦 30g, 生黄芪 60g, 三七末 3g, 款冬 12g。7 剂。

病案 25 手足厥冷

韩某某, 女, 28 岁, 2006 年 2 月 16 日初诊。

主诉: 手足凉 2 年。

现病史: 冬季手足凉数年, 加重 2 年。手足凉畏寒, 脘部绞痛, 泛酸, 便溏, 中午饭后欲便, 自去年始月经量减少、带经期 1 天、色偏暗、痛经。舌尖红、质淡红、苔白厚, 脉右细滑、左反关。

中医诊断：手足厥冷。

中医辨证：肝郁肝虚寒，肝胃不和，冲任失调。

西医诊断：手足凉待查，胃炎。

处方：吴茱萸 3g，乌药 6g，当归 6g，制香附 6g，枳壳 6g，厚朴 6g，白术 9g，白茯苓 12g，海螵蛸 15g，延胡索 12g，黄连 6g，干石斛 12g。4 剂，水煎服。

二诊（2006 年 2 月 20 日）：脘痞痛、泛酸未作，手足畏寒减，饭后欲便，今日来潮、色暗，有时小腹隐痛。舌淡红、苔白中根厚，右脉细滑、左反关。上方加肉桂 6g，远志 9g。3 剂，水煎服。

三诊（2006 年 2 月 23 日）：饭后欲便已止，手足畏寒减，舌淡红齿痕、苔白、中根厚，脉细滑。辨证为肝肾寒郁，气虚血瘀夹湿。上方加炒艾叶 6g，菟丝子 6g，葫芦巴 6g，炮附子 6g，肉苁蓉 12g。

四诊（2006 年 2 月 27 日）：大便已成形，以后便溏，周六晚曾脘痛一次，约半小时好转，手足寒，畏寒减轻。舌淡、略暗、颤、浅齿痕、苔白，脉左沉细、右脉滑略细。肝肾寒郁血瘀，湿邪夹风。2 月 23 日方改吴茱萸 6g，乌药 6g，当归 9g，白术 12g，炒艾叶 9g，菟丝子 9g，葫芦巴 9g，炮附子 9g，肉苁蓉 15g，加肉豆蔻 6g，八角茴香 6g。7 剂，水煎服。

五诊（2006 年 3 月 6 日）：服药期间牙龈肿痛，大便或溏，手足凉，咽痛，睡眠中易醒，腰痛，睡前咽干，舌尖红、舌质淡、略颤、苔白根厚，脉细滑。辨证为肝肾寒邪血瘀，湿邪夹风。处方：党参 12g，白茯苓 15g，白术 15g，白扁豆 15g，陈皮 12g，生炒山药各 30g，炙甘草 6g，莲肉 15g，砂仁 3g，炒薏苡仁 60g，桔梗 9g，大枣 20g（砸核），生甘草 12g，延胡索 15g。7 剂，水煎服。

六诊（2006 年 3 月 13 日）：足凉止，手凉减，龈痛止，咽痛止，仍眠浅，但梦较多，大便或溏、每日 1～2 次。舌淡红、苔白根略厚，左脉略沉、右脉细滑。辨证为肝肾气虚，心脾不足，湿阻兼风，冲任失调。上方加炒芡实 15g，炒当归 6g。

七诊（2006 年 3 月 20 日）：手足凉减，已不畏寒，眠可 6 小时，梦多，便溏减，夜间口干，舌淡红、略颤、苔白根略厚，左脉细寸尺沉、右脉细滑。辨证为肝肾气虚，血瘀，湿阻兼风，冲任失调。上方改白术 30g，加枸杞子 30g，五味子 30g，红花 3g。

八诊（2006 年 3 月 27 日）：梦减，便溏减，25 日潮至、量少，口干减，舌淡略粉、略暗、苔白，左脉沉、右脉略滑。辨证为气虚血瘀，湿阻气机，冲任失调。处方：生晒参 6g，白茯苓 15g，白术 15g，白扁豆 15g，陈皮 12g，炒山药 30g，炒芡实 15g，炒莲肉 12g，砂仁 3g，草豆蔻 9g，炒薏苡仁 60g，桔梗 9g，延胡索 15g，当归 6g，枸杞子 30g，五味子 30g，益智仁 12g，女贞子 12g，墨旱莲 12g，琥珀末 1.5g。

九诊（2006 年 4 月 10 日）：昨服山楂出现胃痛，胃酸多，足凉减，但感膝部隐凉痛，眠可，梦长，大便或可，3 月 25 日经行、痛经减、月经量较前多，舌淡粉略暗、舌边尖红、苔白厚，脉左沉、右略滑略数。辨证为脾肾气虚，肺胃虚热，湿邪夹风。处方：白茯苓 12g，党参 9g，白术 15g，白扁豆 12g，陈皮 6g，生山药 12g，莲肉 9g，砂仁 3g，炒薏苡仁 30g，山茱萸 12g，远志 9g，干石斛 12g，五味子 15g，益母草 15g，女贞子 12g，墨旱莲 12g，益智仁 12g，延胡索 15g，炮附子 3g，苏木 3g，炒酸枣仁 45g。7 剂。

十诊（2006 年 4 月 17 日）：尚手足冷，双膝畏风，便已成形，脘未嘈杂，梦减，口干减，舌淡红、略胖大、苔白厚、边尖苔少，左脉沉略细、右脉滑。辨证为气血虚，阴虚邪热，湿阻气机，寒热夹杂兼风。处方：狗骨 15g，陈皮 12g，熟地黄 12g，地骨皮 12g，锁阳 12g，肉桂 6g，当归 9g，怀牛膝 15g，淫羊藿 12g，知母 9g，赤芍 9g，炮附子 6g，天麻 15g，枸杞子 60g，五味子 18g，远志 9g，山茱萸 15g，白茯苓 15g，没食子 6g，炒酸枣仁 45g。

十一诊（2006 年 4 月 24 日）：狗骨未用，症减，梦减，手足凉减，双膝畏风。辨证为气阴虚，阴虚郁热，湿阻气机，寒热夹杂兼风。上方狗骨改为枸杞子 90g，五味子 30g，炒枣仁 60g，加络石藤 6g，巴戟肉 6g，延胡索 15g。

十二诊（2006 年 5 月 8 日）：潮至 4 天、月经块多、色转红，已无不适，尿时略涩，舌淡红、略暗、颤、苔白，脉沉略滑。处方：当归 30g，丹参 3g，赤芍 6g，柴胡 6g，白茯苓 12g，白茅根 60g，生姜 9g，薄荷 6g，炒栀子 6g，肉桂 6g，枸杞子 30g，白菊花 9g。7 剂。

十三诊（2006 年 5 月 15 日）：略多梦，尿略频，舌粉红、略薄、苔白根略厚，左反关、右脉滑略沉。处方：生地黄 9g，通草 6g，生甘草 15g，竹叶 9g，白茅根 60g，生蒲黄 6g，益母草 15g，琥珀末 1.5g。7 剂。

十四诊（2006 年 5 月 22 日）：多梦减，紧张感减，尿频减，但饮水后排尿较快。舌淡粉、略暗、略薄、苔白根略厚，左反关、右脉滑。上方改益母草 30g，加制龟甲 12g，知母 12g，覆盆子 12g，天麻 15g。7 剂，水煎服。

十五诊（2006 年 5 月 29 日）：梦减，尿频减，上周潮至已 3 天、色可、有少量血块、经量不多。舌淡略暗、略厚、略颤、苔白、根略厚，左反关。气血虚、血瘀、湿邪夹风。处方：制龟甲 12g（先煎），炒酸枣仁 30g（先煎），天花粉 12g，桑白皮 15g，五味子 15g，当归 3g，石菖蒲 12g，天麻 15g，僵蚕 6g，覆盆子 12g，炒薏苡仁 60g。7 剂，水煎服。

十六诊（2006 年 6 月 5 日）：尚梦，脘痛未作，尿频减，潮行 4 天、量较少，手足热，已有汗出，舌淡红、略暗、颤、苔白略厚、边尖苔少，右脉滑、左反关。辨证属气血瘀，湿邪郁热兼风。处方：生牡蛎 15g，女贞子 15g，连翘 12g，生薏苡仁 60g，炒酸枣仁 30g，五味子 9g，金樱子 12g，知母 9g，天花粉 12g，玄参 6g，苍术 6g，黄连 6g，黄柏 9g。

病案 26　淋　证

付某某，女，61 岁，2006 年 2 月 13 日初诊。

主诉：小腹痛 2 年。

现病史：患者 2 年前由于劳累出现血尿，在某医院诊为"急性泌尿系感染"，以抗生素治疗后症状缓解，未预彻底治疗，之后出现小腹酸痛拘急，并伴有肛门坠痛。尿热辣感，每晚下肢水肿，尿中有红白细胞。舌红淡、苔白、根厚不匀，左脉细滑弱、右脉细滑沉数。

中医诊断：淋证。

中医辨证：血瘀湿浊郁热兼风。

西医诊断：慢性泌尿系感染。

处方：白茅根 90g，石韦 12g，血余炭 15g，猪苓 60g，琥珀末 3g，三七末 3g。7 剂，水煎服。

病案 27　岩

蔡某某，男，53 岁，2006 年 2 月 20 日初诊。

主诉：肝癌术后。

现病史：患者体检时发现肝癌，已于 2005 年 6 月 7 日手术。气短头昏，偶有胸闷心慌，口干。1986 年患乙肝。澳抗阳性。心房颤，心电图不正常。舌淡暗、齿痕、苔白厚，脉沉细涩、尺尤沉。

中医诊断：岩。

中医辨证：肝肺郁热，血瘀湿阻，心有失调。

西医诊断：①肝癌术后；②房颤。

处方：姜黄 12g，郁金 15g，五味子 30g，枸杞子 60g，白茅根 60g，甘松 12g，虎杖 15g，山慈菇 6g，羊乳根 30g，海粉 30，生薏苡仁 90g，远志 9g，琥珀末 1.5g，三七末 3g，贝母 12g，生晒参 6g。7 剂，水煎服。

病案 28　感　冒

汪某某，2006 年 2 月 20 日初诊。

主诉：感冒后咽痛 3 天。

现病史：感冒后咽痛，腿沉，气短，胸闷，目干涩，目花。舌淡暗、胖、齿痕，左脉滑、右脉细沉。10 年前"子宫切除术"，半年前心电图：T 波改变。

中医诊断：感冒。

中医辨证：肺胃郁热，血瘀，湿郁，冲任失调。

西医诊断：补气健脾，清热解毒。

处方：生石膏 15g，生晒参 3g，生甘草 12g，竹叶 6g，桔梗 9g，半夏 6g，麦冬 6g，杏仁 6g，当归 6g，地肤子 9g，白鲜皮 9g，僵蚕 6g，青黛 6g，芦根 90g，三七末 1.5g。3 剂。

病案 29　前列腺增生

金某某，2006 年 2 月 23 日初诊。

主诉：尿余沥不尽。

现病史：曾患"前列腺增生"（1996 年），便溏，紧张则欲便 3 ～ 4 年，欲戒烟。舌暗红、浅齿痕、苔白中根厚，脉缓滑。

中医辨证：肝郁湿阻，气滞兼风。

处方：白茅根 90g，鱼腥草 30g，覆盆子 15g，肉苁蓉 12g，当归 9g，乌药 9g。4 剂。

二诊（2006 年 2 月 27 日）：药后全身轻爽，烟瘾减小，夜尿无，体力增，紧张感减，欲便亦减，舌淡暗、浅齿痕、苔白根略厚，脉滑缓。辨证为肝郁湿阻，气滞兼风。上方改白茅根 120g，鱼腥草 60g，加金樱子 15g，白术 6g。

病案 30　瘿　瘤

郑某某，2006 年 2 月 23 日初诊。

现病史：甲状腺变软，较前有力，今日略恶心，舌粉红、略暗、苔白厚，脉细滑寸沉。

中医辨证：气虚血瘀，气机郁滞，痰气郁阻。

处方：天麻 12g，桂枝 6g，白茯苓 15g，白术 12g，苏木 9g，半夏 6g，山慈菇 9g，三棱 6g，莪术 6g，僵蚕 6g，徐长卿 15g，炒麦芽 12g，制穿山甲 15g。7 剂，水煎服。

二诊（2006 年 3 月 9 日）：右颈包块又变软，已转平坦，恶心又减。舌淡红、略暗、苔白厚，脉滑寸沉。辨证为气虚血瘀，气机郁滞，痰气郁阻。处方：天麻 12g，桂枝 6g，茯苓 15g，白术 12g，苏木 9g，半夏 6g。

三诊（2006 年 3 月 20 日）：症状无，右颈包块已不明显，触之可及，服药恶心，舌红、略暗、苔白厚，脉滑。辨证为气虚血瘀，气机郁滞，痰湿郁阻。上方改茯苓 30g，莪术 9g，半夏 9g，夏枯草 9g，加生姜 15g，山慈菇 9g，三棱 9g，僵蚕 6g，徐长卿 15g，炒麦芽 12g，制穿山甲 15g，夏枯草 6g，萱草根 6g。

四诊（2006 年 4 月 6 日）：右颈部肿块未见改变。舌淡粉、略暗、浅齿痕、苔白厚，脉滑。上方改徐长卿 30g，夏枯草 15g，加白花蛇舌草 30g，白蔹 9g，制乳没各 3g。7 剂，水煎服。

五诊（2006 年 4 月 20 日）：颈部肿块又减，按之软，可移动。舌淡暗、苔白厚，脉滑。辨证为气虚血瘀，痰气郁阻。上方改天麻 15g，三棱 12g，制穿山甲 24g，白花蛇舌草 60g，金果榄 6g。

病案 31　喘　证

李某某，2006 年 2 月 23 日初诊。

现病史："喘息胸闷气短"6 个月。咳痰白黏，近 1 个月来加重。伴乏力，夜间阵发，舌淡暗、胖、齿痕、苔白厚，脉细滑。有类风湿病史。

中医辨证：肺肾气血虚，血瘀湿阻气机兼风。

处方：白果仁 9g，炙麻黄 9g，生炙甘草各 6g，桔梗 9g，紫菀 9g，炙款冬 12g，杏仁 9g，炙枇杷叶 12g，桑白皮 15g，当归 6g，黄芩 9g，贝母 12g，车前子 15g，银花 60g，芦根 90g。4 剂。

二诊（2006 年 2 月 27 日）：喘息胸闷均减，气短、痰白黏减，夜间汗未出。舌淡暗、胖、浅齿痕、苔白厚，脉滑、略细。2 月 23 日方改炙款冬花 15g，车前子 30g，加沉香粉 1g（冲）。3 剂，水煎服。

三诊（2006 年 3 月 2 日）：喘息、胸闷、气短减轻，痰量减但尚黏，口干，纳呆，液汗止，晨起身汗烘热。舌淡粉、略暗、浅齿痕、苔白、中根厚，脉滑略细。辨证为肺肾气虚，心脾气阴虚，湿阻气机兼风。上方改琥珀末 1.5g，加天竺黄 6g，姜半夏 9g，生姜 15g，浮小麦 30g。

四诊（2006 年 3 月 9 日）：胸闷缓解，喘息胸痛减轻，咳痰黏、量减。舌淡、略暗、浅齿痕、苔白厚，脉细略滑。肺肾气虚，肝阴虚，肝郁湿阻气机兼风。上方改当归 9g，天竺黄 9g，加苏木 6g，薤白 9g。

病案 32　水　肿

病例 1. 韩某某，2006 年 2 月 27 日初诊。

主诉：胸闷呃逆 1 个半月，加重 3 天。

现病史：喘憋，心慌气短，不能平卧，双下肢凹陷性水肿，1997 年曾患前间壁、高侧壁急性心肌梗死，在某医院住院保守治疗。2005 年 12 月 2 日在某医院行冠脉造影检查，三支冠脉均严重狭窄，行三支冠脉搭桥手术，术后 1 个月出现胸腔积液，双下肢水肿，面暗黄浮，舌暗粉、红、胖、齿痕、嫩光无津、苔白、舌中纵钩二条，脉沉细结。

中医辨证：肺肝郁热，心脾气虚血瘀，湿痰阻滞气机。

中医诊断：水肿，心肺气虚。

西医诊断：冠心病，陈旧前间壁、高侧壁心肌梗死，心功能衰竭。

处方：生黄芪 15g，当归 6g，桂枝 6g，赤芍 9g，白茯苓 60g，猪苓 30g，白术 15g，炙甘草 15g，车前子 30g（包），三七粉 3g（冲）。3 剂，水煎服。

二诊（2006 年 3 月 2 日）：药后胃肠舒服，但打嗝，胃中气多，心慌、气短减，夜间呃逆甚，略可平卧，胸闷，双下肢凹陷性水肿。舌粉略暗、胖嫩光、苔白、舌中纵纹，左脉沉细结、右脉濡细结。2 月 27 日方改生黄芪 30g，白茯苓 90g，猪苓 60g，加草豆蔻 9g，公丁香 3g，厚朴 6g，苏木 6g。4 剂，水煎服。

三诊（2006 年 3 月 6 日）：心慌气短均减，已可平卧，尚呃逆，夜甚，右腿水肿较甚，舌粉略暗、浅齿痕、苔白，脉细略濡。辨证为肺肝心气虚血瘀，湿浊郁阻兼风。处方：当归 9g，桂枝 6g，赤芍 9g，白茯苓 90g，猪苓 60g，白术 15g，炙甘草 15g，车前子 30g（包），三七粉 3g（冲），生黄芪 30g，草豆蔻 9g，公丁香 3g，厚朴 6g，苏木 6g，制香附 6g，高良姜 6g，枳壳 6g。4 剂，水煎服。

四诊（2006 年 3 月 9 日）：心慌减，气短略减，夜间呃逆 1 小时，凌晨以后无呃逆，即可平卧入睡，肿腿水肿又减，左腿已不肿。舌粉略暗、浅齿痕、苔白，左脉滑、右脉细。辨证为肺肝心气虚，血瘀湿浊郁阻，兼风。上方改生芪 90g，当归 12g，赤芍 12g，茯苓 120g，加白豆蔻 3g，川芎 3g。

五诊（2006 年 3 月 16 日）：心慌未发，气短亦未作，饭后脘痞呃逆，后半夜已大减，右腿水肿已减，舌淡粉暗、浅齿痕、苔白，脉细、尺略沉。辨证为气阴虚，血瘀，湿浊夹风。上方改生芪 120g，茯苓 150g，加苏梗 6g，焦三仙各 3g。

六诊（2006 年 3 月 23 日）：凌晨呃逆减，白天尚呃逆，脘痞胀，大便成形、每日行 5～6 次，右腿水肿又减，舌淡粉略转粉红、略颤动、浅齿痕、苔白，脉细。辨证为气虚血瘀，湿阻气机。上方改生芪 150g，柿蒂 9g，姜黄 6g。

七诊（2006 年 4 月 20 日）：近日胸闷、脘胀，呃逆夜间加重，便已成形，双腿肿至膝以下、按之凹陷，舌淡红略暗、颤、齿痕，脉沉滑。处方：当归 6g，制香附 6g，高良姜 9g，肉桂 6g，桂枝 6g，枳壳 6g，厚朴 6g，白术 15g，白茯苓 150g，猪苓 60g，泽泻 3g，川芎 3g，三七粉 3g（冲）。4 剂，水煎服。

病例 2. 于某某，女，64 岁，2006 年 5 月 29 日初诊。

主诉：双下肢水肿 3 个月。

现病史：患者 3 个月前出现双下肢水肿，伴颜面、双手水肿，心慌、气短、偶咳。在某医院检查，考虑心功能不全引发，服用利尿药，水肿减退，停药后复发。舌暗红、胖、颤、苔白根厚，脉沉滑、寸尤沉。血压 140/90mmHg，心电图示 P 波高尖、右房增大、顺钟向转位。

中医诊断：水肿。

中医辨证：心肝肺气虚血瘀，湿阻气机。

西医诊断：慢性右心衰竭。

处方：白茯苓 60g，猪苓 30g，车前子 30g（包），桂枝 6g，白术 9g，当归 6g，川芎 3g，阿胶 12g（分融），三七粉 3g（冲）。7 剂，水煎服。

[按] 本证双下肢伴颜面双手水肿，为水气凌心致心慌气短，方用五苓散加减，方中重用茯苓利水渗湿、宁心安神，猪苓利水渗湿，车前子清热利尿，白术健脾益气利水，桂枝通阳利尿，当归补气活血，川芎活血行气，阿胶补血滋阴、使水去不伤阴，三七散瘀消肿。

病案 33　咳　嗽

病例 1. 彭某某，女，58 岁，2006 年 2 月 27 日初诊。

现病史：咳嗽 1 个月，痰少白黏，服止咳药；夜眠差，白天嗜睡，高血压病十余年，服"抑平舒"可维持正常，今血压 150/105mmHg，2005 年 8 月超声心动示：双房增大，二尖瓣少量反流，三尖瓣少中量反流。舌强、不灵活、舌淡、暗白、右歪、苔白，左脉浮洪、右脉沉涩结。

中医诊断：咳嗽。

中医辨证：气阴不足，血瘀湿浊兼风。

西医诊断：咽炎，高血压病。

处方：生牡蛎 30g，灵磁石 30g，石决明 60g，天麻 15g，僵蚕 6g，钩藤 9g，白菊花 12g，枸杞子 30g，白茯苓 15g，水半夏 9g，郁金 15g，青黛 6g，炙枇杷叶 12g，干石斛 12g，天竺黄 9g，竹茹 9g，怀牛膝 15g，羚羊粉 0.3g，三七末 3g。3 剂，水煎服。

病例 2. 马某某，男，37 岁，2006 年 4 月 6 日初诊。

主诉：咳嗽 20 天。

现病史：咳嗽 20 天，凌晨出汗，咳嗽以睡前及凌晨明显，咳白黏痰、略黄，口周易发小疖，舌暗、红薄、浅齿痕、略颤动、苔白略厚，左脉细滑、右脉沉弱。

中医诊断：咳嗽。

中医辨证：肝郁，脾肺郁热，湿邪恶阻滞气机，兼风。

处方：桑白皮 12g，炙枇杷叶 12g，杏仁 9g，知母 9g，贝母 15g，银花 60g，连翘 12g，牛蒡子 9g，生甘草 15g，桔梗 9g，青黛 6g，芦根 60g。

二诊（2006 年 4 月 10 日）：咳嗽略减，痰已不黏，可咳出，咽痒，余同前，舌淡红、略暗、浅齿痕、略颤、苔白略厚，脉滑。辨证为肝郁、脾肺郁热、湿邪阻滞气机兼风。处方：桑白皮 15g，炙枇杷叶 12g，杏仁 9g，知母 9g，贝母 15g，银花 60g，连翘 12，牛蒡子 9g，生甘草 15g，桔梗 9g，青黛 6g，芦根 60g，地骨皮 12g，粳米 30g，陈皮 12g，法半夏 9g，诃子肉 12g。

三诊（2006 年 4 月 13 日）：咳痰白中有黄，可咳出，夜间略减，舌淡红、略暗、浅齿痕、苔白，脉略沉数。辨证为肝郁热、脾虚湿阻气机兼风。上方改桑白皮 30g，去天花粉 15g，加生石膏 15g，黄芩 9g，前胡 6g，白前 6g，青果 9g。

四诊（2006 年 4 月 17 日）：痰减，黄白，咳嗽亦减，口干，身热，唇周小疖已退，舌淡红、略暗、浅齿痕、苔白、中间略厚，脉细滑。处方：桑白皮 15g，地骨皮 12g，竹叶 6g，白薇 6g，玄参 9g，生甘草 15g，银花 60g，天竺黄 6g，贝母 12g，知母 12g，生石膏 30g。

五诊（2006 年 4 月 20 日）：咳嗽咳痰减轻，咽干痛，鼻塞流涕。舌淡红、颤、苔白、中根厚，脉滑略沉。上方加羌活 6g，桔梗 9g，细辛 3g，辛夷 9g，僵蚕 6g，白茅根 90g。4 剂，水煎服。

六诊（2006 年 4 月 24 日）：痰减，咳及咽干痛，略流涕，舌淡红、略暗、苔白，脉沉滑，辨证为肝郁肝胃不和、郁热痰气阻滞兼风。上方改善桑白皮 30g，地骨皮 15g，青黛 6g，虎杖 15g，水半夏 6g，陈皮 9g，甘松 9g，青皮 6g。

七诊（2006 年 4 月 27 日）：咳轻痰少黏，咽微干痛，面生小疖，舌淡红、略暗、苔白，脉沉滑。辨证为肺肝脾阴虚郁热、湿痰阻滞气机。上方改白薇 12g，玄参 15g，生甘草30g，青黛9g，加连翘12g，炙杷叶15g，竹茹9g。

八诊（2006年5月29日）：口干减，颜面疖退去，上唇又发红暗疖，大便每日1次。舌淡暗、薄、浅齿痕、苔白厚，脉细滑。辨证为肝郁肝虚、肝胃郁热、血瘀湿阻兼风。处方：桑白皮15g，熟大黄3g，银花60g，连翘15g，桑叶6g，佩兰15g，竹叶9g，通草6g，生甘草15g。7剂，水煎服。

九诊（2006年6月5日）：鼻唇周热疖渐退，尚口干，纳呆，略恶心，便已不干、每日1～2行，囊湿。舌淡暗、薄、浅齿痕、苔白厚，脉滑。辨证为肝郁肝虚、肝胃郁热、血瘀湿阻气机兼风。上方改桑白皮30g，佩兰30g，加槐角6g，天花粉15g。

病案34 腹　胀

病例1. 李某某，女，2006年2月27日初诊。

现病史：恶心腹胀肠鸣，阵发手足凉，项背痛，双腿陷水肿，素患胆囊炎。舌淡红、瘦、齿痕、苔白厚、舌中纵沟、脉细滑。

中医辨证：气阴不足，湿阻气机，血瘀夹风。

处方：白芍60g，黄芩9g，黄连6g，生大黄3g，当归6g，广木香6g，炙甘草15g，焦槟榔6g，肉桂6g，制香附6g，枳壳6g，竹茹9g，葛根6g。3剂，水煎服。

二诊（2006年3月2日）：便已成形，左腹略有隐痛，尚略后重，纳呆，偶有恶心，乏力，汗出头痛，舌淡红、瘦、右边瘀斑、苔白厚，脉濡细、右寸沉。辨证为气阴不足，湿阻气机，血瘀兼风。上方改葛根9g，加炒薏仁30g，草豆蔻9g，白术12g，三七末3g。

三诊（2006年3月9日）：便已正常，有未尽感，恶心，有时饥饿感，脘痞，时心慌心悸，冷汗出，尿频，小腹冷。舌暗红、瘦、齿痕、右侧有瘀条、苔白、厚，脉细滑。处方：黄精15g，竹叶9g，当归6g，制香附6g，枳壳6g，高良姜6g，肉桂3g，白茅根30g，巴戟肉12g，生黄芪60g，浮小麦30g，草豆蔻9g，三七粉3g（冲）。4剂，水煎服。

四诊（2006年3月13日）：恶心未作，食欲增，周四下午气短，伴手足凉，小腹冷，已无尿频，肝回声增强，舌淡暗、瘦、浅齿痕、苔白、略厚，脉沉滑。辨证为气血虚血瘀，夹湿阻隔气机。上方改当归9g，生黄芪90g，加党参15g，白薇9g，生草12g，女贞子 12g，川芎 3g，枸杞子 60g。

五诊（2006 年 3 月 20 日）：尿频减，腿肿减，气短减，有时心慌汗出，足冷或身热，舌淡暗瘦，浅齿痕，苔白略厚，脉滑，关弱寸浮。辨证为气血虚血瘀夹湿，阻滞气机。上方改高良姜 9g，生黄芪 120g，浮小麦 60g，加川芎 3g。

六诊（2006 年 3 月 27 日）：心慌减，腿肿减，尿频减，汗出减，天凉则小腿冷足冷，脘胀气短头晕，口泛清涎，有时多梦，舌淡暗、瘦、浅齿痕、苔白、略厚，脉滑略细。辨证为气血虚血瘀、湿阻气机兼风。处方：黄精 15g，红参 6g，吴茱萸 3g，生姜 15g，肉桂 6g，生黄芪 120g，浮小麦 60g，桑螵蛸 15g，当归 6g，川芎 3g，草豆蔻 9g，高良姜 12g，三七末 3g。

病例 2. 周某某，男，54 岁，2006 年 3 月 30 日初诊。

主诉：右胁腹胀痛痞满 3～4 个月，畏寒。2006 年 1 月 14 日在某医院做"结肠切除术"，诊为"原发肝癌伴门脉癌栓"，肝尖后肝硬化，乙肝病毒携带者。舌暗、浅齿痕、颤动、苔白厚，脉右滑左沉滑。

中医辨证：湿浊瘀血郁结，痰气瘀阻气机。

处方：制鳖甲 15g，制穿山甲 12g，姜黄 15g，三棱 6g，莪术 6g，山慈菇 6g，夏枯草 12g，连翘 12g，虎杖 15g，白茅根 60g，枳壳 6g，草豆蔻 9g，当归 6g，制香附 6g，银花 30g，茵陈 30g。4 剂。

二诊（2006 年 4 月 3 日）：右胁腹胀减，已有肠鸣，大便日行 2 次，无不适。舌暗红、浅齿痕、苔白中根厚。辨证为气虚、肝阴虚，湿浊、瘀血、热邪郁结气机。处方：改三棱 9g，莪术 9g，连翘 15g，虎杖 30g，白茅根 90g，银花 60g，茵陈 60g，加郁金 30g，女贞子 15g，熟大黄 3g，车前子 12g（包）。7 剂，水煎服。

病例 3. 孙某某，女，50 岁，2005 年 5 月 8 日初诊。

现病史：畏寒，受寒则小腹胀，心悸出汗 1 年余，便溏或便如球 1 日数行或数日 1 行，舌淡暗、大厚、齿痕、苔白厚，脉缓细、寸沉。

中医诊断：腹胀。

中医辨证：气阳虚，肝郁脾虚。

处方：生黄芪 18g，炙黄芪 12g，乌梅 9g，肉苁蓉 9g，肉豆蔻 9g，五味子 15g，枸杞子 60g，白菊花 12g，生熟地黄各 12g，女贞子 12g，熟大黄 6g，枳壳 6g，厚朴 6g，三七末 3g。

二诊（2006 年 5 月 11 日）：心悸减，畏寒减，受寒则腹胀，有冷风窜动，便已不成球，每日 1 次，便时腹痛大减，肛门下坠亦减，尚汗出，舌淡、暗、大厚、有齿痕、苔白厚，脉沉滑。处方：生黄芪 30g，炙黄芪 15g，乌梅 9g，肉苁蓉 12g，肉豆蔻 9g，五味子 15g，枸杞子 60g，白菊花 12g，生熟地黄各 12g，女贞子 15g，熟大黄 6g，枳壳 6g，厚朴 6g，菟丝子 9g，草豆蔻 9g，炙麻黄根 15g，葫芦巴 9g。

三诊（2006 年 5 月 15 日）：上方改生黄芪 60g，炙黄芪 30g，肉苁蓉 15g，枸杞子 90g，炙麻黄根 30g，加天麻 15g，钩藤 9g，当归 9g，白芍 15g，僵蚕 6g，川芎 3g，黄芩 6g，浮小麦 30g，猪苓 30g，怀牛膝 12g。

四诊（2006 年 5 月 22 日）：脐下心悸，痛则恶心，腿肿减，汗出，晨起眠中醒则汗出，脑鸣夜甚，舌淡、暗、胖、浅齿痕、苔白厚，脉滑。辨证为气血虚、肝郁湿阻、血瘀、痰气阻滞气机、内风。处方：煅龙牡各 30g，柴胡 6g，黄芩 6g，桂枝 6g，赤芍 12g，怀牛膝 12g，补骨脂 9g，骨碎补 9g，高良姜 9g，枳壳 6g，厚朴 6g，独活 6g，细辛 3g，生白术 30g，草豆蔻 9g，生黄芪 30g，浮小麦 30g，三七末 3g。

[按] 方中生黄芪补气升阳、炙黄芪补气，肉苁蓉补阳、祛下焦寒、润肠，肉豆蔻温中涩肠，乌梅涩肠，五味子宁心安神敛汗，枸杞子补虚，生熟地黄补阴血，菊花清热平肝，女贞子清虚热。小承气汤中大黄用熟大黄清湿热泻下，枳壳代替枳实，合厚朴行滞除痞消腹胀，三七散瘀定痛。润肠使便不再干如球，涩肠使便稀成形。诸药合用气足可摄汗、温阳寒可除，久病必虚黄芪补之，久病必瘀三七散之。二诊：受凉腹胀冷风窜动，加重补气药生炙黄芪用量，补阳药肉苁蓉用量，女贞子合黄芪扶正，再加葫芦巴、菟丝子补肾阳祛寒，草豆蔻温中健脾，炙麻黄根止汗。三诊：加天麻、钩藤、僵蚕息风化痰，当归、白芍、川芎合熟地黄名四物汤，来补血，浮小麦止汗，猪苓利水渗湿消肿，怀牛膝利尿，黄芩清上焦热。四诊：用煅龙牡敛汗治脑鸣，浮小麦止汗，黄芪合白术补气健脾止汗，黄芪合柴胡补气升阳，柴胡合黄芩和解少阳，桂枝通阳合细辛、独活散在表之寒，赤芍、三七活血化瘀止痛，补骨脂、骨碎补、高良姜温补下焦祛寒止痛，怀牛膝利尿消肿，枳壳、厚朴行滞止痛，草豆蔻温中健脾。

病案 35　肥　胖

刘某某，男，20 岁，2006 年 3 月 9 日初诊。

主诉：肥胖 15 年。

现病史：肥胖 15 年，身体沉重感。舌暗红、颤、苔少、舌心尤薄，脉沉滑。

中医辨证：肝郁血虚，肺肾脾湿，血瘀夹风。

处方：生石决明 15g（先煎），生薏苡仁 60g，赤芍 6g，天麻 12g，天竺黄 6g，车前子 15g（包），川续断 12g，桑寄生 18g，枸杞子 30g，白菊花 15g。7 剂，水煎服。

病案 36　腰　痛

王某某，男，26 岁，2006 年 3 月 6 日初诊。

主诉：腰痛 4 年。

现病史：4 年来腿软乏力，腰痛，茎冷勃起不坚，阴囊潮湿，手足心热，记忆力下降，素有"自娱习惯"，舌淡粉、暗、大、厚、浅齿痕，左脉濡细数、右脉细滑数。

中医诊断：腰痛。

中医辨证：气血虚血瘀，湿阻气机兼风。

处方：白豆蔻 3g，刺蒺藜 12g，延胡索 12g，石菖蒲 15g，僵蚕 6g，苏木 6g，白茯苓 30g，生薏苡仁 60g。3 剂，水煎服。

二诊（2006 年 3 月 9 日）：症同前，腰酸，小腹腰沉紧，肛门堵闷，目痛，耳鸣，小便无力，阴囊湿冷，手足心热，舌淡粉、暗、大、厚、浅齿痕、苔白厚，脉滑略细。辨证为气血虚血瘀、湿阻气机兼风。上方改刺蒺藜 15g，延胡索 15g，白茯苓 60g，生薏苡仁 90g，加黄连 9g，吴茱萸 45g，红花 6g，全蝎 9g，覆盆子 15g，葫芦巴 9g。

三诊（2006 年 3 月 13 日）：症同前，手足心热，阴囊潮湿，茎缩腰痛，下坠感，腰紧沉痛，肛门下坠及收缩感，目痛耳鸣，尿线无力，舌淡粉、暗、大、厚、浅齿痕、苔白厚、中根黄根腻，脉细滑。辨证为气血虚血瘀、湿阻气机兼风。处方：佩兰 30g，僵蚕 6g，苏木 6g，骨碎补 9g，覆盆子 15g，延胡索 15g。

病案 37　汗　证

病例 1. 董某某，女，83 岁，2006 年 3 月 16 日初诊。

主诉：自汗 40 年。

现病史：昼夜汗出 40 年，潮热，畏风，手足麻痛膝痛，胃喜暖，小腹冷，便干，近半年加剧，舌淡暗、浅齿痕、苔白厚，脉细滑寸沉。血压 120/70mmHg。

中医诊断：汗证。

中医辨证：气虚血瘀，湿邪夹风。

西医诊断：多汗症。

处方：生黄芪 15g，浮小麦 60g，天麻 12g，僵蚕 6g，枸杞子 30g，高良姜 6g，肉桂 3g，熟大黄 6g，枳壳 6g，生甘草 12g。4 剂。

二诊（2006 年 4 月 10 日）：药后出汗明显减轻，仍大便干。上方改生黄芪 30g，浮小麦 60g，天麻 15g，僵蚕 6g，猪苓 30g，白茯苓 30g，泽泻 6g，桂枝 6g，生白术 15g，枸杞子 30g，高良姜 6g，熟大黄 6g，肉桂 3g，枳壳 6g，桑螵蛸 15g，车前子 30g，三七末 3g。

三诊（2006 年 4 月 17 日）：入眠难已有减轻，阵阵发热，出汗，皮肤水肿（用利尿药后好转），便干而黏，趾冷至膝，舌淡红、略暗、苔白，脉细滑寸沉。血压 145/85mmHg。辨证为心脾肾气血虚、血瘀、湿阻气机兼风。处方：生黄芪 60g，麦冬 15g，白茯苓 60g，猪苓 30g，生白术 30g，白芍 30g，枸杞子 30g，白菊花 12g，桂枝 6g，枳壳 6g，生薏苡仁 60g，车前子 30g，三七末 3g，覆盆子 15g，桑螵蛸 15g。

四诊（2006 年 4 月 24 日）：出汗明显减轻，大便不畅，水肿减，畏寒，手足凉减，入眠难已减。血压 140/80mmHg。舌淡红、略暗、苔白，脉细滑、右寸沉。气阴虚、血瘀、湿阻、郁热、寒热兼夹风。上方改生黄芪 90g，加煅龙牡 12g，生山药 12g，台乌药 6g，益智仁 12g，熟大黄 3g。

五诊（2006 年 4 月 27 日）：眠差，又汗出，背热或冷，左足凉，大便不畅，舌淡略暗、苔白，脉细滑。辨证为气阴虚（肝肾阴虚，心脾阴虚，肺气虚）、血瘀湿邪兼风。

病例 2. 杨某某，男，27 岁，2006 年 4 月 13 日初诊。

主诉：手汗十余年，伴伴疱疹。

现病史：手汗出，十余年，春季发作，伴疱疹，痒甚，脱皮。

中医诊断：汗证。

西医诊断：疱疹。

处方：生晒参 3g，浮小麦 30g，白茯苓 30g，生薏苡仁 30g，白扁豆 12g，陈皮 9g，生山药 9g，生甘草 12g，桔梗 6g，僵蚕 3g，芦根 3g。水煎服。

外用方：生苍术 60g，蘸米泔水外擦。

病案 38 口 苦

苏某某，男，50 岁，2006 年 3 月 20 日初诊。

主诉：口苦干 5 天。

现病史：5 天来口苦干臭，左胁跳痛及隐痛，脘部不适，腰背痛数十年，乏力。今查门脉增宽 1.5cm，发现已 5 年，舌淡粉、暗、大、厚、浅齿痕、苔白厚腻，双寸沉、左关虚细、左尺滑、右尺沉。

中医诊断：口苦。

中医辨证：肝郁热，脾气阴虚，湿阻气机兼风。

西医诊断：胃炎。

处方：制穿山甲 12g，炒酸枣仁 30g，郁金 15g，茵陈 30g，黄芩 9g，柴胡 6g，当归 6g，制香附 6g，枳壳 6g，白茯苓 12g，延胡索 15g，干石斛 15g，白茅根 60g，草豆蔻 6g。3 剂。

二诊（2006 年 3 月 23 日）：口干口苦明显减轻，但感右胁部痛，稍减轻呈跳痛，腰背痛同前。舌淡粉、暗、大、厚、浅齿痕、苔白厚，脉细滑、略数。辨证为肝脾阴虚郁热、气虚湿郁兼风。上方改郁金 24g，茵陈 45g，延胡索 30g，干石斛 30g，白茅根 90g，加川芎 3g，白芍 15g，麦冬 9g，佩兰 15g。7 剂。日 1～2 次。

三诊（2006 年 3 月 30 日）：症状又减，偶有左胁部痛，并伴恶心，腰背尚痛。舌淡粉、略大、浅齿痕、苔白厚，右脉浮滑无力、左脉细寸关沉。上方改炒枣仁 45g，郁金 30g，茵陈 60g，川芎 6g，白芍 30g，加女贞子 12g，虎杖 12g，草豆蔻 9g，炙杷叶 12g。

病案 39 发 热

谢某某，男，45 岁，2006 年 3 月 23 日初诊。

主诉：反复发热 3 年余。

现病史：2 年来反复发热，有时间隔 10～20 天即发热 1 次，有时间隔 2～3 天 1 次，用抗生素 3～5 天即愈，2005 年在某医院住院检查治疗，未发现异常，3 月 22 日在其他医院就诊，怀疑疟原虫感染，已抽血，尚未确诊。纳可，发热时伴寒战恶风。舌暗红、厚、齿痕、右侧蓝条、苔白厚，脉滑。

中医诊断：发热。

中医辨证：肾脾气血虚，肝气血虚实夹杂，湿浊瘀阻气机兼风。

西医诊断：发热待查。

处方：制鳖甲 12g，秦艽 6g，地骨皮 12g，柴胡 6g，青蒿 60g，当归 6g，知母 6g，乌梅 6g，芦根 30g，马鞭草 15g。3 剂。

病案 40 口 疮

病例 1. 范某某，男，35 岁，2006 年 3 月 23 日初诊。

主诉：口腔溃疡反复发作 4 年。

现病史：口腔溃疡反复发作 4 年，与眠少有关，偶有头皮刺痛，左胁腹胀，二便调。舌淡暗、大、厚、齿痕、苔白厚腻，脉细滑。

中医诊断：口疮。

中医辨证：肺胃阴虚，肝虚肝郁，湿邪恶夹风。

西医诊断：口腔溃疡。

处方：天花粉 12g，桑白皮 12g，佩兰 15g，干石斛 15g，生甘草 12g，桔梗 9g，白芷 6g，生薏苡仁 60g，芦根 90g，僵蚕 3g，青黛 3g。

病例 2. 候某某，男，32 岁，2006 年 3 月 30 日初诊。

主诉：口腔溃疡 1 周。

现病史：牙龈肿 1 个月，缘于智齿感染，拔牙后仍痛，口腔溃疡已 1 周，服中药汤剂及牛黄解毒片无效，小便黄。

中医诊断：口疮。

中医辨证：肝肾阴虚气不足，心肾阴虚，湿阻气机兼风。

西医诊断：口腔溃疡。

处方：制龟甲 12g，知母 12g，怀牛膝 12g，生地黄 12g，麦冬 12g，玄参 12g，银花 30g，当归 6g，生甘草 15g，通草 6g，竹叶 6g，青黛 6g。4 剂。

二诊（2006 年 4 月 3 日）：舌边溃疡已愈，龈肿减，口干减，左胸骨上缘酸痛，头略昏，下困欲寐，紧张则心慌，舌红暗、胖大、齿痕、左脉细数、右脉滑数。辨证为肝肾阴气不足、心肾气阴虚、湿阻气机兼风。上方加佩兰 15g，白茅根 60g，黄连 3g，龙胆草 3g。4 剂。

三诊（2006 年 6 月 1 日）：头晕稍好，但有口腔溃疡，血压正常，舌淡红、略暗、颤、浅齿痕、苔白厚，脉滑。辨证为肝肾气虚、血瘀、湿邪兼风。处方：干石斛 15g，生地黄 9g，麦冬 9g，知母 9g，天花粉 15g，银花 30g，玄参 15g，连翘 12g，桔梗 6g，僵蚕 3g，青黛 6g，芦根 60g，天麻 12g，三七末 3g。

病案 41　痿　证

耿某某，男，14 岁，2006 年 3 月 30 日初诊。

主诉：左侧肢体无力 3 个月余。

现病史：患者 3 个月前无明显诱因出现左侧肢体无力，受风后皮肤变暗，素左侧肢体发生畏寒。在某医院做 CT 示：右侧颞叶、基底节区占位病变。活检后排除肿瘤，脑液无异常。脑电图示：异常放电。经抗感染治疗后症状减轻。为进一步治疗来诊。舌淡红、苔白厚、根尤甚、舌边尖无苔，右脉濡、左脉细滑寸沉。

中医诊断：痿证。

中医辨证：气虚，瘀血，湿邪阻滞气机兼风。

西医诊断：左侧肢体无力待查。

治则：补气，活血，祛湿。

处方：生黄芪 30g，赤芍 9g，川芎 3g，当归 6g，桃仁 9g，红花 6g，石菖蒲 15g，苏木 9g，延胡索 15g，龙胆草 6g，熟大黄 6g。4 剂，水煎服。

病案 42　耳　鸣

周某某，男，73 岁，2006 年 4 月 17 日初诊。

现病史：双耳鸣如钟声，嗡嗡不止，脑中乱，心慌，凌晨即醒。在某医院住院半月，有脑动脉硬化、颈动脉硬化、糖尿病史，伴乏力头晕，舌淡暗、厚、齿痕、苔白厚，左关弦、寸滑尺沉、左脉细弦寸沉。

中医辨证：气阴两虚，湿痰阻隔气机，郁热兼风。

处方：煅灵磁石60g，制龟甲12g，五味子15g，炒酸枣仁30g，远志6g，白茯苓15g，枸杞子30g，女贞子15g，墨旱莲15g，炒栀子9g，怀牛膝12g，骨碎补6g，天麻15g，僵蚕6g，钩藤12g，没食子6g，白菊花12g，桑白皮15g，天花粉15g。

二诊（2006年4月20日）：上主症同前，已可入眠，心慌减，舌淡暗、浅齿痕、苔白厚，脉沉滑。上方改煅磁石90g，五味子30g，炒枣仁45g，枸杞子60g，天麻30g，钩藤15g，加苏木6g，天花粉30g，白茅根30g，夏枯草12g，密蒙花12g。

三诊（2006年4月27日）：已静脉滴注丹参10天，3天前夜眠差，出现头晕，舌淡暗、浅齿痕、苔白厚，脉细滑。辨证为气阴虚、肝脾阴虚为主。处方：制龟甲12g，五味子30g，炒酸枣仁60g，石决明30g，远志12g，白茯苓12g，石菖蒲15g，枸杞子60g，女贞子12g，墨旱莲9g，怀牛膝15g，骨碎补9g，天麻30g，僵蚕6g，钩藤12g，知母9g，覆盆子12g，地龙12g，琥珀末3g，三七末3g，山茱萸15g，天花粉30g，菟丝子9g。

病案43　脱　肛

万某某，男，2岁，2006年4月6日初诊。

主诉：脱肛反复出现半年。

现病史：患儿夏季喝冷饮较多，出现大便干、初头硬，伴脱肛，每日1次。曾服中药半月，无效，遂来初诊。

中医诊断：脱肛。

中医辨证：脾气虚弱。

处方：生白术2g，炙黄芪15g，陈皮12g，升麻6g，柴胡6g，生晒参3g，当归6g，细辛1.5g，熟大黄3g。3剂。

二诊（2006年4月10日）：便干成球，每日1次，3天内脱肛1次。舌瘦，苔白厚。处方1：生炙黄芪各15g，生白术12g，陈皮12g，升麻9g，柴胡6g，当归6g，生晒参

3g，细辛 1.5g，熟大黄 3g，玄参 9g，连翘 9g，枳壳 6g。水煎服。处方 2 ：芒硝 30g，水煎坐浴。

三诊（2006 年 4 月 13 日）：便已不干，脱肛减轻一半。舌淡暗、苔白，指纹青，气长，脉细滑。辨证为气虚肝郁、热阻气机。上方改生炙黄芪各 30g，生白术 15g，熟大黄 4.5g，玄参 12g，连翘 12g。

四诊（2006 年 4 月 20 日）：8 天中肛门脱出 1 次，每日 1 便，已不干。舌淡红、略暗、苔白中厚，脉滑。辨证为肝郁气虚、热阻气机。上方改生炙黄芪各 45g，升麻 12g，熟大黄 6g，甘松 3g。7 剂，水煎服。

五诊（2006 年 4 月 27 日）：便已不干，有时脱肛，舌淡红、略暗、苔白略厚，指纹略紫红，脉细数。处方：炙黄芪 60g，生白术 15g，炒白术 9g，陈皮 12g，当归 6g，升麻 15g，柴胡 6g，生晒参 3g，连翘 12g，枳壳 6g，桑叶 3g，桑螵蛸 3g。

病案 44　更年期综合征

王某某，女，51 岁，2006 年 4 月 20 日初诊。

主诉：胸闷、心慌 3 个月。

现病史：近 3 个月胸闷、心慌，伴头晕，恶心发热，汗出夜甚，闭经两年。舌淡暗、厚、苔白厚，脉沉滑。

中医诊断：心悸。

中医辨证：气阴虚，阴虚为主，湿浊夹风。

处方：制龟甲 12g（先煎），炒酸枣仁 30g（先煎），石决明 12g（先煎），五味子 15g，远志 9g，白茯苓 12g，石菖蒲 12g，枸杞子 30g，白菊花 12g，钩藤 9g，天麻 15g，知母 9g，琥珀粉 1.5g（冲），三七粉 3g（冲），天花粉 15g，干石斛 15g，覆盆子 12g。4 剂，水煎服。

二诊（2006 年 4 月 27 日）：心慌未作，心前区闷痛，头晕以前部为主，眠转好，脘中热减，恶心减，略泛酸，汗出止，久坐则背酸，舌淡、略暗、苔白厚，脉沉滑。辨证为气阴虚为主、湿浊血瘀夹风。上方改炒酸枣仁 45g，五味子 30g，枸杞子 60g，天麻 18g，干石斛 18g，加白芍 30g，炒栀子 6g，郁金 6g，生甘草 15g。

三诊（2006 年 5 月 11 日）：心慌胸闷无，眠可，恶心泛酸无，汗出身冷，感冒数天，咽部不适，咳出黄痰。上方改炒枣仁 60g，枸杞子 90g，天麻 30g，知母 12g，加葫芦巴 9g，菟丝子 9g，浮小麦 30g，麻黄根 15g。

四诊（2006 年 6 月 1 日）：仍汗出，心慌胸闷无，鼻出血止，入眠难，咽干痛减，尿频量少十余年，少腹胀痛减，5 月 30 日血生化示：血糖 6.17mmol/L，胆固醇 7.02mmol/L，三酰甘油 4.0mmol/L。舌淡、略暗、苔白、中根略厚，脉沉细数。辨证为气阴虚、湿浊血瘀，夹风。处方：制龟甲 15g，炒枣仁 60g，五味子 15g，远志 9g，天花粉 15g，桑白皮 15g，金樱子 15g，女贞子 15g，地骨皮 12g，知母 9g，川芎 3g，天麻 30g，僵蚕 6g，甘松 12g，怀牛膝 15g，三七末 3g，金果榄 6g。

[按]　妇女绝经后肝肾阴虚致胸闷、心慌，伴头晕、恶心、脘发热、汗出夜甚，治以制龟甲滋阴潜阳安神；炒枣仁、五味子、远志、茯苓、琥珀粉养心安神；石决明、天麻、钩藤、白菊花平肝潜阳息风治头晕；知母清热滋阴，合炒枣仁五味子敛阴止汗；天花粉、石斛清热养阴；枸杞子、覆盆子补益肝肾；石菖蒲化湿安神；三七活血化瘀。二诊时眠转好还差，加重炒枣仁、五味子用量；心前区闷痛加白芍、郁金，头晕加重天麻，加重枸杞子石斛以补阴，加炒栀子、生甘草清热。三诊加重知母以清热泻火，加浮小麦、麻黄根止汗；加葫芦巴、菟丝子补肾温阳。四诊时入眠难，重用炒枣仁与知母合用安神除烦，与小量川芎合用辛散酸收养血调肝；炒枣仁、五味子、远志养心安神增进入眠；天花粉、桑白皮、女贞子、地骨皮、知母、僵蚕、金果榄清热利咽止痛；怀牛膝治咽喉肿痛；甘松理气治少腹胀痛；天麻平肝息风防头晕复发；尿频加金樱子；血瘀加三七。

病案 45　呃逆腹泻

黄某某。

现病史：左上胸闷则呃逆，脘闷呃逆、便溏、每日 3～4 次，血压 120/80mmHg。舌淡红、略暗、齿痕、苔白厚、舌中纵沟，脉沉细时代。

中医诊断：肝郁脾寒。

中医辨证：肝郁肝热，脾气虚郁滞，湿浊瘀血，阻滞气机兼风。

处方：当归 6g，制香附 6g，高良姜 9g，肉桂 6g，枳壳 6g，厚朴 6g，草豆蔻 9g，公丁香 3g，白术 12g，白茯苓 12g，干石斛 15g，三七末 3g。

[**按**] 方用良附汤加肉桂、公丁香祛寒治呃逆，白术、白茯苓健脾止泻，草豆蔻温中行气健脾，枳壳、厚朴理气宽胸、行气导滞，石斛养阴益胃，当归、三七活血，全方共用温脾祛寒呃逆止、健脾理气闷泻停。

病案 46　月经不调

赵某某，女，41 岁，2006 年 5 月 15 日初诊。

主诉：月经不调 1 年左右。

现病史：患者 2005 年始或有月经 3 月不行，在当地医院服中药有效，此次又停经 3 月，入眠难，烦躁，颧面褐斑，舌淡暗、大厚、苔白厚，左脉沉涩、右脉沉细。

中医诊断：月经不调。

中医辨证：肝肾气虚，血瘀，湿阻气机失调。

处方：川续断 12g，桑寄生 18g，肉桂 6g，怀牛膝 15g，熟地黄 15g，赤芍 15g，川芎 6g，当归 12g，宣木瓜 12g，天麻 15g，僵蚕 6g，枸杞子 60g，五味子 15g，菟丝子 9g，仙茅 9g，葫芦巴 9g。

[**按**] 本方重在补肝肾，调气血，川续断、寄生、牛膝、枸杞子、菟丝子、仙茅补肝肾强筋骨，熟地黄、赤芍、川芎、当归四物汤调和气血，木瓜健脾祛湿，僵蚕、天麻搜风通络化痰，条畅气机。

病案 47　嗓干痒

宁某某，男，39 岁，2006 年 5 月 22 日初诊。

现病史：咽干痒半年余，刷牙时干呕，入睡难，眠少，平素血压 132/95mmHg，舌粉暗、苔白厚，脉滑略沉。

中医诊断：阴虚热盛。

中医辨证：肺脾肾气虚，肝郁血瘀，肝胃郁热，湿阻气机兼风。

处方：生牡蛎 30g（先煎），炒酸枣仁 30g（先煎），天花粉 15g，知母 9g，干石斛

12g，五味子 15g，远志 9g，白菊花 12g，银花 30g，竹茹 9g，连翘 12g，诃子肉 9g，青果 9g，青黛 6g（包），白茅根 60g。7 剂，水煎服。

[按] 生牡蛎重镇安神，炒枣仁、五味子、远志宁心安神，知母、石斛清热养阴，天花粉、白茅根、青果、石斛清热生津，银花、连翘、青黛清热解毒，诃子、青果、青黛利咽，竹茹清热止呕，白菊花清肝。全方共奏热清咽润寐安。

病案 48 午后发热

李某某，女，25 岁，2006 年 5 月 22 日初诊。

现病史：午后低热 3 个月余，体温 37℃，醒后汗湿，而有时又发冷。舌淡、瘦、尖、粉红，苔白厚，脉细数。

中医诊断：阴虚发热。

中医辨证：肝胃肺阴虚，瘀热湿阻气机。

处方：银花 60g，连翘 12g，柴胡 6g，黄芩 6g，桂枝 6g，赤芍 9g，生晒参 6g，生甘草 15g，白茯苓 12g，制龟甲 12g（先煎），地骨皮 12g，知母 9g，乌梅 6g，黄精 15g，浮小麦 30g。7 剂，水煎服。

[按] 方用小柴胡汤加减，柴胡升散、黄芩降泄，共用和解少阳，重用银花、连翘清热解毒，少用桂枝散寒解表，赤芍清热凉血，茯苓渗湿安神，制龟甲、地骨皮、知母滋阴清虚热，乌梅生津，黄精养阴，浮小麦清热止汗，生晒参扶正祛邪，甘草清热调和诸药。

病案 49 外阴白斑

王某某，女，42 岁，2006 年 5 月 22 日初诊。

主诉：大阴唇白斑若铜片十余年，加重 2 个月。

现病史：曾在妇产医院诊断为"外阴白斑"，阴部萎缩干裂，有时有分泌物，瘙痒，月经不调、经期十余天、色暗污、有块，带下如豆渣、痒。既往有糖尿病病史。舌淡、暗、浅齿痕、苔白厚，脉沉滑数。

中医诊断：前阴长斑。

中医辨证：气虚，阴虚，血瘀，郁热，湿浊阻滞气机，湿毒，兼风。

处方：银花 60g，当归 15g，玄参 30g，生甘草 30g，苏木 9g，葫芦巴 12g，黄柏 12g，车前子 9g（包），女贞子 12g，地肤子 12g。7 剂，水煎服。

外用处方 1：当归 60g，黄芩 60g，黄柏 30g，玫瑰花 30g，白蔹 30g，黄精 60g。4 剂，水煎坐浴，每晚 1 次。

外用处方 2：生甘草 100g，香油 100mL，煎取 50mL，冷置外涂患处，2～3 次/日。

[按] 方用四妙勇安汤加味。四妙勇安汤清热解毒、活血止痛。苏木活血祛瘀，葫芦巴逐湿，黄柏善清下焦湿热，车前子清热利尿，女贞子清虚热，地肤子清热利湿祛风止痒。全方以清为补，湿毒祛、郁热清、正气复。再结合每晚用清热燥湿、活血解郁、养阴解毒剂坐浴；白天外敷解毒凉润药疗效更佳。

病案 50 脘胀、呃逆

白某某，女，36 岁，2006 年 5 月 25 日初诊。

主诉：脘胀、呃逆间断发作 5 年余。

现病史：5 年来双足冷至脘部，恶心呃逆，脘胀胸闷心慌，如冷风吹，手颤、臂颤、肉颤，并发目涩汗出身热，舌淡红暗嫩、颤、有齿痕、苔白、中根厚，脉涩结或细促。

中医诊断：阳虚寒盛。

中医辨证：心脾肾肝气虚，肾虚及肺，湿阻气机兼风。

处方：生黄芪 12g，生晒参 6g，当归 6g，制香附 6g，高良姜 9g，肉桂 6g，炮附子 6g，枳壳 6g，厚朴 6g，白术 9g，白茯苓 12g，草豆蔻 9g，公丁香 3g，干石斛 12g，天麻 15g，葫芦巴 9g，僵蚕 6g，三七粉（冲）3g。4 剂，水煎服。

[按] 气血虚、阳虚寒盛导致双足冷至胃脘、恶心呃逆、脘胀胸闷心慌、手臂肉颤。方用生晒参配附子（名参附汤）回阳益气，黄芪配当归（名当归补血汤）补血又补气，香附合高良姜（名良附丸）能温胃散寒行气止痛治胃脘凉胀胸闷，炮附子、白术、茯苓合天麻、僵蚕有真武汤之意治手颤、臂颤、肉颤、舌颤，肉桂补火助阳散寒、引火下行合附子治下焦寒冷，丁香温中降逆暖肾治恶心呃逆，草豆蔻温中行气健脾，葫芦巴温阳

祛寒湿，厚朴行气降逆治恶心呃逆，枳壳理气宽胸治脘胀胸闷，茯苓健脾和胃，白术健脾益气止汗，天麻息风止痉，僵蚕祛风止痉，三七粉活血祛瘀。全方共用有补气、补阳、补血、温胃散寒降逆的作用。

病案 51 焦 虑

曹某某，男，26 岁，2006 年 5 月 29 日初诊。

主诉：焦虑反复发作 7 年余，入睡困难 4 年余。

现病史：患者 8 年前出现多虑，现难以控制，近 4 年反复出现入睡困难。大便每日 1 行，尿黄。舌淡、暗、颤、齿痕、苔白厚、根腻，脉细滑、寸沉。

中医诊断：郁证。

中医辨证：肝郁，肝胃郁热，肺脾气虚，血瘀，湿浊，兼风。

处方：制龟甲 12g（先煎），紫贝齿 12g（先煎），炒酸枣仁 30g（先煎），制没药 6g，五味子 30g，远志 9g，知母 9g，白茯苓 12g，川芎 3g，天麻 30g，僵蚕 6g，钩藤 6g，枸杞子 60g，白菊花 12g，佩兰 15g，延胡索 15g，炒栀子 9g，淡豆豉 6g，琥珀粉 3g（冲）。4 剂，水煎服。

[按] 因长期焦虑致入睡困难。焦：焦急、心焦肚乱，表现立不安站不稳；虑：思考、担忧，表现考虑的多、心烦，担忧甚至恐惧。思伤脾，久思肝必郁，肝血不足，久病必瘀。方用酸枣仁汤合栀子豉汤加减，方中炒酸枣仁安神养肝，茯苓健脾安神，制龟甲潜阳安神，紫贝齿镇惊安神平肝，五味子、远志宁心安神，琥珀镇惊安神，炒栀子清热除烦，淡豆豉宣郁除烦，知母清热除烦、滋阴润燥，枸杞子养肝，白菊花清肝，天麻息风通络，僵蚕化痰散结，钩藤清热平肝，佩兰醒脾和中，延胡索活血行气，制没药活血，小量川芎活血行气开郁。全方共用使神安能入睡，热去心不烦，心静无烦恼。

病案 52 气 短

赵某某，女，62 岁，2006 年 5 月 29 日初诊。

主诉：气短、手麻 1 周。

现病史：1 周前外感受凉出现高热，现热已退，但出现气短手麻，大便干，上唇起疮。舌粉暗、略颤，苔白厚、根腻，脉细沉结、尺尤沉。

中医诊断：阴虚火旺。

中医辨证：心脾气阴虚，血瘀，湿阻气机兼风。

处方：制龟甲 12g（先煎），制鳖甲 12g（先煎），生煅牡蛎各 9g（先煎），生石膏 15g（先煎），生晒参 6g，玄参 9g，生甘草 15g，竹叶 6g，麦冬 12g，银花 30g，连翘 12g，僵蚕 6g，芦根 60g，生大黄 3g。3 剂，水煎服。

二诊（2006 年 6 月 1 日）：体力增，手已不颤，气短减，阵发胸闷，大便 3 日未行，面麻。舌淡粉、暗、略颤、苔白厚，脉沉略滑偶一止。辨证为气血虚、郁热、湿阻气机兼风。上方改玄参 12g，生大黄 6g，熟大黄 3g，佩兰 15g，白芷 9g，三七粉 3g（冲）。4 剂，水煎服。

三诊（2006 年 6 月 5 日）：面麻唇疮止，胸闷止，有时胸部发空，气短，舌淡粉、略暗、颤、浅齿痕、苔白厚，脉沉细、3～4 分钟 1 次间歇。辨证为气阴虚、郁热、湿阻气机兼风。上方加全瓜蒌 9g，桑白皮 9g，天花粉 12g，柏子仁 6g。7 剂。

[按] 本证虽高热已退，但是余热未清、心胸烦热、气虚手麻、便干、唇起疮，用此方妙在用龟甲、鳖甲、牡蛎三甲滋阴潜阳息风动镇肾气，用竹叶石膏汤加减治余热，生石膏、玄参、麦冬、竹叶、生甘草、芦根清气分之热，生晒参配麦冬补气养阴生津，银花、连翘配玄参、生甘草清热散结治疮四妙勇安汤之意，僵蚕通络，大黄通便。二诊时阵发胸闷加佩兰化湿治胸闷，白芷祛风除湿，加重玄参和生大黄以增液通便，熟大黄清热利湿，三七粉活血化瘀。三诊时全瓜蒌、桑白皮、天花粉清上焦余热生津，全瓜蒌、柏子仁润肠通便。全方共用滋阴潜阳，清热利湿，驱邪扶正。

病案 53　无名热证

刘某某，男，35 岁，2006 年 6 月 5 日初诊。

主诉：低热 2 年余，高热 10 余天。

现病史：恶寒，头晕发热，下午显著，已 2 年之久，近日查体温 38～39℃，无汗，并不得汗出，枕刺痛。舌淡红、尖瘦、齿痕、苔白厚、中根黄厚，脉弦细数滑。

中医诊断：无名热证。

中医辨证：气阴两虚，湿热郁闭。

处方：柴胡 9g，黄芩 9g，天麻 15g，僵蚕 6g，秦艽 9g，地骨皮 12g，青蒿 9g，当归 6g，知母 10g，杏仁 6g，延胡索 15g，制龟甲 15g，生薏苡仁 60g。

[按] 高教授认为无名热病，证分虚实，审其原因方可治其根本，《素问·逆调论》中提出："阴气少而阳气用，故热而烦满。"朱丹溪在《格致余论·恶寒非寒病恶热非热病论》中指出："嗜欲无节，阴气耗散，阳无所附，遂致浮散于肌表之间而恶热也，实非有热，当作阴虚治之。"阴虚发热多以低热为主，病程时间较长，症见午后或夜间发热，综合本案患者症状，高教授认为患者为阴虚发热为本，湿热郁闭为标。故柴胡清热解表，与地骨皮、青蒿、知母同用增强表里退热之功，重用薏苡仁清热利湿，龟甲、当归养血滋阴，天麻、僵蚕、秦艽解表祛风。

病案 54　无名痛证

连某某，男，41 岁，2006 年 6 月 5 日初诊。

主诉：阵发胸胁脘腹刺痛 10 余年。

现病史：10 多年来，阵发胸胁脘腹部刺痛，伴腹胀腹痛，大便每日 5～6 行，尿短无力，阴囊睾丸胀痛，腰酸腰痛，伴心悸、心烦，不能仰卧，须俯而眠。服活血药则血小板低、贫血。右脐旁为关枢，舌淡、暗、大胖厚、齿痕、苔白厚，脉沉细弦。

中医诊断：无名痛症。

中医辨证：气滞血瘀，湿邪兼风。

处方：炒栀子 9g，淡豆豉 9g，甘松 12g，枳实 6g，厚朴 6g，延胡索 15g，姜黄 12g，僵蚕 6g。

[按] 高教授认为疑难病之所以成为疑难病，或因病程日久，或因失治误治，然究其根本，多因医者临证审因不明。高老认为无论任何疾病发生发展，均有因可循，例如本案患者主诉为胸胁脘腹刺痛，刺痛的形成，必有血瘀。但气虚可以血瘀，气滞可以血瘀，离经之血亦可为瘀，寒凝也可血瘀，高老提示须认真综合患者症状，证症结合方可辨证准确。本案中患者在有刺痛同时伴有腹部胀痛、睾丸胀痛，同时舌脉提示有肝郁气滞之证，故高老处以栀子厚朴汤加减，《伤寒论》：伤寒下后，心烦腹满，卧起不安者，

栀子厚朴汤主之。栀子清心除烦，厚朴消胸腹胀满，枳实除心下痞闷，豆豉清宣郁热，甘松理气健脾抗心悸，延胡索、姜黄活血理气止痛，僵蚕善入络脉，通经活络，则气血通达。

病案55　不　育

罗某某，男，27岁，2006年6月5日初诊。

主诉：不育。

现病史：结婚3年未孕，2分钟射精，疲惫，怕冷，腰膝酸软，平素易汗，多梦，某医院2006年1月5日检查示精子活动度低，精子数2449，精子密度62.874，精子活率27.15%。A4.04%，B15.15%，C7.96，D72.85%。舌淡、暗、有瘀点、齿痕、苔白厚，脉细滑。

中医诊断：不育。

中医辨证：血虚血瘀，气虚湿郁兼风。

处方：苏木6g，枸杞子6g，淫羊藿12g，仙茅9g，黄柏9g，天麻12g，浮小麦30g，制龟甲12g，覆盆子12g，白菊花12g，刺蒺藜12g，制首乌9g。

[按]《黄帝内经》"阳化气，阴成形"，高教授认为生殖器官位于阴位，精液属水为阴，精子为阴中之阳。肾藏精，主生殖，生殖之精有赖于肾脏的气化和肾阴精的滋养，同时高教授认为精血同源，血虚则生精乏源，表现为精子浓度降低和畸形率升高。精子的运动依赖于气的推动和激发，气为精子提供生机和动能、温煦和固摄精液，防止其凝结不化、无故流失，通过气化作用将水谷精微化生的气血充养精液。气虚则可见精子活力减弱、存活率和浓度降低。脾为后天之本，且主四时，主持化育，总司气化，脾气无时不在，终日运行水谷，为胃与小肠等脏器行其津液，将食物消化，吸收水谷精微而营养机体脏腑经络，气血赖之以化生，后天气血助养先天之精血。脾气不足则后天气血生化乏源，肾精无得充养，因而脾虚亦为少精、弱精的主要病机之一。故高教授提出脾肾两虚导致的气血亏虚是导致不育的基本病机，在本虚的同时，常伴有湿、血瘀、风等病邪之标，在补脾肾同时，审其病因，辨病患之体质，明邪之有无，方能收效。本案中病患主诉为不育，主症表现为早泄、疲惫、怕冷、腰膝酸软等脾肾两虚症状，而舌脉有瘀血、湿郁之象，故高老用仙茅、淫羊藿健

脾温阳，黄柏清热祛湿，龟甲血肉有情之品滋养阴血，苏木活血通经，经络通常则生殖之精通行无阻，白菊花、刺蒺藜祛风除湿，何首乌滋阴养血，覆盆子、枸杞子填精生髓。

病案 56　口中不和

吕某某，男，28 岁，2006 年 7 月 2 日初诊。

现病史：口苦口渴 2 周，乏力，汗出，便干，阴茎勃起不坚月余。舌淡粉、略暗颤、浅齿痕、苔黄厚，脉细滑。

中医诊断：口中不和。

中医辨证：肝胆湿热。

处方：龙胆草 6g，知母 9g，黄芩 9g，黄柏 12g，泽泻 6g，通草 6g，柴胡 6g，天花粉 12g，刺蒺藜 12g，车前子 15g，焦三仙各 6g。5 剂，每日 1 剂，水煎服。

二诊（2006 年 7 月 9 日）。患者诉口苦大减，大便干，阴茎勃起不坚未见明显改善。上方加焦大黄 4 克，蜈蚣 2 条。后随症加减月余诸症改善，阴茎不坚亦有改善，后患者自行停药，失访。

[按] 吴谦《医宗金鉴》云：胁痛口苦，耳聋耳肿，乃胆经之为病也。筋痿阴湿，热痒阴肿，白浊溲血，乃肝经之为病也。故本病辩证为肝胆湿热证，方用龙胆泻肝汤加减。吴认为龙胆草泻肝胆之火，以柴胡为肝使，佐以芩、栀、通、泽、车前大利前阴，使湿热有所出也。方中加知母、黄柏清肝阴虚火旺，天花粉清热养阴，焦三仙健脾和胃，顾护胃气，白蒺藜现代研究可提升睾酮，故可收效。

病案 57　水肿（慢性肾病、尿毒症）

蔡某某，女，65 岁，2004 年 10 月 25 日初诊。

主诉：水肿 1 年余，加重 1 个月。

现病史：患者于 2003 年 8 月发现双下肢水肿，初未介意，水肿逐渐加重，于 2004

年5月在当地卫生院按肾病治疗，曾一度好转而自行停止治疗。于2004年10月又发生水肿，仍按肾病治疗病情时轻时重，近1个月来虽用中西药物治疗，病情仍进一步加重，初期双下肢及头面部水肿，即则出现腹水，伴见头晕目眩，心慌气短，恶心呕吐，脘腹胀满，不欲进食，口渴喜饮，口苦咽干，身疲乏力，心烦失眠，小便不利、量少，大便不畅，面部虚浮苍白，腹胀如囊裹水，双下肢指凹性水肿，舌红、无苔，脉沉细弦。血压180/110mmHg。

检查：彩超示肝胆脾未见异常，高度腹水。左肾肿大10cm×12cm，右肾萎缩6cm×8cm；X光示胸透未见异常。尿常规：蛋白（++++），颗粒管形（+++），红细胞（++），白细胞偶见；血常规：白细胞$7×10^9$/L，血红蛋白65g/L，红细胞$350×10^{12}$/L；血生化检查：肝功能正常，尿素氮48mmol/L，肌酐480mmol/L。

病因病机：患者少阳枢机不利，三焦气化失司，水湿不运，蓄积内停；复因水肿，反复用利尿却阴之品，使阴液亏虚；阴虚水停膀胱气化失职。

中医诊断：①水肿；②眩晕；③臌胀。

西医诊断：①肾功能不全；②肾性贫血；③慢性肾病。

中医辨证：①少阳经枢不利、三焦气化失司；②水阻气机，困遏脾阳；③阴虚水停，膀胱气化不利。

治则治法：和解少阳，疏利三焦，育阴利水。

方药：小柴胡汤合猪苓汤加减。

处方：柴胡10g，黄芩10g，红参10g，姜半夏10g，猪苓15g，茯苓15g，泽泻15g，滑石15g（包煎），阿胶10g（烊冲），鹿角胶10g（烊），黄芪15g，当归10g，大腹皮15g，焦三仙各10g，益母草20g，炙甘草10g，生姜5片，大枣5枚。14剂，水煎服，每日1剂。

食疗：清炖鲤鱼50～100g，吃肉喝汤，每日1次。嘱低盐饮食。

西医治疗：力勃隆3片，每日3次；维生素C 0.2g，每日3次，饭后服。

二诊：药后小便量明显增多，腹水、水肿明显减轻，头晕、腹胀减轻，恶心呕吐已除，纳食增。舌红、少苔，脉沉细弦。药合病机，少阳三焦通利，水湿得去，阴津来复，病势渐退。已有小效，上方加生薏苡仁30g，玉米须30g。再进14剂。将息如前法，西药同前。

三诊：药后水肿腹水基本消失，纳食、二便如常，舌脉同前，血压150/95mmHg。尿蛋白（++），颗粒管形（+），尿素氮20mmol/L，肌酐260mmol/L，血红蛋白90g/L；血常规：白细胞$8×10^9$g/L，血红蛋白85g/L，红细胞$360×10^{12}$/L。水湿已去，病势已减。治宗前法，原方去滑石、大腹皮、玉米须，加山茱萸 10g，炒山药 15g。21 剂。停用西药，余如前法。

药后诸症消失。化验血尿常规、肾功能均已正常。病势向愈。守方不变，再进 30剂。

随访：一年后随访，诸症未发，化验各项指标正常。

[按]《伤寒论》262 条曰："少阳之为病，口苦，咽干，目眩也。"96 条曰："伤寒五六日，中风，往来寒热，胸胁苦满，默默不欲饮食，心烦喜呕，或胸中烦而不呕，或渴，或腹中痛，或胁下痞硬，或心下悸、小便不利，或不渴、身有微热，或咳者，小柴胡汤主之。"222 条曰："若脉浮，发热，渴欲饮水，小便不利者，猪苓汤主之。"319 条曰："少阴病，下利六七日，咳而呕渴，心烦不得眠者，猪苓汤主之。"本水肿案，兼见头晕目眩，口苦咽干，心烦喜呕，不欲饮食及渴欲饮水，心烦失眠，小便不利，舌红、无苔，脉细弦等症，正与小柴胡汤、猪苓汤证相近。少阳枢机不利，胆火内郁，上扰清窍，故见头晕目眩，口苦咽干；胆火犯胃，胃失和降，故恶心呕吐，不欲饮食；胆火扰心，则见心烦失眠；少阳三焦经枢不利，失其通调水道之职，而致水气蓄积，成为水肿、腹水诸症；水气凌心则悸，蓄结膀胱则小便不利；少阳胆火久羁，阴液耗伤，复因水肿过用利尿劫阴之品，而致阴液更伤，故舌红少苔，水湿阻遏气机，困遏脾阳，故身疲乏力，脘腹胀满，大便溏薄；脾虚不运，气血乏源，故面色苍白；脉沉弦细亦为少阳经枢不利，水阻气机，困遏脾阳，阴虚水停，膀胱气化不利之象，故治选小柴胡汤和解少阳，畅利三焦，通调水道；猪苓汤育阴利水；加黄芪、当归、鹿胶、焦三仙益气健脾养血；加腹皮、益母草行气、化瘀、利水，有气行瘀散水自行之意。药证合拍，故取良效。

病案 58　暑温过用寒凉攻下（误诊）

肖某某，男，8 岁，2004 年 8 月 12 日初诊。

主诉：发热 5 天，高热、抽搐、昏迷 3 天。

现病史：患者于 5 天前开始发热，体温 38.5℃。在本村卫生所按感冒治疗，病情进一步加重，于 3 天前体温增至 39～41℃，伴牙关紧闭、两目上吊、颈项僵直、四肢抽搐、意识昏迷、胡言乱语。在某医院用抗病毒、抗生素、激素、脱水及对症支持疗法，病情有增无减。请中医会诊。症如上述，患儿5日未解大便，面红目赤，呼吸俱粗，舌红、苔黄厚，脉弦数。肌肤、腹部灼热烫手。

检查：血常规：白细胞 $18 \times 10^9/L$；脑脊液常规：白细胞 $1.2 \times 10^9/L$；糖和氯化物正常、蛋白（－）；CT 报告符合病毒性脑炎的诊断。

病因病机：患儿感受暑热毒邪，阳明热盛，热极生风，痰热蒙蔽心包，兼有腑实不通、浊热上扰。

中医诊断：①暑温；②暑风。

西医诊断：病毒性脑炎。

中医辨证：①阳明热盛热极生风；②痰热蒙蔽心包；③阳明腑实证。

治则治法：清热通腑，凉肝息风，化痰开窍。

方药：白虎汤、小承气汤加减，送服安宫牛黄丸。

处方：生石膏30g，知母10g，粳米30g（包），大黄6g，芒硝10g（分冲），羚羊角5g，生甘草8g。3剂，水煎两次取汁200mL，分两次鼻饲安宫牛黄丸1/2丸，每日2次。嘱2日服3剂。密切观察病情变化。

西医治疗：物理降温、抗病毒、抗菌、脱水等对症处理及支持疗法。

二诊：鼻饲1剂后热势大减，大便出粪球7～8枚、味极臭，意识较前为清，抽搐停止。3剂后出现，身疲乏力，精神默默，大便偏稀，每日3～4次。药中病机，热势大减，正气已伤，病势向愈。当时，未请中医会诊，西医大夫告诉患儿家长，效不更法仍宗前方再进5剂。

上方一剂后热退身凉，身疲无力，精神萎靡，大便每日7～8次，服之第3剂后患者出现大汗淋漓、四肢逆冷、意识不清、面色灰青、呼吸微弱，急请中医会诊，症如前述，舌短缩，脉微细至数不明。过用辛寒、泄热、凉开之品，使阳气大伤，阴精耗散，终至亡阳虚脱，阴阳离决之危证。治用益气养阴、回阳固脱法。方用生脉散合四逆汤加减，同时静脉点滴生脉注射液合参附注射液，及西医常规抢救药物。

随访：一周后随访，患者未等到中药煎好就已死亡。

[按] 本案初诊为阳明热盛，无形邪热充泽内外，热极生风，肝风内动故见高热、面红目赤，呼吸俱粗，肌肤、腹部灼热烫手，牙关紧闭，颈强抽风；热邪煎熬津液成痰，痰热伤蒙心包，故见神昏谵语；邪热久羁，燥热内结，腑气不通故大便五日不行，腹部热甚；舌脉也为阳明热盛、燥热内结、肝风内动、痰热蒙蔽心包之证。治选白虎汤，辛寒清阳明无形之邪热，调胃承气汤咸寒泄阳明有形之实热，牛黄丸、羚羊角旨在化痰开窍、凉肝息风。由于药合病机，故一剂热势大减，抽风停止，昏谵渐轻，3剂后

出现，身疲乏力，精神默默，大便偏稀，每日 3～4 次。说明邪去正伤，气阴两亏，治疗本应以益气养阴扶正为主，为防"死恢复燃"可佐以清热之品，西医大夫不懂中医辨证，认为效不更方，反复过用辛寒、泄热、凉开之品，使阳气大伤，阴精耗散，终至亡阳虚脱。虽经积极救治，终因"阴阳离决，精气乃绝"，未能挽救患者的生命。教训惨痛，终生难忘。

[**体会**] 临证对急性热性病的辨治，要密切观察病情的变化，做到药随证变。不能遵"效不更方"，而一治到底；治方有效，证变，效也更方。切记，切记！

病案 59 外伤后腹胀、呃逆、大便不通

王某某，男，32 岁，2005 年 3 月 18 日初诊。

主诉：腹胀、呃逆、大便不通 15 天。

现病史：主因外伤性第三至第四腰椎骨折而致脘腹胀满、腹大如瓮，呃逆，大便不通，伴见胸闷气短，不能进食，痛苦异常，曾用胃肠减压、肛管排气、灌肠、输液等疗法治疗无效。而邀我会诊：症如上述，腹部膨隆，按之不舒，呼吸短促，舌红苔黄厚，脉沉弦。

检查：X 光示：第三至第四腰椎压缩性骨折，膈肌上移，肠管高度胀气、未见气液平面。

病因病机：本例患者外伤致瘀，瘀停气阻，郁而化热，郁热内结，腑气不通，升降失调。

中医诊断：①腹胀；②呃逆；③喘证。

西医诊断：①腰椎骨折；②高度肠胀气。

中医辨证：①郁热内结；②升降失调；③腑气不通。

治则治法：逐瘀泄热、行气通腑。

方药：桃核承气汤加减。

处方：桃仁 12g，桂枝 10g，大黄 15g，芒硝冲 10g，木香 10g，枳实 15g，杏仁 10g，旋覆花 12g（包煎），炙甘草 10g。3 剂，水煎服，每日 1 剂。

西医治疗：液体维持水电平衡。

二诊：服上方 1 剂，腹胀减，有矢气，2 剂后大便通，3 剂后诸症基本消失，饮食

如常人。瘀去热除，气机调达，腑气通畅。三七片合木香顺气丸以善其后。

随访：半年后随访，上药后诸症未复发。

[按] 本案外伤致瘀，瘀停气阻，瘀而化热，瘀热内结。气机逆乱、升降失调，腑气不通，故腹胀、呃逆、大便不通；肺与大肠相表里，瘀热内结大肠，腑气不通，肺气不降故胸闷气短，呼吸短促。治宜选用桃核承气汤加减逐瘀泄热、行气通腑，方中用桃核、桂枝活血逐瘀，大黄既可荡涤实热，又能凉血化瘀，以之相佐；芒硝咸寒泄热，以助大黄通泄之功；加木香、枳实、旋覆花意在行气降逆，调畅气机；加杏仁宣降肺气，意含"提壶揭盖"之意；加甘草调和诸药，缓诸峻药之势。诸药合用通瘀于泄热之中，逐邪于行气血之际，"六腑以通为用"，导瘀热从大肠而出。

病案60　肢体动脉痉挛症

彭某某，女，25 岁，2004 年 10 月 19 日初诊。

主诉：四肢末遇冷变白，逆冷 1 年。

现病史：1 年来前，患者因受凉而致四肢末端对称性逆冷苍白，两手尤甚，遇冷加重，遇热缓解，无痒、痛、麻木感等不适。形体丰腴，舌质暗，苔薄白，脉细滑。冷水试验阳性。肢体血流图检查未见异常。

病因病机：患者形体肥胖，痰湿之质，气血亏虚，寒凝经脉而致本病。

中医诊断：①手足逆冷；②四肢逆冷；③肥胖。

西医诊断：肢体动脉痉挛症。

中医辨证：①寒凝经脉；②痰湿阻滞。

治则治法：温经通络，化痰祛湿。

方药：当归四逆汤加味。

处方 1：生黄芪 20g，当归 15g，桂枝 8g，赤白芍各 12g，山甲珠 10g，五爪龙 18g，片姜黄 10g，地龙 12g，姜半夏 12g，胆南星 10g，天麻 12g，细辛 3g，通草 3g，炒白芥子 10g，生姜 3 片。7 剂，水煎，分 2 次服，每日 1 剂。处方 2：煎取汁 500mL 洗手足。

二诊（2004 年 10 月 27 日）：药后症状明显减轻，遇寒冷稍有手足不适之感。寒邪已散，经脉流通，病势向愈。法宗前不更。上方略有变化，再进 21 剂。

三诊（2004 年 11 月 18 日）：药后诸症悉除。气血条畅，痰湿已除。当归片 100 片，每次 4 片，每日 2 次。以善其后。

随访：一年后随访病未复发。

[按] 本患者素体肥胖，痰湿之质，复因受寒而罹患本病。寒性主凝，收引拘急，寒凝经脉，气血失运，故四肢末遇冷变白逆冷。本病案只是经脉收引拘急，尚未达到经脉闭阻之程度，故无痒、麻、痛之感；体胖、舌脉均为寒凝经脉、痰湿阻滞之象。故治选当归四逆汤养血散寒、温经通脉；加黄芪、五爪龙益气以养血、气盛以行血；加山甲、姜黄、天麻、地龙活血通络、畅行气血；半夏、南星、白芥子化痰祛湿以助通络。诸药共奏温经通脉、化痰祛湿之功。药证相符，故收佳效。

病案 61　痰核（颌下腺囊中）

李某某，男，16 岁，2004 年 12 月 18 日初诊。

主诉：右侧颌下腺肿物 2 年余。

现病史：两年前始发现右颌下肿物，初期如杏核大小，因无痛痒，未介意。逐渐增大致小鸡蛋大小，局部有酸胀感。曾在某医院确诊为颌下腺囊中。要求住院手术治疗，因患者学业较重，又惧怕手术，而拒绝手术疗法，要求中医治疗。症见：右颌下有一大小为 6cm×7cm 肿物，其质地较硬、表面光滑，与周围组织无粘连，局部皮肤无红热现象，轻微触痛，咀嚼时局部有酸胀感，大便略溏，睡眠如常，余无不适。舌淡红、苔薄白微腻，脉弦细小滑。曾在某医院穿刺抽出淡黄色黏液，化验未见异常。

病因病机：痰饮凝聚，久结不解，渐成痰核。

中医诊断：痰核。

西医诊断：颌下腺囊中。

中医辨证：①痰饮凝聚；②久结不解。

治则治法：健脾化痰，软坚散结。

方药：消痰汤合消瘰丸加减。

处方：海藻 15g，昆布 15g，半夏 15g，海浮石 15g，浙贝母 15g，元参 12g，生牡蛎 30g，夏枯草 20g，三棱 6g，莪术 6g，山慈菇 15g，黄芪 15g，白术 15g，茯苓 15g。

14 剂，水煎服，每日 1 剂。

二诊：药后病情无明显变化，唯大便已成形。舌脉从前。病机无变化，守方同前。再进 14 剂。

三诊：药后痰核略有缩小，质较前为软，舌脉同前。药中病机，病势渐减。效不更法，原方去三棱，加陈皮 10g。再进 21 剂。

随访：2005 年 10 月 8 日随访，上方共进 60 余剂，肿物完全消失。停药半年未复发。痰散饮消，脾胃恢复健运之职。

[按] 本病多为脾虚不运，痰湿流聚；性急易怒，气机易郁，痰气互结，渐成本病。治宜健脾化痰、软坚散结。方中用海藻、昆布、半夏、海浮石、浙贝化痰散结；元参、夏枯草、牡蛎、山慈菇清热解毒、软坚散结；三棱、莪术破气逐瘀消积；黄芪、白术、茯苓健脾祛湿以堵生痰源。服上药 14 剂病无变化，细测脉症，似无差错，于是守方再进 14 剂，方见小效；既效说明药证相符故三诊时守法不更，原方减三棱以防破瘀行气之力过猛损伤正气，加陈皮理气健脾、燥湿化痰，含"气顺则痰消"之意。守方进 60 余剂，终获佳效。

[体会] 通常情况都是效不更方，但辨证准确，即使无效也应守方不更，若屡换药方，或数更医工，必难收效。此即路志正教授告诫我们所说："药后证变，效也更方，不能一治到底，变生他证；辨证准确，药后无效，也应守法不更，坚持治疗，终会收效"。

病案 62 水肿（顽固性心力衰竭）

黄某某，女，52 岁，2004 年 12 月 19 日初诊。

主诉：水肿 15 年，气喘 5 年，加重 1 个月。

现病史：患者于 1989 年年初发现下肢水肿，初未介意，日渐加重，在某市医院诊断为"风湿性心脏病二尖瓣狭窄合并关闭不全，心功能不全"。经服地高辛、氢氯噻嗪等药水肿好转。近 5 年来病情日渐加重，渐至全身水肿，心慌气短，咳嗽气逆，咳吐粉红色泡沫样痰，不能平卧，动则喘甚。每年冬季寒冷时易犯病，每次需住院 10～15 天，病情方能缓解。患者一个月前因受寒而病情加重，高度水肿，呼吸极度困难，咳吐多量泡沫样稀痰，不能平卧，在某医院住院治疗一个月，病情未能控制。

而邀我会诊：西医诊断为"风湿性心脏病，二尖瓣病变，重度难治性心力衰竭，心房纤颤，瘀血性肝硬化，肾功能不全"。已下病危通知。当时诊见，全身高度水肿，下肢水肿至大腿，腹大如瓮，两颧紫红晦滞（二尖瓣面容），唇甲发绀，呼吸极度困难，张口抬肩，不能平卧，咳吐多量泡沫样清稀痰，语声低微、断续，畏寒肢冷，额上汗出，大便3日未行，小便短少，舌淡紫、苔白滑，脉沉细欲绝、至数难明，手足凉至肘膝。

检查：颈静脉怒张，两肺底布满湿啰音，心尖区可闻三级雷鸣样舒张期杂音伴收缩期吹风样杂音，心律每分钟150～180次，心音强弱不一，心律绝对不整，肝右胁下10cm、质硬、触痛明显，腹部膨隆肚脐凸出，脾未触及，双下肢水肿致大腿，按之凹陷没指。心电图示双心室肥大劳损、快速性心房纤颤；B超示瘀血性肝硬化、高度腹水；化验：尿素氮38mmol/L、血肌酐460mmol/L、尿蛋白（++）。

病因病机：属阳虚水泛，寒水射肺之证，恐有阴阳离决之兆。

中医诊断：①水肿；②喘证；③咳逆上气。

西医诊断：①风心病二尖瓣狭窄合并关闭不全；②心律失常——快速性心房纤颤；③顽固性重度心力衰竭。

中医辨证：①肾阳虚衰；②水饮泛滥；③凌心射肺。

治则治法：温阳利水，回阳救逆，泻肺平喘，以求挽救于万一。

方药：真武汤合葶苈大枣泻肺汤加减。

处方：制附子10g（先煎），茯苓20g，白术15g，白芍10g，干姜10g，黄芪20g，人参15g，炒葶苈子15g（包煎），益母草20g，桂枝10g，炙甘草10g。3剂。水煎服，每日1剂，分多次服用。

西医治疗：继续用毛花苷C、多巴酚丁胺、呋塞米、扩血管药、激素，吸氧、雾化吸入等疗法。

二诊（2004年12月22日）：药后小便量增多，水肿稍减，手足较前温暖，额上已无汗出。舌淡紫、苔白滑，脉沉细、指下至数分明。药中病机，阳气来复，水饮欲去。既见效机，仍宗上法。上方去干姜，加麦冬10g，益母草20g，生姜10g。再进5剂。

三诊：药后诸症悉减，休息时咳喘基本消失，动则仍喘，小便量增多，水肿大减，腹水已消，下肢水肿（+），已能平卧，饮食如常，大便每日1次。阳气来复，水饮得以气化。停用西药。上方略有变化，再进14剂，出院回家调养。

随访：一年后其丈夫告知，回家后遵医嘱基本服上方中药，因其丈夫也是中医，原方稍有加减，病情一直稳定。现患者已能做轻微家务劳动。

[按] 本例患者因感受寒邪而病，日积月累，久病及肾，肾主水液，肾阳衰微，不能蒸腾气化，水液泛滥则为水肿；寒水射肺则为喘咳；阳虚水阻，四肢失于温养，故四末寒凉至肘膝；寒水阻滞，气血运行不畅，故面唇甲发绀；肾阳衰微，恐有阴阳离决，欲脱之势，故额上汗出。本案从肺肾入手，标本兼顾，选用真武汤合葶苈大枣泻肺汤，温阳利水、泻肺平喘，加干姜、人参以回阳固脱意含人参四逆之旨，桂枝甘草汤温通心阳。由于药中病机，故取效较佳。

病案 63　失明、头痛（高血压脑病、脑干综合征）

朱某某，女，54 岁，2005 年 10 月 12 日初诊。

主诉：视力下降、头痛 1 年余。

现病史：患者于 2004 年 9 月 21 日因心情不好突然头痛、呕吐，既则几乎失明，眼球向左侧凝视，在某医院住院，经 CT、磁共振等检查，诊断为高血压脑病、脑干综合征，治疗半年余，头痛、眩晕、呕吐稍减，双目仍视物不清、只有光感，两眼球仍向左侧凝视，于今年 5—9 月初分别在北京两家医院住院观察治疗，经磁共振、脑血管造影等检查，诊断为：①高血压脑病、脑干综合征；②失明待查。治疗 4 个月未收明显效果。经人介绍求诊于余，刻诊见：双目视物不清、只有光感，生活不能自理，两眼球向左侧凝视、目珠不能瞬动，伴阵发性头痛、眩晕，恶心、呕吐，胸脘不舒，纳呆，口渴不多饮，心烦易怒，失眠多梦，颈项疼痛不舒，大便秘结，3～5 日 1 行，四肢活动自如。形体丰腴，舌暗红、苔黄厚腻，脉弦滑有力，血压 220/130mmHg。检查单（略）。

病因病机：患者素为阳亢痰湿之体，痰湿中阻，升降失常；复因郁怒伤肝，引动肝风，风阳上窜，夹痰阻于上窍。

中医诊断：①失明；②头痛；③目偏视。

西医诊断：①高血压脑病；②脑干综合征；③失明待查。

中医辨证：①痰火内蕴；②肝风内动；③痰湿内阻。

治则治法：健脾化痰，降逆和胃，凉肝息风。

方药：半夏白术天麻汤加减。

处方：天麻 12g，白术 12g，姜半夏 12g，陈皮 10g，茯苓 20g，羚羊角粉 2g（冲），钩藤20g（后下），泽泻15g，决明子30g，菊花15g，夏枯草20g，石决明30g（先煎），珍珠母30g（先煎），葛根15g，蔓荆子12g，全虫5g，僵蚕12g，枳实15g，胆星8g，天竺黄10g，炒谷麦芽各5g，大黄6g，炙甘草8g。14剂，水煎服，每日1剂。

继续服原来的降压药。西医治疗继续用硝苯地平缓释片10mg，每日2次；依那普利5mg，每日2次；拜阿司匹林0.1g，每日1次。

二诊（2005年11月2日）：药后头痛眩晕等症明显减轻，恶心、呕吐已除，大便通畅，近日又有双手麻木感，仍视物不清、心烦易怒、失眠多梦。舌红暗、苔黄腻，脉弦滑较前和缓。血压180/100mmHg。药中病机，病势有减，胃气已降。治宗原法，上方去泽泻、胆星、天竺黄、珍珠母，加首乌15g，寄生15g，枸杞子15g，白芍20g，豨莶草15g，桑枝15g，大黄改3g。21剂。

三诊（2005年11月25日）：药后诸症明显减轻，视力有所恢复，双手麻木明显减轻，唯颈项不舒较甚，大便稀、每日2～3次。舌偏红暗、苔薄腻微黄，脉弦细小滑。血压150/90mmHg。痰火之势已减，肝风有和缓之象。治宜益肾柔肝明目，化痰通络宁心。取天麻钩藤饮合羚羊钩藤汤之意，处方：天麻15g，钩藤20g（后下），石决明30g（先煎），羚羊角粉2g（冲），首乌15g，胆星8g，天竺黄10g，决明子30g，女贞子15g，墨旱莲12g，夏枯草15g，菊花15g，茺蔚子12g，葛根15g，羌活12g，生黄芪15g，当归8g，白术10g，泽泻15g，全虫5g，僵蚕10g，川芎10g，桑枝15g，柏子仁15g，生炒谷麦芽各20g，炙甘草10g。30剂。

四诊（2005年12月28日）：药后视力基本恢复正常，眼球活动自如，颈项较前柔和，睡眠尚可，大便正常。舌微红、略暗、苔薄白，脉弦细。血压130/80mmHg。痰火已去，肝风已除。治宜滋肾柔肝明目，方选蒲辅周老先生之九子地黄丸，每次20g，每日2次。以善其后。

随访：3个月后电话随访，患者告知：服药期间，病情稳定，春节因家务繁忙，心情不好，再加感冒，使头痛发作，血压升高，自行服前中药方7剂，头痛缓解，血压平稳。现如常人，无明显自觉症状。

[按] 患者形体丰腴，痰湿之质；性情急躁易怒，肝气易郁，郁久化火，肝火化风，风火夹痰，上窜清空。"诸风掉眩皆属于肝"。肝开窍于目，肝风内动，痰火阻络，故头痛、眩晕、失明、眼球凝视；痰湿中阻，胃失和降，故恶心呕吐；"诸痉项强皆属于湿"，痰湿阻滞太阳经络，经枢不利故颈项疼痛不舒。痰火扰心，故见心烦易怒、失眠多梦；痰火内结，故大便秘结。舌脉皆为痰火内蕴、肝风内动、痰湿内阻之证。故治拟健脾化痰、降逆和胃、凉肝息风法。方中用半夏、白术、茯苓、陈皮、泽泻健脾化痰，

其中白术、泽泻有泽泻汤之意，以除痰饮；天麻、羚羊角、钩藤、菊花、决明子、石决明、珍珠母平肝息风、清热明目；全虫、僵蚕、胆星、竺黄息风化痰通络；枳实、炒谷麦芽调理气机、健脾运湿；葛根、荆子生津疏筋、清利头目以除头痛项强；大黄泻下热结。二诊时诸症有减，胃气已和，大便通畅，病势趋缓，效不更法，原方进退；三诊时诸症明显减轻，痰火之势已衰，肝风之象大减，故治改益肾柔肝明目、化痰通络宁心为主，这就是所谓"法随证变、药随证施"。四诊时诸症消失，痰火已去、肝风已除，治宜滋肾柔肝明目之九子地黄丸，以善其后。

[体会] 本案失明、双目向左侧凝视，病已一年有余，西医大夫，没办法治疗，判为不治之症。《内经》曰："言不可治者，未得其术也。"患者虽病情危重，病症复杂，病程日久，多方治之无效。然综合分析，抓住病机，因证施药，法随证变，药随证施，权衡达变，终收佳效。

病案 64　便　秘

朱某某，男，72 岁，2005 年 1 月 12 日初诊。

主诉：便秘十余年。

现病史：患便秘十余年，平时靠润肠通便或泄热排便，停药即干结难解，久治未愈。润肠通便或泄热通便法虽能取一时之效，但终不能除根，而求治于我处，症见：患者微有咳嗽，饮食睡眠如常，活动量大时稍有气喘，大便 5～6 日 1 行、干结难解。用力大便即胸闷气喘，咳嗽咳痰，满头大汗，极为痛苦。患者服用泻药，大便通畅时，可无任何症状。舌淡红、苔薄白，脉弦细。胸透：两下肺纹理增粗增后；心电图示：下壁心肌缺血性改变；乙状结肠镜检查未见异常。

病因病机：患者年届古稀，肺脾气虚，肺失宣肃，大肠失于传导。

中医诊断：①便秘；②咳嗽；③胸痹。

西医诊断：①习惯性便秘；②慢性支气管炎；③冠心病。

中医辨证：①肺脾气虚；②肺失肃降；③大肠失于传导。

治则治法：健脾益肺，宣降肺气，脏腑合治，通导大肠所谓"提壶揭盖"是也。

方药：保元汤加味。

处方：生黄芪 12g，太子参 10g，桂枝 6g，桃杏仁各 10g，甜瓜蒌 15g，紫菀 12g，炙甘草 10g。7 剂，水煎服，每日 1 剂。

二诊：药后已无咳嗽，大便两日一行，仍偏干，但较前易解，解大便时已无咳喘，舌脉同前。药见效机。治宗前法：上方去桂枝，加丹参 12g，大云 12g。再进 7 剂。

三诊：药后诸症基本消失，大便已调，纳食如常，体力有增，舌淡红、苔薄白，脉弦细较前有力。脾气健运、水谷精微得以充肺，肺司宣肃、通调水道之职，大肠得以濡润。治法不更，原方加白术 10g，再进 7 剂，2 日 1 剂，以巩固疗效。

随访：一年后随访患者大便正常。

[按] 10 年顽疾，仅服 14 剂药而愈。当时我百思不得其解，请教路老，告知：患者年届古稀，肺气亏虚，肺与大肠相表里，肺主宣发肃降，通调水道，肺不宣肃，失于通调水道之职，大肠失于濡润，故大便秘结难解，意含"上窍不开，下窍不通"；大便秘结，腑气难通，肺气难降，失于宣肃，故胸闷喘咳。肺与大肠互为影响，形成恶性循环，然其本在肺，其标在大肠。故用保元汤健脾益肺，加桃杏仁、瓜蒌、紫菀宣降肺气、通调水道以治其本，此腑病治其脏，意含"提壶揭盖"。肺气健旺，宣肃有常，自能通调水道，便秘之症不药而愈。咳嗽、胸痹也随手而解。

病案 65　胎　漏

孙某某，女，32 岁，2003 年 8 月 22 日初诊。

主诉：妊娠一个半月，阴道出血半月余。

现病史：此为初次妊娠，于 8 月 1 日怀孕近一个月时因工作繁忙而有所劳累，次日晨开始出现阴道出血、量少、开始时血色鲜红，偶有腰痛，无腹痛。后经注射西药"黄体酮"后疗效欠佳。8 月 17 日查 B 超示胚胎发育正常，子宫内有少量积血。目前每日均有少量出血、色暗红、偶尔伴有少许血块。伴有进食后脘腹胀满，无恶心呕吐，大便略干，性情急躁易怒。不寐多梦，形体消瘦，面色浮红，舌体瘦、尖红、苔薄黄，脉沉滑小数。

病因病机：为肝肾阴虚，虚热上扰之胎漏。

中医诊断：胎漏。

西医诊断：先兆流产。

中医辨证：①肝肾阴虚；②虚热上扰。

治则治法：治以补肾柔肝，清胆养心。

方药：寿胎丸加减。

处方：桑寄生 15g，炒杜仲 12g，竹茹 10g，莲子心 4g，南沙参 15g，阿胶珠 8g（冲），生地黄 10g，麦冬 10g，炒白芍 12g，炒枣仁 12g，地榆炭 12g，仙鹤草 15g，丹参 12g，炒扁豆 10g，炒枳壳 10g，荷叶 10g，甘草 3g。7 剂，并嘱"时值夏日，高温高湿，注意防暑"。

二诊（2003 年 8 月 29 日）：药后出血减少，但仍偶有少量暗红色出血，带下呈茶色或褐色。时有面色发红，腹胀大减。仍不寐多梦，入睡困难。大便略干。舌体瘦、尖红、苔薄黄，脉沉滑。药证合拍，病势有减。治宗前法进退：桑寄生 15g，川续断 10g，炒杜仲 10g，生地黄 12g，生白芍 12g，仙鹤草 15g，黄芩 10g，藕节 12g，艾叶 6g，阿胶珠 8g（研冲），侧柏叶 10g，佛手 9g，炒枳壳 10g，牡丹皮 10g，甘草 5g。4 剂。

三诊（2003 年 9 月 3 日）：药后出血已止。带下呈黄色或茶褐色，量不多。进食后腹胀，时轻时重。偶有轻度腰酸。不寐多梦，入睡困难。大便略干。舌体瘦、舌尖红、苔薄黄根部微腻，脉沉滑小数、左尺部不足。虚热得除，胎元得养。治宜滋肾柔肝、清胆养心。处方：南沙参 15g，麦冬 10g，枇杷叶 15g，玉蝴蝶 8g，炒三仙各 10g，内金 10g，荷叶 8g，牡丹皮 10g，佛手 9g，预知子 10g，炒枣仁 12g，知母 6g，桑寄生 15g，川续断 10g。再进 3 剂，以巩固疗效。

[按] 患者已过"四七"之年而未及"五七"，肾气始衰；形体消瘦乃阴血不足之体质；性情急躁易致肝气郁结，加之阴精不足，则郁热内生，症见大便偏干、面色浮红；热扰心胆则不寐多梦。肾虚而不能"作强"，故劳累后发病。肾失摄纳、热扰阴血，故胎漏乃作。脏气内结化为胎气，致使浊气不降，故食后脘腹胀满。舌体瘦、尖红、苔薄黄，脉沉滑小数，乃阴虚内热之征。乃取补肾柔肝，清胆养心之法。方中寄生、杜仲补肾安胎；南沙参、麦冬、益气养阴，沙参另有金水相生之意；竹茹、荷叶、莲子心除热清心，丹参、生地黄、阿胶珠、炒白芍、炒枣仁养血滋阴，安神除烦；地榆炭、仙鹤草止血；炒扁豆健脾；炒枳壳行气通滞；甘草调和诸药。二诊出血减少，继予桑寄生、续断、杜仲、生地黄、白芍、阿胶珠补肾养阴清热；藕节、侧柏叶、仙鹤草、黄芩、牡丹皮清热止血；佛手、炒枳壳理气消胀并防止前药滋腻碍胃；艾叶温肾止血，有"阳中求阴"之意。三诊时出血已止，带下色黄，失眠为余热未尽，予知母、炒枣仁、玉蝴蝶、牡丹皮养阴清热、安神除烦；桑寄生、续断、沙参、麦冬用意同前；炒三仙、内金健脾消食；荷叶醒脾；枇杷叶佐金平木以防肝逆犯脾；佛手、预知子理气而不伤阴。巩固三剂后而愈。

病案 66 眩晕（梅尼埃病）

朱某，男，62 岁，已婚，2004 年 10 月 10 日初诊。

主诉：头晕反复发作 3 年余。

现病史：患者自 1998 年夏季无明显诱因开始发作头晕病症，发病时头晕而昏，视物旋转，恶心呕吐，人似漂浮，闭目稍能缓解，不能转动。伴恶心呕吐，右耳听力下降，时有耳鸣，口干欲饮，晨起口苦，早晨痰多而黏稠。眩晕发作时患者常有恐惧感。查血压不高，于西医院诊为"梅尼埃病"，曾服用外院汤药数十剂，症状改善不著，求治于路老。刻诊见：眩晕时有发作，持续时间十余分钟至数小时不等，发作频率从每日 1 次至每月 1～2 次不等。形体略胖，饮食尚可，睡眠多梦，大便略溏，小便可。舌体胖、边有齿痕、中有裂纹、质红、苔薄黄腻，脉沉细小滑。既往无高血压病史。

病因病机：痰浊中阻，升降失常。

中医诊断：眩晕。

西医诊断：梅尼埃病。

中医辨证：①痰浊中阻；②升降失常。

治则治法：化痰降浊，理脾和胃。

方药：黄连温胆汤加减。

处方：青竹茹 12g，姜半夏 10g，云茯苓 30g，炒薏苡仁各 10g，川厚朴 10g，炒白术 12g，炒苏子 10g，旋覆花 10g（包），泽泻 15g，炒枳实 15g，川黄连 4g，车前子 15g（包），生姜 3 片为引。水煎服。

二诊（2004 年 4 月 3 日）：上方共间断服 42 剂，诸症有所缓解，唯口苦未减，痰仍多。追问病史，诉平素不眩晕时无口苦，头晕一旦发作口苦即作，痰亦增多，黏稠色灰，服药以来于 2004 年 1 月 21 日、2 月 21 日眩晕发作较重，视物旋转，不敢睁眼，无恶心呕吐，耳鸣不明显，睡眠尚可，寐中梦多，经常口干。舌质红、苔薄黄、中有裂纹，脉沉滑尺弱。患者虽间断服药，也见效果，说明药证相符。时值万物生发，肝木调达之季。方取五苓散、枳术丸之意，加柔肝理气之品。云茯苓 30g，桂枝 10g，炒白术 15g，泽泻 12g，炒杏仁 10g，炒薏苡仁 20g，姜半夏 10g，胆南星 8g，炒枳实 15g，炒苏子 10g，佛手 10g，白芍 15g，炒谷麦芽各 30g，生姜 3 片，竹沥汁 10mL 为引。

三诊（2004 年 11 月 8 日）：上方共间断服用 48 剂，至 9 月 30 日停药至今。其后未再发作眩晕，现在可以逛商场。但仍有咯痰，色白略黏量多。纳食可，眠安，二便调。舌红、有少许裂纹、苔薄微黄，脉沉弦细。痰饮得蠲，现值外燥内燥（暖气较热）相合，气候干燥，而影响肺失清肃，治宜和胃温胆，肃肺化痰，加润肺柔肝之品。处方：苏荷梗各 10g（后下），炒杏苡仁各 10g，竹茹 12g，姜半夏 10g，云茯苓 20g，胆南星 8g，川贝母 10g，南沙参 10g，白芍 10g，枇杷叶 15g，旋覆花 10g（包），炒苏子 10g，炒神曲 12g，炒枳实 15g，竹沥汁 30mL。分 2 次为引。

随访（2005 年 1 月 20 日）：上方共间断服用 14 剂，病情一直平稳，痰量减少，眩晕未作。

病案 67 鼻 炎

王某某，2006 年 1 月 19 日初诊。

现病史：鼻中涎末，多梦，腰酸乏力，午后腿肿，白细胞低，月经不调、色暗、有血块，小腹痛，舌淡粉、暗、颤、齿痕、苔白干，脉细滑。

中医辨证：气虚血瘀，湿阻郁风。

处方：川芎 6g，荆芥穗 3g，防风 3g，细辛 3g，辛夷 9g，薄荷 6g，生甘草 12g，羌独活各 3g，天麻 15g，延胡索 15g，生薏苡仁 60g，琥珀粉 1.5g（冲），车前子 30g（包），三七粉 3g（冲）。4 剂，水煎服。

二诊（2006 年 1 月 23 日）：月经已减，咳减，鼻中涎沫减，但有血丝，多梦已减，已不易醒，腿肿减，尚易汗，肩部进冷风感，伴乏力，目花，咽干痒，白细胞低，舌淡、略暗、浅齿痕、苔白、根略厚，左脉滑、略细、尺沉、右脉寸浮、关尺沉。处方：生晒参 9g，防风 3g，白术 12g，橘红 12g，生黄芪 30g，细辛 3g，辛夷 9g，独活 9g，白茯苓 15g，生甘草 12g，桔梗 9g，天麻 30g，僵蚕 9g，生薏苡仁 30g，益智仁 12g，菟丝子 9g，枸杞子 60g，车前子 30g，三七末 3g。3 剂。

三诊（2006 年 1 月 26 日）：多梦减，鼻干，流泪减，腿已不肿，双肩有冷风，汗出，肌肉动，伴目花，咽干痒，乏力，舌淡暗、颤，苔白略厚，脉细滑。中医辨证：气虚血瘀，湿阻郁风。上方改枸杞子 90g，车前子 30g，三七末 3g，加青果 9g，诃子肉 12g，巴戟肉 12g，狗脊 15g，猪苓 30g。

病案 68 咳喘、胃脘痛

王某某，女，65 岁，已婚，2004 年 6 月 9 日初诊。

主诉：咳喘伴胸闷、气短 38 年，胃脘胀闷、刺痛半年。

现病史：患者形体清瘦，面色萎黄，精神欠佳。胸闷伴气短、咯痰多，每于夏季加重，反复发作 38 年，夜间睡眠时偶有阵发性咳嗽后端坐呼吸现象。在外院都以"支气管炎"间断治疗，未见明显好转。于 2002 年 6 月因病情加重，在某医院确诊为"弥漫性慢系支气管炎"。这两年来反复发烧，体温一般在 38℃，高时达 39℃以上，易受外感。现体温 36.8℃。平素长期服用"感冒通、咳喘宁"等药，每遇发烧时胸闷、气短等症加重，并伴有胃脘痉挛性疼痛。痰量多，大概 200～300mL/d，痰呈灰黄绿色，易咯出。1973 年曾患"急性胸膜炎"。近半年来出现胃脘胀闷刺痛，于餐后加重。纳少欠馨、口干、苦、异味重，口干喜热饮，但饮后不缓解。大便日 2～3 次、质偏稀，小便调。舌体胖、质暗淡、苔薄白，脉沉弦小紧。

病因病机：分析肺脾气虚，痰湿阻肺。

中医诊断：①咳喘；②胃脘痛；③泄泻。

西医诊断：①弥漫性慢系支气管炎；②慢性浅表性胃炎。

中医辨证：①肺脾气虚；②痰湿阻肺；③脾失健运。

治则治法：益气健脾，肃肺化痰。

方药：仿香砂六君子汤之意。

处方：太子参 12g，十大功劳叶 15g，姜夏 10g，桃杏仁各 10g，炙冬花 10g，炙紫菀 12g，炒薏苡仁 20g，冬瓜仁 12g，鱼腥草 15g，椒目 6g，茯苓 20g，炒白术 12g，佛手 12g，炒紫苏子 10g，防己 12g，甘草 6g。7 剂。

西医治疗：喘憋时可用哮喘气雾剂。

二诊（2004 年 6 月 29 日）：药后胸闷、气短明显减轻，痰量见少、颜色由灰绿色转为黄色。口干见缓，但口苦仍明显。近一周没有夜间端坐呼吸的现象。近两日胃脘刺痛未见发作，纳见增，大便由每日 2～3 次转为每日 1 次、质由稀转成形。舌体稍胖、舌质暗淡、苔中根白，脉沉弦小紧。药合病机，痰湿已减，气道较前通畅，脾胃渐恢复运化受纳之职。既见效机，守法不更，原方进退。处方 1：上方去鱼腥草、太子参，加西洋参 8g（先煎），金荞麦 15g。14 剂。处方 2：蛇胆川贝末 30 支，每日 2 次，每次 2 支，白水下。

三诊（2004年7月24日）：药后一般情况好，精神见振，但仍有胸闷、气短、咳嗽，早晨咳吐清稀痰，中午咳吐黄痰，下午痰少，口干较前好转，渴喜热饮，颈项发热，汗多，无寒热，食纳如常，大便日1行、不成形。舌质暗淡、舌体略胖，脉沉弦小紧。脾肺之气渐旺，唯顽痰伏饮难以一朝尽除，痰饮阻肺，气道不利。治宗6月29日方去椒目、防己，加葶苈子10g（包），五味子6g，以泻肺平喘、滋肾敛肺、缓解气道挛急。患者在当地自行按原方2～3日1剂，以巩固疗效。

随访：一年后随访，胸闷、气短、咳嗽较前明显好转，胃脘痛未复发，体力精神较前明显好转。

[按] 本病因久病而致肺脾气虚，故成慢性咳喘迁延不愈。肺气虚损，宣降失职，气逆于上，则咳嗽不已，气短而喘；脾气虚，不能运化水液，肺气虚，不能输布水津，聚湿生痰，湿痰久留不去，有化热之势，故痰多，呈现灰绿色；脾气虚，运化失职，则食欲缺乏而纳少、便溏，气津失布而现口干渴等症；脾主四肢肌肉、肺主气司呼吸，肺脾气虚，故神疲乏力，少气懒言；脾胃虚衰，气血化生无源，面部失容，则面色萎黄无华；痰湿停留于胃脘久滞不去，影响气血流通，致痰瘀互结，故胃脘胀满刺痛。

因此方中以太子参、茯苓、炒白术、炒薏苡仁益气健脾，以绝生痰之源。桃杏仁、炒薏苡仁、冬瓜仁、功劳叶等同用，共具清化、逐瘀、排痰之功；鱼腥草善清肺热；紫菀、百部为甘润苦泄之品，辛温而不燥，主入肺经，长于润肺下气，开肺郁，化痰浊而止咳，与辛温之半夏相配，可制其燥烈之性，共奏降气化痰之功。防己、椒目、茯苓以化湿利水，加用杏仁、紫苏子等肃降肺气，以利于气道通畅。诸药共用，使脾肺气旺，痰浊得除，气道通畅，诸症自能得到改善。

病案69 不 寐

吕某某，男，39岁，已婚，2004年10月26日初诊。

主诉：睡眠不实、多梦半年余，加重3个月。

现病史：6个月前因工作劳累、睡眠较迟，常常熬夜至凌晨2点左右，后出现睡眠欠佳，多梦不实，晨起疲倦，心烦急躁，头皮发紧，以太阳穴为主，双目充血，偶有耳中堵塞，食纳尚可，但不规律，二便尚调。舌红、苔薄、白黄，脉细弦。

既往史：有过敏性鼻炎10余年。

家族史：父亲有高血压病，母亲患有糖尿病。

病因病机：分析患者劳心过度，耗伤心阴，虚热内生，心肝火旺，心神不宁。

中医诊断：不寐。

西医诊断：①神经衰弱（自主神经功能失调）；②亚健康状态。

中医辨证：①阴虚内热；②心肝火旺；③心神不宁。

治则治法：滋阴，清热，安神。

方药：酸枣仁汤、百合地黄汤、定志丸加减。

处方：炒枣仁 30g，知母 10g，川芎 10g，茯苓 12g，百合 15g，生地黄 18g，炒栀子 10g，牡丹皮 8g，石决明 15g，石菖蒲 8g，远志 6g，甘草 12g，龟甲 15g。7 剂。嘱注意休息，生活有规律，不要用脑过度。

二诊（2004 年 11 月 2 日）：服药后睡眠明显改善，面色红润，但昨日更换处所后，睡眠稍感不实，结膜尚有轻度充血。近来自觉脘腹有气，胀满其间，纳食可。小便调，大便不畅，1～2 日 1 行。舌质稍红、苔薄黄，脉细弦。辅助检查：血糖、血脂稍高于正常。药中病机，心肝火尚盛。既见效机，守方进退。上方加黄连 6g，川贝 6g，天花粉 12g。7 剂。

三诊（2004 年 11 月 9 日）：睡眠显著改善，心情也较前开朗，无烦躁不安，结膜充血减轻，胃脘胀满明显好转，食纳好，二便调。舌质红、苔薄白，关脉略弦。心阴恢复，心肝火旺得以缓解，心神内守。守法如前，在初诊方基础上稍加变换，以巩固疗效，上方加黄精 12g。7 剂。

随访：半年后随访，饮食纳眠如常。

[按] 现代人生活紧张，工作忙碌，加之饮食失调，日久则不仅易耗伐人体气血津液，甚则还会使诸脏腑功能受扰，不寐就是由此而引起的现代生活中十分常见的一种心身性疾病。本病患可谓典型案例。其初起因于工作劳累，睡眠和饮食逐渐失去规律，以至心神受伤，又失于给养，所谓"阳气烦劳则张"，其寐而不实，多梦，心烦，急躁，头皮发紧以太阳穴为主，双目充血，偶有耳中堵塞，均系伤阴耗血、心神失养、心肝火旺之候，舌红、苔薄黄，脉细弦则印证了其病机特点。路老治以滋阴、清热、安神法为主而获效显著，药用生地黄、百合、炒枣仁滋阴清热、养心宁神为主药，辅以牡丹皮、川芎活血通脉，炒栀子、知母、黄连清热除烦，石决明、龟甲镇潜肝阳，茯苓、甘草、石菖蒲、远志健脾祛痰、宁心利窍。方中寓补于清，清补兼施，既疗不寐，又有潜在的调节血糖、血压作用，故取效速而佳。本方兼有预防糖尿病和高血压的功效，其药虽平常，但组方精妙，可见路老匠心独具。

病案70　痹证（退行性骨关节炎）

何某某，男，50岁，已婚，2004年4月20日初诊。

主诉：双膝关节内侧隐痛4个月余。

现病史：4个月前，无明显诱因下，出现双膝关节内侧隐痛，以左侧为重，无红肿灼热及关节变形。过食生冷或遇阴雨天后，自觉加重，以酸痛为主，于某医院诊为"退行性骨关节炎"。经中西药物治疗效不显著，伴见后背痛，其余关节无异常。食纳可，平素贪凉饮冷。夜寐安。大便每日1行、不成形，小便黄。舌体胖、质淡、苔白腻、根部稍黄，脉沉弦小滑。X光示：骨关节退行性病变。

病因病机：风寒湿痹阻经脉骨节。

中医诊断：痹证。

西医诊断：退行性骨关节炎。

中医辨证：风寒湿痹、有化热趋势。

治则治法：疏风祛湿、散寒通络、佐以清热。

方药：独活寄生汤合四妙散加减。

处方：独活10g，寄生15g，杜仲12g，川续断12g，苍术12g，黄柏10g，防风10g，汉防己15g，萆薢15g，晚蚕沙15g（包），松节15g，怀牛膝12g，当归12g，川芎10g，鸡血藤15g，炙乳没各6g，肉桂6g，甘草6g。12剂。

二诊（2004年5月11日）：服药后，关节隐痛大减，唯晚间尚感隐痛，食纳好，夜寐佳。二便调。舌质淡红、中有裂纹、苔黄根部稍腻、少津，脉沉弦。药中病机，痹久有化热之势。上方去独活、防风、松节，加豨莶草12g，忍冬藤18g，乌梢蛇5g。以清热通络、祛风除痹。14剂。

三诊（2004年5月25日）：药后关节隐痛进一步减轻，唯晚间卧床久时尚感隐痛，活动后好转，白天不痛。食纳好，口中有轻微异味感，夜寐佳，二便调。舌体稍胖、尖略红、苔中根部腻略黄，脉沉弦。风寒湿热邪气渐减，病势好转。既见效机，治守前法。处方：生黄芪20g，五爪龙15g，当归10g，桑枝20g，赤白芍各10g，姜黄10g，海桐皮12g，萆薢15g，晚蚕沙包15g，松节15g，防风10g，防己10g，鹿衔草12g，乌梢蛇6g，伸筋草10g，怀牛膝12g，鸡血藤12g。14剂

随访：半年后患者来电告之，上药方共服50剂，诸症基本消失。停药至今，病未复发。诊疗效果评价显效。

[**按**]《素问·痹论》曰"风寒湿三气杂至合而为痹也"，本例患者平素贪凉饮冷，病发于隆冬之季，外受风寒湿之邪，内伤脾胃之阳，水湿不化内外合邪，痹阻肌肉经脉而致本病。因风寒湿邪为患，故局部无红肿热痛，而遇饮冷或阴雨天病情加重，脾阳被遏运化失司故大便不成形。小便黄乃痹久有化热之势。故治以疏风祛湿散寒，活血通络为法，方中用独活、寄生、杜仲、川续断、肉桂、怀牛膝祛风散寒除湿，补肝肾强筋骨；苍术、草藤、晚蚕沙健脾祛湿除痹；防风、防己、松节祛风湿而止痹痛；当归、川芎、鸡血藤、炙乳没活血通络而止痛，且有"治风先治血，血行风自灭"之意；黄柏苦寒燥湿且可清热坚阴。诸药共奏疏风祛湿散寒，活血通络之效，由于药中病机，故一诊即收良效，二诊、三诊随证变化灵活进退而收全功。

病案 71　阴黄（药物性肝损伤）

程某某，男，58 岁，已婚，2004 年 4 月 8 日初诊。

主诉：身黄、目黄、尿黄两个月余。

现病史：患慢性粒细胞白血病 3 年，于今年 1 月末发现尿黄、目黄、身黄，在北京某医院检查诊为"药物性肝损伤"住院治疗 2 个月，静脉滴注茵枝黄、清开灵注射液、能量合剂等，口服茵陈蒿汤、甘露消毒丹等清热利胆之品。病情进一步加重，黄疸进一步加深，肝功能进一步损害。邀余会诊：刻诊见面黄晦滞虚浮、周身皮肤黄如烟熏，神志昏糊，疲乏无力，眩晕呕恶，口苦咽干，渴不多饮，脘腹胀满，纳欠馨，大便稀，每日 7～8 次，小便频数量少，下肢水肿（＋），四末不温，舌淡红、苔白灰腻水滑，脉沉细数。

病因病机：脾肾阳虚、寒湿郁遏少阳、胆汁失于疏泄之征。

中医诊断：①黄疸；②腹泻；③虚劳。

西医诊断：①急性肝损伤；②慢性粒细胞白血病；③伪膜性肠炎。

中医辨证：①阴黄；②脾肾阳虚、寒湿郁遏少阳。

治则治法：治以和解少阳、温化寒湿法。

方药：小柴胡汤合茵陈术附汤加减。

处方：柴胡 12g，黄芩 12g，半夏 12g，人参 15g，茵陈 50g，白术 15g，干姜 12g，制附子先煎 10g，茯苓 20g，藿香 10g，白蔻仁 10g，白矾 1g，炙甘草 10g。7 剂，水煎服，每日 1 剂。

西医治疗：支持疗法。

二诊（2004 年 4 月 16 日）：药后神清较前好转，纳食稍进，呕恶已减。舌淡红、苔白腻、水滑，脉沉细小数。药中病机，脾胃有望恢复健运之机。仍宗前法。上方加生薏苡仁 30g，丹参 15g，郁金 15g。14 剂。

三诊：药后黄疸明显减轻，总胆红素已由 100mmol/L 减至 40mmol/L，诸证均明显好转，舌偏红、苔白腻，脉弦细。脾胃健运，寒湿欲去。治宗前法，上方去薏苡仁，加虎杖 15g。14 剂。

随访：上方略有变化又进 50 余剂，诸症消失，检查肝功能全部恢复正常。

[按] 前医屡用清利之品，非但不效，病势有增。《伤寒论》曰："少阳之为病，口苦、咽干、目眩也。"《金匮要略·黄疸病脉证并治》曰："诸黄，腹痛而呕者，宜柴胡汤。"本案主症符合此两条，患者面黄晦滞，纳呆便溏，肢凉，显为阴黄范畴。证属寒湿郁于少阳，胆汁溢于肌肤，故选小柴胡汤合茵陈术附汤加减和解少阳，温化寒湿，加藿香、白蔻化湿和胃。二三诊随证达变，灵活加减。由于药合病机，故获良效。

病案 72　尿路结石

崔某某，男，42 岁，已婚，2004 年 3 月 16 日初诊。

主诉：阵发性腹部绞痛 7 天。

现病史：7 天前无明显诱因突然发生阵发性腹部绞痛，向少腹、阴器部位放射。发作时疼痛剧烈难忍，痛苦不堪，按之痛甚，发作过后，查无异常体征，伴见腰痛，小便不利，大便干。彩超示：双肾盂结石，右肾积水，右侧输尿管结石，住院输液治疗，静脉滴注硫酸镁注射液，654-2 注射液，肌内注射哌替啶注射液，黄体酮注射液 7 天。腹痛未能控制，每天发作 10 余次，而邀中医会诊。症如上述，性急易怒，口渴不多饮，无寒热，舌略红、暗、苔白腻微黄，脉弦紧。

病因病机：肝郁不疏，湿浊内阻，气血失和，筋脉拘急之证。

中医诊断：①腹痛；②淋证。

西医诊断：①肾盂结石；②输尿管结石；③肾积水。

中医辨证：①肝郁不疏气血失和；②湿浊内阻，筋脉拘急；③石淋。

治则治法：养血柔肝，缓急止痛，利尿排石。

方药：当归芍药散加味。

处方：当归 10g，白芍 30g，川芎 10g，白术 15g，茯苓 20g，泽泻 20g，海金沙 30g（包），金钱草 30g，滑石 20g（包），延胡索 15g，木香 10g，内金 20g，甘草 10g，车前子草各 20g（包），灵仙 20g。6 剂。嘱患者 2 日服 3 剂，多饮水，多活动，以利排石。忌茶水。

二诊（2004 年 3 月 20 日）：患者服一剂腹痛减，3 剂后尿中排出一粒黄豆大结石，数十粒泥沙样结石，腹痛未作。舌偏红、苔白腻微黄。7 剂后患者如常人。复查 B 超，肾盂结石与前比较排出三分之二，输尿管已无结石。肝气调达，经脉顺畅，结石排除大部。治宗上法，上方去延胡索、木香，加石韦 15g，公英 15g。再进 10 剂，水煎服，每日 1 剂。嘱多饮水，排尿前，轻扣肾区，足跟着地，蹦跳三五次，以利排石。忌茶水。

三诊（2004 年 4 月 8 日）：患者服药期间小便时有砂石，服至第 5 剂，小便已较畅利，10 剂尽诸症消失。舌淡红、苔薄白、脉弦细。B 超示双肾输尿管未见异常。告愈。肝气调畅，结石尽除。停用药物，多喝水，少喝茶水。

随访：半年后随访，诸症未复发。复查 B 超示双肾、输尿管未见异常。

[按] 患者以腹中绞痛为主症，《金匮要略·妇人妊娠病脉证治第二十一》曰："妇人怀妊，腹中疼痛，当归芍药散主之。"本案虽为男子，主因腹中绞痛，病机乃肝郁血虚，气血失和，湿浊内阻，久郁成石，筋脉拘急之证。故选用当归芍药散加海金沙、金钱草、车前草、滑石清热、利尿、排石；灵仙、内金消积磨石；金铃子散理气止痛。共奏养血柔肝、缓急止痛、利尿排石之效。由于病机相符，故取得较好效果。

病案 73　高血压脑病头痛

沈某某，男，66 岁，已婚，2004 年 4 月 23 日初诊。

主诉：头痛项强 1 个月余。

现病史：患者高血压病 20 余年，常服降压药控制在（150～170）/（90～100）mmHg。于 2004 年 3 月 18 日因着急突然发生头痛、呕吐，继之伴意识障碍，急住某医院，当时血压 240/140mmHg，按高血压脑病治疗，经抢救意识转清，仍头痛不止，时眩晕、呕吐，不能停止静脉点滴，否则头痛难忍，该院中医曾给服天麻钩藤饮、镇肝息风汤、羚羊钩藤汤、泽泻汤、小半夏加茯苓汤等中药不效。而邀余诊治,症见:头痛难忍,时眩晕、呕吐,伴见项部僵硬,胸腹胀满,大便干结如球,小便黄,烦躁不安,口中浊气熏人,面红目赤,舌红、苔黄厚腻,脉沉弦滑。血压 200/110mmHg。

病因病机:证属阳明热结,腑气不通,浊热上蒸所至。

中医诊断:①头痛;②眩晕;②神迷。

西医诊断:①高血压病 3 期;②高血压脑病。

中医辨证:①阳明热结,腑气不通;②浊热夹风扰动清空。

治则治法:通腑泄热化浊,佐以平肝息风。

方药:大承气汤合小陷胸汤加味。

处方:大黄 10g(后下),厚朴 15g,枳实 12g,芒硝 10g(分冲),全瓜蒌 20g,半夏 15g,黄连 6g,葛根 15g,天麻 10g,钩藤 15g(后下),羚羊角粉 1g(冲服),蔓荆子 12g。3 剂。水煎服,嘱频频服用。

西医治疗:初接诊时继续用甘露醇,硝普钠等降压利尿药及维持水电介质平衡。

二诊:一剂后患者腹中转气;二剂,恶心呕吐止,头痛、眩晕减,矢气频仍,味极臭;三剂后,下大便如球状十余枚,腹胀顿减,舌微红、苔微黄厚腻,脉弦细滑,血压 150/95mmHg 热势已减,腑气已通。建议停用静脉输液,上方去芒硝,改大黄为 6g。再进 3 剂。

三诊:药后头痛眩晕大减,余证基本消失。舌淡红、苔白腻,脉弦细小滑。血压 140/90mmHg。热势已去,腑气已通,痰浊尚存。治以健脾化痰、平肝息风的半夏白术天麻汤。处方:天麻 12g,钩藤 15g(后下),半夏 10g,白术 12g,陈皮 10g,茯苓 15g,首乌 15g,决明子 15g,川芎 10g,炙甘草 10g。7 剂。以善其后。

随访:半年后随访,患者饮食起居如常,血压稳定。

[按] 本例高血压脑病患者,属中医眩晕、头痛范畴。用西药甘露醇、呋塞米等有短暂效果,用泽泻汤合小半夏加茯苓汤效果不佳,可见与前者脱水利尿机制并不相同;天麻钩藤饮饮、镇肝息风汤等药,虽为治疗高血压病常用之方,用之无效,说明发病机制有异。观其脉症,患者胸腹胀满,呼吸急促,面目俱赤,口中浊气熏人,大便十余日未行,舌苔黄厚腻,脉沉有力,显为阳明痰热内结,腑气不通之候;眩晕、头痛时有呕恶,乃浊热上蒸,胃失和降之征;《素问·至真要大论》曰:"诸风掉眩,皆属于肝。"眩晕亦为浊热引动肝风之象,故选小承气汤合小陷胸汤,清热通腑,导痰浊从大肠而出;加天麻、钩藤、蔓荆子,以平肝息风;三诊时腑气通,浊热除,但痰湿未除,故用半夏白术天麻汤,随手而效。

病案 74 结核性脑膜炎、癃闭

王某某，女，64 岁，已婚，2005 年 3 月 26 日初诊。

主诉：尿潴留伴意识时清时不清 2 个月余。

现病史：患者儿子代述，其母患肺结核病近 20 年，于今年 6 月初因低热、头痛、呕吐，继之意识时清时不清、尿潴留，在某医院住院治疗 2 个月余。经 CT，脑脊液细菌培养等检查，确诊为"结核性脑膜炎"。经抗结核、利尿、用安宫牛黄丸等治疗，病情不见好转。而邀我会诊。刻诊见：意识时清时不清，头痛，下午晚上低烧，体温 37.5～38℃，时有呕吐，口渴欲饮水，少腹胀急，不能自己排尿，靠导尿排小便。颈项强硬，心烦失眠，语言不利，大便 2～3 日 1 行。舌红、无苔，脉弦细略数。

病因病机：患者素患肺痨，本阴虚体质，复因结核性脑膜炎脑水肿，屡用甘露醇、呋塞米等利尿之药，使阴液更伤。纵观诸脉症，证属阴虚水热互结膀胱，膀胱气化不利，水湿上蒙清窍之候。

中医诊断：①癃闭；②神昏；③肺痨。

中医辨证：①阴虚内热；②水热互结膀胱；③水湿上蒙清窍。

治则治法：育阴清热利水，佐以息风开窍。

方药：猪苓汤加味。

处方：猪苓 20g，茯苓 15g，滑石 18g（包），泽泻 18g，阿胶 12g（烊冲），胆南星 10g，竺黄 10g，郁金 15g，菖蒲 10g，远志 6g，钩藤 15g（后下），天麻 10g，大黄 3g。7 剂，水煎服，每日 1 剂；同时送服冰片胶囊，每次 1g，每日 2 次。

西医诊断：①结核性脑膜炎；②尿潴留；②陈旧性肺结核。

西医治疗：常规抗结核治疗。

二诊：药后头痛已减，已能小便，但不利，大便通畅，呕吐已除，药到病减。效不更法，上方去大黄，再进 15 剂，并送服冰片胶囊 1g，每日 2 次。

三诊：头痛项强基本消失，小便较利，语言较前清利，反应较前灵敏，意识转清。体温 36.5℃，腰腿酸软，微有干咳，舌红无苔，脉弦细。水湿将去，肺肾亏虚之象明显。上方去滑石、泽泻，加生地黄 15g，女贞子 15g，墨旱莲 15g，虫草粉 1g。30 剂，冲服，继续用冰片胶囊，带药回家调养。

随访：半年后随访，病未复发，且已恢复家务劳动。

[按] 本案结核性脑膜炎、尿潴留患者，以头痛发热、呕吐、渴欲饮水、小便不利

为主症。正与《伤寒论》中"若脉浮发热，渴欲饮水，小便不利者，猪苓汤主之"。与"少阴病，下利六七日，咳而呕渴，心烦不得眠者，猪苓汤主之"之证合拍。本案据主症，求病机，辨为阴虚水热互结膀胱，水湿上蒙清窍证。因而选猪苓汤加胆星、竺黄、冰片、天麻等息风开窍之品治之，获取佳效。

病案 75　关　格

张某某，女，64 岁，2004 年 2 月 10 日初诊。

主诉：腹胀、恶心、纳呆 2 个月余，近 10 日加重，经某医院确诊为慢性肾炎，尿毒症。需住院做肾血透析治疗，患者因家庭经济困难，慕名求诊。诊见，面色苍白虚浮，胸腹胀满，恶心，时有呕吐，纳呆头晕，口苦咽干，不欲饮水，腰酸乏力，尿少，大便溏而不爽，腹部胀大如水囊，下肢水肿（++），舌质淡胖、有齿痕、苔白滑，脉沉弦细。血压 160/100mmHg。查尿素氮 25.0mmol/L，肌酐 353.6mmol/L。尿常规：尿蛋白（+++），有少量颗粒管型，白细胞少许，红细胞（++），血红蛋白 70g/L。

病因病机：患者病延日久，积劳成疾，脾肾两虚，水湿失于转输气化，泛滥停聚，郁遏少阳，三焦枢机不利而致诸症。

中医诊断：①关格；②臌胀；③呕吐。

中医辨证：①脾肾两虚，水湿停聚；②郁遏少阳，三焦经枢不利。

治则治法：健脾益肾养血，利水除湿，和解少阳。

方药：四君子汤合小柴胡汤加减。

处方：黄芪 20g，茯苓 25g，白术 15g，鹿角胶 10g（烊冲），阿胶 10g（烊冲），茺蔚子 15g，柴胡 12g，黄芩 10g，党参 12g，半夏 15g，车前子 20g（包煎），泽泻 15g，大腹皮 15g，益母草 20g，干姜 6g，大黄 3g，炒谷麦芽各 18g，炙甘草 10g，生姜 10 片，大枣 3 枚。7 剂，水煎服，每日 1 剂。嘱低盐饮食。

西医诊断：①慢性肾炎，尿毒症；②肾性贫血；③肾性高血压。

西医治疗：停用西药治疗。

二诊（2004 年 2 月 25 日）：上方服 14 剂后，诸症有减，恶心、呕吐已除，较前能食，尿量增多，大便每日 2～3 次，软便，查血尿素氮 17.0mmol/L，肌酐 268.0mmol/L。尿常规：尿蛋白（++），红细胞（+）。舌淡、胖、有齿痕、苔白滑，脉沉弦细。血压 150/100mmHg。药中病机，病势有减。效不更法，上方去干姜，加生薏苡仁 30g，玉米须 50g。30 剂，水煎服，每日 1 剂。

三诊（2004 年 4 月 6 日）：上方药，共服 40 剂，水肿、腹水已消，纳食如常，仍有腰酸乏力感。肾功能，尿常规检查，均已正常，血色素 100g/L，舌淡红、苔薄白，脉弦细。血压 130/80mmHg。脾胃恢复健运气化功能，少阳三焦气机调畅，肾虚之象明显。上方去芫蔚子、大黄、车前子、大腹皮，加熟地黄 10g，山茱萸 12g。再进 30 剂，2 日 1 剂。并用济生肾气丸，每次 9g，每日 2 次，以巩固疗效。

随访：一年后随访，患者病情稳定，检查肾功能、尿常规均正常。

[按] 患者病延日久，初未介意，加之家务劳累而致脾肾两虚，水湿失于转输气化，泛滥停聚，故见水肿、腹大、便溏等症；水浊上泛故见呕恶、头晕；水湿蓄积少阳，少阳枢机不利，故胸腹胀满，口苦咽干；三焦水道受阻，故小便短少。治以芪、苓、术、鹿角胶、阿胶健脾益肾；小柴胡汤和解少阳，疏利三焦；加车前子、泽泻、益母草、芫蔚子、大黄、干姜等药降浊利湿，使水湿从二便而出，巧抓病机，攻补兼施，权衡达变，故收良效。

病案 76　颤　证

颜某某，男，36 岁，已婚，2004 年 7 月 16 日初诊。

主诉：阵发性周身颤抖 1 个月余。

现病史：一个月来患者发生阵发性全身颤抖、哆嗦，四肢尤重，每日发作十余次，每次约 30 分钟。伴见畏恶风寒，得衣被不减，无汗，不发烧，周身酸痛，口不渴，纳眠二便如常。经西医检查未发现异常，应用中西药物治疗毫无效机。邀余诊治，症如上述，时值盛夏，患者身穿皮大衣仍寒战不止，四肢哆嗦。舌淡红、苔薄白，脉弦紧小数。追溯病史，患者于病前两天，因天热洗冷水澡时，自觉寒冷，既之哆嗦而患本病。

病因病机：患者感受风寒之邪，凝滞营卫，久羁不解，筋脉失于濡养。

中医诊断：颤证。

中医辨证：①风寒袭表，凝滞营卫；②筋脉失于濡养。

治则治法：解表散寒，祛风柔肝法。

方药：麻黄汤加味。

处方：麻黄 12g，桂枝 10g，杏仁 10g，荆芥 12g，防风 12g，白芍 10g，炙甘草 10g。3 剂，水煎服。嘱第 1 剂药后盖厚被取微微汗出即可。

西医诊断：未明确诊断。

西医治疗：停止西药治疗。

二诊：服药 1 剂后得微汗，恶寒减；3 剂后恶寒、颤抖之症消失。风寒之邪从表而入，从汗而出，营卫调畅，筋脉得养。

随访：一年病未复发。

[按] 本案乃感受寒邪，营遏卫郁，筋脉拘急之候，符合《伤寒论》第 3 条曰"太阳病已发热或未发热，必恶寒，体痛，呕逆，脉阴阳具紧者，名曰伤寒"。患者虽以颤抖为主症，但病起于冷水洗浴，病虽延月余，恶寒，无汗，身痛等风寒表实证仍在。求病因，抓主症，辨病机，灵活选用麻黄汤，发其汗而愈。

病案 77　闭　经

某某，女，32 岁，已婚，2003 年 10 月 9 日初诊。

主诉：月经稀少十余年，闭经 2 年。

现病史：患者 15 岁初潮，月经尚调。1993 年 6 月怀孕 3 个月自然流产，出血较多，经清宫。中药等治疗出血，但自此经量逐月减少，渐至 2 年前经闭不行。先后服用中药 500 余剂效果不彰，唯行人工周期疗法，月经始潮，否则不至，亦未能再受孕，伴身体逐渐发胖，而前来求治。路师诊见：形体丰满（体重 78kg，病前 58kg），纳谷欠馨，大便不成形，小便量少，伴见神疲乏力，动则汗出，微恶风寒，周身骨节疼痛，下肢肿胀，性欲淡漠，带下清稀，月经未潮，盼子心切。因家人以离婚相逼，心理压力很大，情怀抑郁。前医处方多为温经通脉、理气活血、调补冲任等方药。症见舌体胖、有齿痕、质略暗、苔白腻，脉沉细滑。路师诊毕，言此为脾虚失运、水湿停聚、闭阻经脉而致闭经。治法宗《金匮要略》"先病水，后经水断，名曰水分，此病易治。何以故？去水，其经自下"之旨。

治则治法：健脾祛湿行水。

方药：防己黄芪汤加味。

处方：防己 12g，黄芪 20g，白术 15g，茯苓 20g，生炒薏苡仁各 30g，泽泻 12g，藿苏梗各 10g，防风 10g，香附 10g，益母草 15g，车前子草各 15g，炙甘草 10g。7 剂。

二诊：药后乏力，恶风，身重有减，下肢肿胀消退，舌脉同前已见效机，乘胜追击。宗上法，上方去防风，加桂枝 10g，川芎 10g。以增温经活血化瘀之力，再进 14 剂。

三诊：服药至第 12 剂，月经来潮，但经量极少、色淡，两天即净。其余诸症悉减，体重减至 76kg。遂以上方加减，先后调理 3 个多月，服药百余剂，体重减至 65kg，诸症消失，月经周期、量、色恢复基本如常。

随访：喜获身孕，于 2005 年 2 月 26 日顺产一男婴。

[按] 本例患者流产之后，出血较多，气血俱损，又因过早上班，工作劳累，再加饮食失于调理，致使脾胃受损，运化失职，水湿不化，聚湿酿痰，化为脂膏，停于皮下脂膜，而渐致肥胖；水湿阻于胞宫，气血运行失常，冲任不调而致闭经；脾主肌肉四肢，脾虚湿阻则神疲乏力，肢体酸重；气虚则卫外不固，而微恶风寒，时汗出；气机升降出入失常，则纳少便溏；湿邪趋下，故见带下清稀，下肢肿胀。本病起因于脾虚湿困，后致闭经，与《金匮要略·水气病脉症并治》，"先病水，后经水断，名曰水分，此病易治。何以故？去水，其经自下"之旨相合，故先予健脾祛湿之防己黄芪汤，使脾土健运，以绝水湿产生之源；用疏风祛湿之品，使已成之水从表里分消而去；又加行气化瘀之品，使气畅、水运、血行，则闭阻之经脉得以调畅如初"既辨证准确无误，治理方药于一炉，故十余年闭经之顽症经 3 个月余调理，得以经调孕成而喜获子"。

病案 78　顽固性痹证

吴某某，女，33 岁，2004 年 1 月 3 日初诊。

主诉：周身游走性疼痛 1 年余。

病史：2002 年 5 月因意外怀孕，遂行人流术以终止妊娠。

现病史：患者于 2002 年 11 月出现周身关节游走性疼痛，活动后稍缓解，阴雨天气病情加重，以上肢为重。当时经过针灸、中西药物等治疗后有所缓解，停药后病情复发。纳馨，寐多梦。月经周期为 30 天，经期一般 4～5 天、经量适中，大便 2～3 日 1 行、成形，小便调。舌体胖、质暗、尖边红、苔薄微腻，脉缓。曾在某医院检查血沉 80mm/h，抗链球菌溶血素 "O" 1∶500 以上，类风湿因子（－），诊断为风湿性关节炎。

中医诊断：痹证（行痹）。

西医诊断：风湿性关节炎。

中医辨证：正气不足，外受风寒湿。

治则：疏风祛湿，和血通络。

处方：生黄芪 20g，当归 10g，防风 10g，桑枝 20g，桂枝 8g，赤白芍各 10g，秦艽 10g，灵仙 10g，片姜黄 10g，牡丹皮 10g，鸡矢藤 15g，穿山龙 12g，山甲珠 10g，海桐皮 12g，防己 12g，鸡血藤 12g，全蝎 3g，川牛膝 12g。7剂。

二诊（2004年1月10日）：服上药无不适，病情尚平稳，但晨起双手胀痛、僵硬，指关节、肘关节、腕关节屈伸活动受限。舌质暗、尖边红、苔薄白，脉沉缓。治宗上法，上方去桂枝、牡丹皮、秦艽，加生地黄 12g，生石膏 20g（先煎），忍冬藤 20g。14剂。

三诊（2004年1月24日）：一周前因气候变化明显，手、足、膝关节疼痛加重，左足心行走时疼痛难忍，寐多梦，纳尚可，二便调。舌体瘦、质暗、苔薄白，脉沉缓。治以疏风祛湿，和血通络。处方：羌活 6g，防风 10g，桑枝 20g，秦艽 10g，灵仙 12g，片姜黄 10g，海桐皮 10g，当归 10g 川芎 10g，生地黄 10g，忍冬藤 20g，伸筋草 12g，红花 10g，防己 12g，车前草 12g，豨莶草 10g，赤白芍各 10g，全蝎 3g。12剂。

四诊（2004年2月9日）：服2004年1月24日方，关节疼痛明显缓解，足心痛亦减轻。纳可，寐多梦易醒，口干，大便干、2日1行，小便调。舌体瘦、质暗红、苔薄、少津，脉沉滑小数。治疗仍宗上法。处方：羌活 6g，防风 10g，桑枝 20g，秦艽 10g，灵仙 12g，片姜黄 10g，海桐皮 10g，当归 10g，川芎 10g，炒白术 10g，忍冬藤 20g，伸筋草 12g，红花 10g，炒三仙各 10g，炒枣仁 12g，赤白芍各 10g，全蝎 3g，火麻仁 10g，炒枳实 15g。12剂。

五诊（2004年2月28日）：药后关节疼痛基本消失，唯晨起双手微胀，握拳时尚感微痛，气候变化明显时关节稍有疼痛。近日入睡难，梦多，纳可。口稍干，大便稍干，小便调，经期正常。舌质紫暗、苔薄白，脉沉滑。胀为气虚，痛为不荣。方以黄芪桂枝五物汤合程氏蠲痹汤加减。处方：生黄芪 20g，桑枝 20g，赤白芍各 12g，当归 12g，秦艽 10g，山甲珠 10g，灵仙 10g，鹿衔草 15g，川芎 10g，地龙 12g，鹿角胶 6g，桂枝 8g，柏子仁 15g（炒），知母 10g，夜交藤 18g，炒枳实 12g，麻仁 12g，炒枣仁 15g。14剂。

六诊（2004年3月13日）：近期诸症平稳，气候变化时关节疼痛亦不明显，纳可，唯寐有时尚多梦，大便1～2日1次、已不干，小便调。舌质暗、苔薄白，脉细弦。在某医院检查：血沉 12mm/h、抗链"O"（－）、类风湿因子（－）。治仍宗上法，按前方稍加增删再进 14 剂。以滋巩固，随访一年未复发。

[按]《素问·痹论》曰："风寒湿三气杂至，合而为痹也。其风气胜者为行痹……"本案因以周身关节游走性疼痛为特征，故路老诊为"行痹"，又名"风痹"。本病为人工流产后，正气不足，气血亏虚，风寒湿邪乘虚而入，闭阻经络，气血运行不畅所致。然风为阳邪，其性善行而数变，则疼痛无固定部位；风性开泄，具有向上、向外的特点，则见上肢较下肢疼痛为重；又风为百病之长，寒、湿之邪也常依附于风而侵犯人体，以致天气变化使疼痛加重；又舌体胖、苔薄微腻、舌质暗，说明风邪之中尚兼挟湿、瘀之邪。故以黄芪桂枝五物汤合蠲痹汤加减治之。

二诊：病情稳定，但舌尖边红，适逢春季来临之时，有阳气化热之势，故减去桂枝辛温之品。牡丹皮、秦艽性虽偏寒，但清热之力不足，故以生地黄、石膏、忍冬藤异之。

三诊：因气候变化，关节疼痛加重，有仿大秦艽汤之意，以秦艽善祛一身之风，又善养血而为君；配羌活、防风、桑枝、灵仙、海桐皮、防己、伸筋草、豨莶草、全蝎疏风、通络、止痛，增强君药疏散风邪、畅通经络的功效而为臣；然风药多燥，且本病原为血虚不能荣筋而致，故以当归、赤白芍养血柔筋，使祛风而不伤津，且用川芎、红花、片姜黄（最善横行手臂）和当归、芍药相协，使之活血通络，又气能生血，取其"见风先治血，血行风自灭"之意；生地黄、忍冬藤凉血通络，为风邪化热而设为佐。诸药相合，共奏疏风祛湿、和血通络之功。

四诊：药后疼痛明显减轻，唯多梦易醒，大便干未见明显改善，应为气血不足所致，故原方去生地黄、防己、豨莶草寒凉之品加白术、三仙、枳实等健脾畅中，麻仁润肠通便，枣仁养心安神。

五诊：关节疼痛基本消失，晨起指关节微胀，握拳微痛。多梦、便秘小有改善。胀为气虚，痛属不荣。方以黄芪桂枝五物汤合程氏蠲痹汤加减。

黄芪桂枝五物汤原为肌肤不仁，血痹所设；程氏蠲痹汤，为治风寒湿痹上下俱病的常用方剂，二方合用意在补虚、祛风。方中黄芪、秦艽、芍药益气、养血、胜湿为君；川芎、地龙、穿山甲、鹿角胶、桂枝温经通脉、活血化瘀，助黄芪、芍药益气活血，补而不滞；桑枝性平，善通经络、利关节；鹿衔草温平，补肾壮骨；威灵仙辛、咸、温，性善走窜。《本草纲目》："威灵仙，气温，味微辛咸。辛泄气，咸泄水，故风湿痰饮之病，气壮者服之有捷效，其性大抵疏利，久服恐伤真气。"三药合用助秦艽祛风除湿；灵仙药性虽猛，然在大队益气、养血、活血药中，绝无伤阴之炉。柏子仁、知母、夜交藤养心安神、润肠通便；枳实理气调中。诸药合用，共收益气养血安神、疏风和络通便之功。

六诊：病已告愈，故用原方稍有出入，以资巩固。

综上可以看出，路老治病随四时不同而用药有异；随病情变化而随证加减，灵活达变；不固守一法一药，效亦更方。患者虽属顽疾沉疴，路老巧妙施治竟收佳效。

注：此病案是路志正教授治疗一例顽固性痹症的偶得。路志正教授是全国著名中医专家，擅治疑难杂症，被誉为杂症圣手。笔者有幸跟随路老伺诊，受益匪浅。曾随路老治疗一例顽固性痹证，颇有收获，介绍如上。

附：治疗难治性痹证临床体会

风湿病是以关节、肌肉疼痛、功能障碍为主症的一种多发的疑难病，属于中医"痹证"范畴，治疗颇为棘手。笔者继承路志正教授治疗风湿病的学术思想，灵活选用经方，治疗难治性痹证，获得较好效果，体会如下。

一、类风湿性关节炎

患者，张某某，女，45 岁，于 2004 年 11 月 24 日初诊。2 年来因受雨淋而致关节酸痛沉重遍及周身，疼痛部位固定不移，而以两肩及指关节为著，有晨僵现象。经某医院检查：血沉 43mm/h、类风湿因子阳性，诊为类风湿性关节炎。服芬必得、瑞贝林及中药数十剂，未见明显好转，求诊于我。症见：近日来天气阴雨连绵，患者双肩关节酸痛加剧，周身困重，恶风寒而无汗，未发热，自觉气短，纳呆不饥，大便偏稀，舌淡红、苔白腻，脉濡而小数。关节痛处不移，沉重酸痛，显系湿痹。患者脾虚湿困，然恶风寒而无汗，知其表邪尚在，治以祛风散寒、健脾除湿之法，拟麻黄加术汤合麻杏薏甘汤加味。处方：麻黄 3g，桂枝 9g，杏仁 9g，羌活 9g，白术 9g，薏苡仁 12g，陈皮 6g，半夏 9g，甘草 3g。

二诊：服药四剂，微汗出，恶寒除，而疼痛稍减。但罹病两载，脾虚湿困，气血已衰，治宗原法。上方去陈皮、半夏，加黄芪 15g，五爪龙 20g，防风 12g，防己 12g，炒谷麦芽各 20g。7 剂。以增补脾益气、祛风除湿之力。

三诊：药后关节疼痛大减，晨僵现象已不明显，纳食有增，大便已成形。舌淡红、苔薄白腻，脉弦细。上方略有进退，进药 60 余剂，诸症消失。检查：血沉 15mm/h，类风湿因子转阴。随访一年未复发，告愈。

[体会] 本病案为风寒湿邪在表之痹证，其主症为周身痛重，恶风寒而无汗，胸闷不饥，大便偏稀，与《金匮要略·痉湿暍病脉证治第二》曰："湿家身烦痛，可与麻黄加术汤发其汗为宜……"又曰："病者一身尽痛，发热，日晡所剧者，名风湿。此病伤于汗出当风，或久伤取冷所致也。可与麻黄杏仁薏苡甘草汤。"主症相似，故选二方加减祛风散寒、健脾除湿获效。

二、关节腔积液

患者，齐某某，女，56岁，农民。双膝关节肿痛一年余。西医检查诊为，关节滑膜炎、双侧膝关节积液。久治不愈，病情日渐加重，双膝关节肿大积水，右侧尤甚，局部微有发红热感，阴雨天加重，行走困难，伴见全身乏力、酸重，微恶风寒，时有汗出，纳眠二便如常，舌偏红、苔黄腻，脉虚无力。证属风湿痹阻、卫表不固、久郁化热。治当益气固表、清热利湿。方用防己黄芪汤加味。处方：黄芪30g，苍白术各12g，防风己各12g，五爪龙20g，黄柏15g，薏苡仁30g，牛膝15g，制乳没各10g，炙甘草10g，生姜3片，大枣3枚为引。7剂。服药后膝关节肿痛减轻，余症明显好转，舌淡红、苔白微腻，脉较前有力。上方稍有变化又进30剂，诸症消失。随访半年，病未复发。

[体会] 本例患者，主因关节肿痛，局部微有红肿灼热，阴雨天加重，舌偏红苔、黄腻，显为湿郁化热之象；兼有身重乏力、汗出恶风等风湿表虚证。《金匮要略·痉湿暍病脉证治第二》曰："风湿，脉浮，身重，汗出恶风者，防己黄芪汤主之。"故治宜选防己黄芪汤以益气除湿固表，加四妙散清热利湿，佐制乳没以活血消肿止痛。药证合拍，取效甚佳。

三、痛风性关节炎

患者，张某某，男，53岁，干部，于2004年3月25日初诊。患右侧第一跖趾关节、踝关节肿痛反复发作2年余。患者素喜食膏粱厚味，嗜食烟酒，于2002年春节，突然发生右侧第一跖趾关节红肿疼痛剧烈，伴右侧踝关节轻度肿痛。在某医院检查：血清尿酸832μmol/L、白细胞16×10⁹/L、血沉28mm/h，诊断为急性痛风性关节炎。经用秋水仙碱、吲哚美辛等药治疗肿痛缓解。每因劳累、饮酒等病可复发，病情逐渐加重，现已波及踝关节和膝关节，痛剧时关节功能活动受限，不能行走，近半年发作次数增多，服用西药及中药汤剂数十剂未见好转求治于余。刻诊见：右侧第一跖趾关节、踝关节肿痛剧烈，局部皮肤成暗红色而热，膝关节轻度疼痛。伴见头痛头晕，心胸烦闷，时有汗出，口渴喜冷饮，小便短黄，舌红暗、苔黄腻，脉弦滑小数。证属风湿痹阻、郁久化热之痹症。治宜清热通络、祛风除湿法。方选白虎加桂枝汤加味。处方：生石膏30g，知母12g，桂枝10g，粳米15g，防己12g，生薏苡仁30g，土茯苓20g，晚蚕沙15g（包煎），制乳没各10g，乌梢蛇12g，全虫5g，忍冬藤30g，甘草10g。7剂，水煎服，每日1剂。嘱患者注意休息，多饮水，清淡饮食，忌酒等。药后诸症明显减轻，舌偏红暗、苔薄黄微腻，脉弦细小滑。既见效机，宗法不更，原方去全虫、忍冬藤、制乳没。避居潮湿之地，防止感受风寒。于2005年春节时，随访见反复，不能参加农活劳动。处方：爪龙20g，生黄芪15g，赤芍15g，萆薢12g，生谷麦芽各20g。再进14剂，诸症基本消失。再以上方10剂配制蜜丸，每次20g，每日2次，以善其后。随访一年病未复发。

[体会] 本痛风患者，既有风湿痹阻之骨节肿痛剧烈为主症，又有热盛内壅之心胸烦闷，汗出渴饮，尿黄等兼症，舌脉也为风湿痹阻、久郁化热之热痹证。本案诸症与《金匮要略·疟病脉证治第四》中"温疟者，其脉如平，身无寒但热，骨节疼烦，时呕，白虎加桂枝汤主之"相符。故治选白虎加桂枝汤清热通络除痹，加防己12g，生薏苡仁30g，土茯苓20g，制乳没各10g，乌梢蛇12g，全虫5g，忍冬藤30g，祛风清热利湿、活血通络除痹。二诊时诸症有减，方中去全虫、忍冬藤，加五爪龙、黄芪、萆薢等以助健脾祛湿通络之功。如此顽症痛风，用白虎加桂枝汤收功。

四、强直性脊柱炎

患者，王某某，男，26岁，农民，于2003年4月28日初诊。患腰脊部疼痛3年，病起于田间劳作受雨淋而致。伴背腰强直，轻度弯曲，后仰及左右转动受限，双臀部疼痛，行走困难，于2003年11月在北京某医院做腰椎CT检查，示轻度骶髂关节炎伴骶骨端软骨下骨硬化。查血清HLA-B27阳性、血沉25mm/h、C反应蛋白阳性、类风湿因子（－）、抗链"O"阴性，诊断为强直性脊柱炎。3年来四处求医，用中西药物无数，病情仍不断加重。刻诊见：腰脊部疼痛怕冷冒凉气，自觉如坐凉水盆中，晨僵现象明显，腰髋部活动受限，反复感冒，伴身重乏力、怕风、多汗，纳眠尚佳。大便偏稀，每日1次，口不渴，纳眠尚可，舌淡红、苔白腻水滑，脉沉细。证属寒湿直中腰髋、痹阻经络。治宜散寒除湿、温经通络。方用甘姜苓术汤加味。处方：干姜10g，茯苓15g，白术15g，炮附子8g，黄芪15g，五爪龙20g，杜仲12g，徐长卿15g，炙甘草10g。7剂。药后症状无明显减轻，唯觉腰部寒冷稍见好转，舌脉同前，继用上方14剂。药后诸症有所好转，大便已成形，舌偏红、苔薄白、微腻，脉沉细。既见效机，效不更法。

原方去附子，加生地黄 15g，狗脊 15g。再进 30 剂。药后腰脊疼痛大减，臀部疼痛也明显好转，腰脊部寒冷感已微，腰髋部活动受限已不明显，怕风汗出已止，药后感冒一直未发。舌淡红、苔薄白，脉弦细。宗上方稍有出入，继进 100 余剂，诸症消失。嘱增加营养，适当锻炼。

[体会] 本案其因其症，实属肾着之为病。夫腰为肾之府，劳作汗出，受冷感湿，寒湿留滞肾府，着而不去，故名肾着。寒湿留滞腰部，肾脉受阻，阳气不行，症见体重，腰痛胀重着，腰痛冷如坐水中，口不渴等。故宜甘姜苓术汤温中散寒、健脾利水。俾寒散湿除，阳气复行，脾气健运，水湿渗利，即诸症自消。此证腰觉凉而沉重，为寒湿侵袭腰部，痹阻经络。正如《金匮要略》所谓："肾着之病，其人身体重，腰中冷，如坐水中，形如水状，反不渴，小便自利，饮食如故，病属下焦，身劳汗出，衣里冷湿，久久得之，腰以下冷痛，腹重如带五千钱，甘姜苓术汤主之。"故选甘姜苓术汤温经散寒、除湿通络以治肾着。加附子助干姜温阳散寒，黄芪、五爪龙、徐长卿健脾益气、除湿通络，杜仲强腰脊、祛风湿。药合病机，故收良效。

五、干燥综合征

患者，马某某，女，55 岁，干部。口眼干燥 5 年，伴全身关节疼痛 3 年。患者于 5 年前无明显诱因出现口干、眼干、鼻腔干燥症状，起初仅为唾液减少，眼睛干涩，后逐渐加重，以致不能进干食，需饮水方能吞咽。3 年前开始出现全身关节疼痛症状，以手指关节为主，伴见双膝、双踝、双肩及腕关节等，指关节肿胀变形，其他关节时有肿胀，行走时酸痛无力，按类风湿治疗，病情始终未能控制。于 2003 年 5 月到北京某医院就诊，检查：RF（＋）、ANA（＋）、血沉 34mm/h，腮腺 ECT 检查显示腮腺无功能，诊断为"干燥综合征"，给予泼尼松龙（起始剂量 15mg/d）等治疗，口干稍有减轻，但全身关节疼痛仍无缓解。于 2004 年 4 月 18 日求诊于我。诊见：症如上述，兼见畏寒肢冷，四末不温，每遇寒冷或阴雨天痹痛加重，但干燥症状稍有好转；遇热或晴朗天气痹痛稍缓，但干燥症状加重；渐致手指屈伸受限，日常生活难以自理。且有头晕目眩，胸闷不舒，口渴不多饮，纳食不香，大便溏薄、每日 3～4 次，双下肢微肿，形体瘦弱，舌红、有裂纹、无苔而干，脉沉细。患者素体气阴两亏，又因风寒湿邪痹阻肌肉骨节，郁久化热而成诸症。治宜温经祛风除湿、益气滋阴清热。方选桂枝芍药知母汤加减。处方 1：桂枝 10g，赤白芍各 12g，炒白术 15g，炮附子 10g（先煎），防风 10g，干姜 10g，麻黄 6g，生石膏 20g，知母 10g，生地黄 15g，黄芪 20g，五爪龙 20g，乌梢蛇 10g，羌活 10g，制乳没各 6g，炙甘草 10g。7 剂，水煎服，每日

1剂。处方2：制乳没各15g，威灵仙20g，伸筋草20g，透骨草30g，制川乌10g，制草乌10g，防风己各15g。水煎洗手泡足，2日1剂，每剂洗4次，每日2次，每次洗半小时。避风寒湿，小量频饮暖水。药后诸症无明显变化，舌红有裂纹无苔，脉沉细较前有力。守方再进15剂，药后诸关节疼痛明显减轻，口、鼻、眼干燥症状稍减，大便仍不成形、每日2～3次，余症皆有好转。舌红、有裂纹、苔少而干，脉弦细。既见效机，宗法不更，原方去羌活，加南沙参15g。继进30剂。药后关节疼痛基本消失，畏寒肢冷大减，口鼻眼干燥诸症明显好转，大便仍不成形，每日2～3次，宗上法又调理2个月，口眼干燥明显减轻，关节疼痛缓解，活动自如，舌偏红、苔薄、少津，脉弦细。按上方配制蜜丸每次20g，每日2次，以善其后。半年后随访病情稳定，已能做家务劳动。

[体会] 干燥综合征，中医无相应病名，路老首次将其命名为"燥痹"。该病证候复杂，久治难愈，十分棘手。《素问·痹论》曰"风寒湿三气杂至，合而为痹""燥胜则干"。《素问玄机病原论》曰："诸液枯涸，干劲皴裂，皆属于燥。"本案初有阴津亏虚之干燥诸症，久病不愈，阴损及阳，风寒湿邪乘虚流注于筋脉骨节，气血运行不畅而致诸肢节疼痛，畏寒肢冷等症；风寒湿痹阻，郁久化热伤阴，使干燥诸症渐渐加重。故治选桂枝芍药知母汤加减以祛风除湿、温经散寒、滋阴清热。加生石膏、生地黄助芍药知母滋阴清热；黄芪、五爪龙益气健脾祛湿以堵水湿产生之源；乌蛇、羌活、制乳没以祛风通络、活血止痛。诸药合力，使顽症得以缓解。

[结语] 以上五例，均是抓主症、辨兼症、寻病因、求病机灵活选用经方，获得佳效。可见经方应用得当，确是效如桴鼓。

病案79　期前收缩

齐某某，男，45岁，民航职工，2002年12月中旬初诊。

主诉：自觉胸膺憋闷、心烦易急，遂到某医院检查，诊断为室性期前收缩。给予硝酸甘油，服用1周后全身不适，诸症加重，给予冠心苏合丸，服用一丸同样不适，此后又诊断为"室上性期前收缩、心动过速"，心率在110～140次/分。头重如裹，全身酸楚沉重、胸中不舒、胃脘痞闷，纳呆，心情烦躁，口干喜饮、口苦黏、夜寐不安，多梦易醒，大便黏滞不爽，小便色黄量少。面色浮红，舌质红绛、苔薄黄，脉弦疾滑。

现病史：自 1995 年开始出现"期前收缩"，服用炙甘草汤而愈。近 2 个月复发，某医院治疗 1 个月余，仍感胸部刺痛、发闷、发热，餐后多发，服用潘生丁、普萘洛尔、维生素 C。胃脘不适，口苦黏、口干不欲饮，吐黄痰。腹胀，失眠、头晕、站立不稳，血压 120/80mmHg，溲黄。舌暗红、边有齿痕、苔黄腻，脉弦数。心率 100 次 / 分。素嗜茶，吸烟史，有脚气。

中医诊断：心悸。

西医诊断：期前收缩。

中医辨证：湿热壅盛，阻滞中焦，蒙蔽胸阳，气机升降失调。

治则治法：清化湿热，宣疏气机。

处方：藿荷梗各 9g，佩兰 9g，法半夏 10g，黄芩 10g，茵陈 15g，杏仁 9g，枇杷叶 9g，薏苡仁 15g，芦根 20g，六一散 15g，郁金 10g。7 剂（曾在某中医院服用丹参片、生脉散，药后反觉左胸闷、热等不适感。其方：黄芪 20g，党参 12g，五味子 10g，丹参 30g）。

二诊（2002 年 12 月 20 日）：药后心前区热痛感消失，心悸不敢活动（只能到厕所），心率 100 次 / 分，需服用普萘洛尔。晨起口苦，午后诸症有加，纳差腹胀，下午加重，眠差。大便正常，舌象同前，脉濡数。上方去佩兰、枇杷叶叶，加厚朴 9g，谷麦芽各 15g，菖蒲 10g。6 剂。又拟：生薏苡仁 500g，赤小豆 500g，分次熬粥饮食。

三诊（2002 年 12 月 28 日）：心率 90 ～ 94 次 / 分，普萘洛尔减为半片，期前收缩减少。精神好活动量增加，可活动半小时。晨起口苦减轻，胃纳转佳，食后脘腹胀满，大便 1 ～ 2 日 1 次，小便正常，睡眠差。近 1 周中心视网膜炎发作，服用泼尼松龙后觉不适。舌暗红、苔腻见退，但仍薄腻而黏，脉濡数。治宗前法，处方 1：藿香 9g，佩兰 10g，杏仁 10g，黄芩 10g（后），薏苡仁 20g，金钱草 20g，砂仁 6g，谷麦芽各 15g，芦根 15g，菖蒲 10g，半夏 10g，六一散 15g（包）。5 剂。处方 2：决明子 6g，六一散 15g（包）。5 剂，开水冲代茶饮。

四诊（2003 年 1 月 4 日）：心率 90 次 / 分，午后心率稍快，期前收缩明显减少（已经停用激素），精力充沛，纳食增加，肢体酸楚沉重大减，寐安。近日咽喉疼痛，咽干口苦，二便正常。舌暗红、苔薄稍腻，脉濡数左大。治以先清肃肺卫，兼化湿清热。处方 1：牛蒡子 12g，蝉蜕 10g，芥穗 9g，菊花 9g，杏仁 9g，后前胡 10g，板蓝根 12g，黄芩 10g，僵蚕 6g，升麻 6g，芦根 30g，苏梗 6g。5 剂。处方 2：决明子 9g，六一散 20g（包）。5 剂，代茶饮。

五诊（2003 年 1 月 10 日）：诸症减轻，心率 90 次 / 分，体力渐增，精神好。舌脉同前。处方 1：苏梗 9g，法半夏 10g，佩兰 9g，草果 6g，茵陈 15g，厚朴花 9g，车前子 9g，菖蒲 10g，郁金 10g，槟榔 9g，芦根 20g，薏苡仁 20g，赤小豆 20g，黄芩 9g。6 剂。处方 2：决明子 9g，生荷叶 6g，车前子 12g（包）。代茶饮。

六诊（2003 年 1 月 16 日）：晨起少许期前收缩，心率 90 次 / 分以下，有时头晕，口黏，纳食二便正常，精神体力大有起色。舌暗红、苔薄腻，脉滑有力。处方：桑叶 6g，菊花 9g，六一散 15g（包），郁金 10g，连翘 6g，茵陈 15g，厚朴花 10g，半夏 10g，芦根 20g，黄芩 9g（后），杏仁 9g，羌活 6g（后），砂仁 4.5g（后）。6 剂。

七诊（2003 年 1 月 22 日）：心率 88 次 / 分，期前收缩很少，普萘洛尔已经停用。精神体力恢复正常，唯觉有时倦怠，偶有胸闷不舒，身体酸楚消失。晨起微口苦不黏。纳食二便正常，睡眠安。偶有视物昏花（视网膜水肿见消），舌暗红、苔薄，脉濡小数。湿热有化尽之势，拟养阴以祛湿，防伤阴。处方 1：沙参 15g，麦冬 9g，茵陈 12g，薏苡仁 20g，杏仁 9g，枇杷叶 12g（后），瓜蒌 12g，菖蒲 10g，郁金 10g，茯苓 15g，车前子 12g（包），砂仁 4.5g（后）。7 剂。处方 2：小麦 15g，莲肉 12g，山药 15g，太子参 12g，石菖蒲 9g，郁金 9g，炒柏子仁 12g，茯苓 15g，丹参 12g，旋覆花 9g（包），炙甘草 6g。4 剂。

八诊（2003 年 1 月 30 日）：上药 7 剂，自觉舒服，但后方 2 剂感不适即停药。刻下：心率 90 次 / 分，午后偶有期前收缩，左胸膺有时疼闷不适。纳眠二便正常，舌暗红、苔白腻，脉弦滑小数。治以芳香化浊、清热渗湿。处方：藿荷梗各 9g，杏仁 9g（后），炒薏苡仁 15g，法半夏 10g，竹茹 12g，茯苓皮 15g，银花 10g，金钱草 15g，芦根 15g（后），菖蒲 9g，郁金 10g。7 剂。

九诊（2003 年 2 月 7 日）：近日微受外感，情志不畅。感肢体酸楚，脘闷腹胀，胸膺阵痛，心悸，口苦纳差，咽痛时作，体温 37.2℃。溲黄，大便黏滞。舌质暗红、苔白腻、微黄，脉滑数。证属内有湿热、外受风邪、肝郁气滞、胃失和降而致。治宜轻疏解表、宣肺化湿。处方：牛蒡子 9g，蝉蜕 10g，僵蚕 6g，杏仁 9g，桔梗 10g，菖蒲 10g，郁金 9g，芦根 15g（后），厚朴花 10g，半夏 9g，黄芩 10g。6 剂。

十诊（2003 年 2 月 15 日）：外感已解，心悸减轻，唯午后周身不适，心率稍快 90 次 / 分，仍有左胸膺不适，胃脘痞闷，口干微黏。舌质红、苔腻见退，脉濡数。湿邪有渐化之机，唯脾胃欠和，肢体酸困。治以理脾化湿、宣肺宽胸。处方：杏仁 9g（后），生石膏 15g（先），生薏苡仁 20g，茯苓皮 15g，菖蒲 10g，郁金 10g，防风己各 6g，半夏 10g，薤白 6g，瓜蒌皮 12g，厚朴 10g，苦参 10g。6 剂。

十一诊（2003 年 2 月 22 日）：午后身倦已减，胃脘痞闷已除，夜眠不佳则心悸，左胸膺有时疼，纳食、二便正常，体力精神如常。舌暗滞、苔白腻减轻、仅舌中白腻苔，脉濡小数。期前收缩偶发一次，眼底视网膜检查恢复正常。治以木防己汤加减。处方：太子参 12g，桂枝 6g，生石膏 20g（先），防己 10g，茯苓皮 15g，郁金 9g，菖蒲 10g，苦参 10g，车前草 12g，六一散 15g（包），炒枳实 9g。6 剂。

十二诊（2003 年 2 月 27 日）：上药后症状明显减轻，恢复工作，心悸上午偶发，程度大减，胸膺有时闷痛，头晕偶作。舌胖、质暗红，脉弦滑。拟温胆汤加减。处方：竹茹 12g，半夏 10g，藿苏梗各 9g，杏仁 9g（后），茯苓皮 5g，佩兰 10g，茵陈 15g，砂仁 6g（后），车前子 12g（包），苦参 10g，香橼皮 10g。

十三诊（2003 年 3 月 7 日）：已经恢复正常生活。宿有血糖低，饥饿则心慌出汗，有时头晕，午睡后心悸，其他症状皆无。舌暗红、苔薄腻，脉沉弦小数。宗前法加入清热解毒之品，上方去佩兰、车前子，加连翘 9g，芦根 20g（后），银花 15g，苦参 12g。

十四诊（2003 年 3 月 14 日）：查心电图正常，心率 94 次 / 分。时有疲劳，微头晕。余无症状，舌质暗红、苔白腻，脉濡数。仍以芳香化浊、理脾祛湿。处方：藿梗 9g，苏叶 6g（后），杏仁 9g（后），佩兰 10g（后），苍术 10g，川朴 9g，半夏 10g，茯苓皮 15g，腹皮 10g，白蔻 6g（后），防己 9g，六一散 15g。6 剂。

十五诊（2003 年 3 月 21 日）：上药后心率不快，唯午后偶有期前收缩及胸闷，纳食二便睡眠均正常。舌苔白、腻见退，脉沉弦小数。处方：苍术 10g，川朴 9g，佩兰 10g（后），法半夏 10g，藿香 9g，桔梗 10g，茯苓 15g，腹皮 10g，陈皮 9g，砂仁 4.5g（后），车前子 12g（包），防己 9g，草蔻 4.5g。6 剂。

十六诊（2003 年 3 月 27 日）：症状减轻，偶尔胸闷、时间短暂，舌暗红、苔腻亦化，脉沉弦小数。处方：苍术 10g，川朴 9g，半夏 10g，茯苓 15g，桔梗 10g，谷、麦芽各 15g，杏仁 9g（后），黄芩 9g，藿香 10g（后），草蔻 9g，车前子 12g（包），防己 10g。6 ～ 12 剂。

十七诊（2003 年 4 月 5 日）：服药后心率仍快，须用普萘洛尔维持，且午后汗多，注意心阴。舌尖红、苔白腻，脉弦。以竹叶石膏汤加减。处方：小麦 15g，竹叶 10g，杏仁 9g（后），生石膏（先）15g，麦冬 10g，防己 12g，苏梗 9g，薏苡仁 15g，半夏 10g，芦根 15g（后），太子参 15g。6 剂。

十八诊（2003 年 4 月 11 日）：近日心烦，上午心率快，夜寐不实，纳食二便可。舌体胖、质红绛、苔白、厚腻、中有沟裂，脉弦滑小数。暑热逼人，气压低，暑多挟湿，湿热熏蒸。治以益气养心、滋阴祛暑湿。处方：太子参12g，竹叶10g，麦冬9g，枇杷叶12g，生石膏30g（先），半夏9g，茯苓15g，芦根30g（后），茵陈12g，防己9g，六一散15g（包）。10剂。

十九诊（2003年4月21日）：仍早餐前后心悸，心率90次/分，时感倦怠乏力，头晕，胸闷，口黏、口渴思饮，咳嗽有痰。纳食二便正常。舌质暗红、苔薄、黄腻，脉濡数有力。湿邪已遏，苔腻见退。仍属湿热阻滞、气机不利。拟以肃肺化湿法。处方：杏仁9g（后），枇杷叶12g，白前10g，马兜铃9g，厚朴9g，黄芩10g，连翘9g，栀子皮6g，茯苓12g，芦根30g（后），六一散15g（包），西瓜翠衣60g。6剂。

二十诊（2003年4月27日）：追述此次病前心率为80次/分（若心率70次/分以下则期前收缩频繁）。近来心率维持在90次/分。仍有轻度倦怠，胃脘空虚，夜寐早醒。舌质暗红、苔薄腻、舌中有裂，脉濡数。前法进退，上方去连翘、百前、茯苓，加半夏9g，紫菀10g。

二十一诊（2003年5月5日）：晨起及午休后心率稍快94次/分，下午偶有期前收缩，无不适症状。舌质暗滞、体薄黏腻，脉沉滑小数。为痰浊仍盛，以三仁汤和温胆汤进退。处方：杏仁9g（后），薏苡仁15g，草豆蔻6g（后），银花12g，竹茹12g，半夏9g，苍术9g，茵陈15g，芦根30g（后），佩兰9g，滑石20g，炒枳实10g。14剂。

二十二诊（2003年5月20日）：14剂后心率基本正常，期前收缩未再发，无症状。舌暗红、苔薄、稍腻，脉沉滑。治以益气养阴、缓图收功。处方：竹叶10g，沙参12g，太子参9g，生石膏15g（先），麦冬9g，菖蒲10g，郁金10g，茯苓12g，黄精10g，枳壳9g，甘草6g。6剂。

追访至2006年12月30日，心率稳定，未发期前收缩。

病案80　瘿　病

王某某，女，47岁，2007年3月30日初诊。

现病史：患者于3个月前觉脖子疼痛，并很快出现耳后疼痛。经某医院扫描诊断为"甲状腺冷结节"。在医院治疗后，症状有加重之势，而来中医门诊。刻见：颈部疼痛，面色浮红，双手麻木，急躁易怒。舌红、苔白，脉弦滑。患者父母均因高血压脑中风亡故，自患高血压病 10 年，平素血压维持在（150～140）/90mmHg。

中医诊断：瘿病。

中医辨证：肝气不疏，痰瘀互结，肝阴不足，肝阳偏亢。

治则：滋阴潜阳，活血化瘀，化痰通络。

处方：当归 10g，赤白芍各 9g，柴胡 6g，茯苓 12g，丹参 15g，川楝子 9g，夏枯草 12g，川贝粉 1g，龙胆草 9g，刺蒺藜 12g，珍珠目 15g（先），牡蛎 30g（先）。9 剂。

二诊（2007 年 4 月 14 日）：药后无明显变化，肿块未发展。舌脉同前。上方再进 9 剂。

三诊（2007 年 4 月 27 日）：药后觉饥饿，但不思饮食，厌油腻，周身乏力，手指麻木，咽干声嘶。处方：龙胆草 9g，黄芩 9g，橘叶 12g，薏苡仁 18g，生地黄 12g，浙贝 9g，半枝莲 15g，当归 9g，泽泻 9g，山慈菇 9g，胆星 9g，香附 9g，牡蛎 30g（先）。5 剂。

四诊（2007 年 5 月 13 日）：食量增加，体重亦增，颈部肿块缩小。仍咽干，声嘶。舌胖质红、苔薄白，脉沉弦小滑。处方：柴胡 15g，黄芩 9g，夏枯草 12g，浙贝 6g，山慈菇 12g，半枝莲 15g，水红花子 12g，当归 9g，杏仁 9g，香附 9g，炙鳖甲 12g（先），生牡蛎 30g（先）。6 剂。

五诊（2007 年 5 月 27 日）：咽干减轻，肿块缩小质软。睡眠多梦，头晕头重，血压 200/110mmHg，舌尖红、苔薄黄，脉弦小数。治以滋阴潜阳、化痰软坚。处方：元参 9g，炙鳖甲 15g，先浙贝 9g，夏枯草 12g，水红花子 12g，白蔹 9g，当归 9g，山慈菇 12g，白芍 9g，车前子 12g，生牡蛎 30g（包），醋香附 9g（先）。6 剂。

六诊（2007 年 6 月 3 日）：近日血压仍偏高，在 190/110mmHg 左右，四肢麻木，头晕头胀，小便短黄。舌尖红、苔薄白，脉沉弦。处方：钩藤 15g，菊花 9g（后），海藻 12g，夏枯草 15g，黄芩 9g，浙贝 9g，苦丁茶 9g，龙胆草 6g，生牡蛎 30g（先），盐知母 9g，盐黄柏 9g，当归 12g，川牛膝 12g。6 剂。

七诊（2007 年 6 月 17 日）：头晕减轻，血压 180/95mmHg，肿块仍未完全消失。舌尖红、苔薄白，脉弦。处方：元参 12g，牡丹皮 9g，栀子 9g，夏枯草 12g，浙贝 6g，海藻 12g，昆布 9g，水红花子 12g，赤芍 9g，川牛膝 9g，醋香附 9g。5 剂。

八诊（2007 年 7 月 5 日）：颈部因瘿有压迫感，血压 150/90mmHg。处方：龙胆草 6g，夏枯草 12g，海藻 10g，海浮石 12g，黄药子 9g，旋覆花 9g（包），浙贝 9g，水红花子 12g，生牡蛎 30g，醋莪术 9g（先）。10 剂。

九诊（2007 年 7 月 22 日）：病情稳定，原方再进 10 剂。

十诊（2007年8月19日）：左侧甲状腺结节明显缩小，按之如小枣核，有时有压迫感。血压160/100mmHg，纳食、二便、睡眠可。舌脉同前。仍以清热散结，佐以调肝益肾。处方：橘叶12g，黄芩9g，当归9g，墨旱莲15g，菟丝子9g，白芍9g，夏枯草12g，盐知母6g，盐黄柏6g，生牡蛎30g（先），醋香附9g。10剂。

十一诊（2007年9月2日）：甲状腺结节完全消失，上方巩固10剂。

病案 81 喘证（心肾阳衰证）

关某某，男，79岁，已婚，2005年3月8日初诊。

现病史：咳喘30余年，入冬以来加重。近5～6年因喘息性支气管炎、阻塞性肺气肿、肺源性心脏病、肺部感染，每到冬季需住院1～2个月方能缓解。去年11月15日因感受风寒病情加重，急住某医院，虽反复抢救治疗（用药不祥），病情始终未能控制，奄奄待毙。至3月5日因治疗无效而自动出院，要求死在家里。患者回家后除每日服三片氨茶碱外，拒绝用任何西药。经病友介绍，邀余诊治。证见端坐呼吸、喘息不宁、张口抬肩、鼻翼翕动，伴有咳嗽痰鸣，咳吐泡沫样清稀痰，心悸、气短难以接续，动则尤甚，语声低微断续，面目水肿、下肢尤甚，发热，体温达38℃，身无汗，恶寒，手足逆冷，纳呆，小便量少，大便数日未行，昼夜烦躁、难以安卧。察其面部虚浮黯滞，唇甲青紫，舌质淡、暗、苔薄白水滑，诊其脉沉细促而无力，颈静脉怒张，呈桶状胸，两肺布满痰鸣音伴少量湿啰音，腹部膨隆、腹水征（＋）、肝大肋下四横指、质中等硬、表面光滑，下肢指凹性水肿。检阅实验室报告为：心电图示心房纤颤，供血不足；B超示瘀血性肝硬化；胸部X片示肺气肿、支气管肺部感染。

中医诊断：①喘证；②肺胀；③水肿。

西医诊断：①喘息性支气管炎；②阻塞性肺气肿；③肺源性心脏病（心力衰竭Ⅲ度）；④合并肺部感染。

中医辨证：此为肺疾年久及肾，肾阳虚衰，寒水不化，水气凌心则悸、射肺则喘咳吐清稀痰，泛滥肌肤、脘腹则为水肿、纳呆、腹胀；复因寒邪外束，表气郁闭，则发热、恶寒、无汗；阳虚水阻，气血不畅故手足逆冷、面唇紫滞；舌、脉也为肾阳虚衰，水气泛滥，寒邪外束，表气郁闭之征。法当培本温肾、宣肺开闭，通阳利水。方拟肾气丸、真武汤、麻黄附子细辛汤加减治之。

处方：熟地黄 15g，山茱萸 10g，山药 10g，茯苓 10g，泽泻 10g，牡丹皮 8g，制附片 6g（先煎），麻黄 8g，细辛 3g，白术 10g，白芍 10g，桃仁 10g，杏仁 10，车前子 10g（包煎），怀牛膝 10g，远志 6g，生姜 5 片，大枣 8 枚。5 剂。水煎服，每日 1 剂。

嘱其服第一煎后，盖被温覆微似汗出者佳，切不可大汗，以免亡阳之变。若不汗，再服同前法，必要时可加服热米粥保胃气，且助药力发汗。汗后勿再盖被发汗。宜清淡易消化饮食，忌生冷、油腻、辛辣之物。

二诊（2005 年 3 月 14 日）：服前方 1 剂，症无明显变化；服第 2 剂，加服热米粥后，全身微微有汗，恶寒除，小便增多，水肿、腹胀减退；三剂后呼吸困难明显好转，说话较前有力，能斜靠半卧位睡 2～3 个小时，体温降至 36.8℃，纳食有增，痰涎仍多，乏力明显，舌淡暗、苔薄白滑，脉沉细促。此乃表邪已解，腠理透达，阳气来复，寒水欲去之象。上方去牡丹皮、远志、麻黄，加炙麻黄 6g，炒葶苈子 12g（包），人参 10g。7 剂。

嘱无须盖被再汗，每日为患者拍背部 3～5 次，鼓励患者尽量把痰涎咳出，多练习深呼吸运动，饮食禁忌同前述。

三诊（2005 年 3 月 22 日）：前药后诸症明显好转，喘咳已轻微，尚能平卧，但仍动则气喘、咳吐少量稀痰涎，发热未作，腹水消失，下肢水肿（±），汗出较多，畏寒肢冷已微，精神较佳，纳食尚可，口微干、不多饮，二便调，仍眠差，腰腿酸软、乏力。察其舌淡红、偏暗、苔薄白，诊其脉细略数。此乃药合病机，病势渐退，时值春分，天气转暖，阳虚水犯之势已微，脾肾两虚之象显露。法当健脾益肾治其本，肃肺化痰治其标，方用都气丸合生脉饮加味治之。处方：熟地黄 12g，山茱萸 10g，山药 15g，茯苓 20g，泽泻 15g，人参 10g，麦冬 12g，五味子 6g，生黄芪 15g，炙苏子 10g，川贝母 10g，杏仁 8g，炒谷麦芽各 20g，炙甘草 8g。7 剂。

嘱其注意锻炼身体，预防感冒，多练习深呼吸运动，饮食禁忌同前。

随访：一年后随访，患者用上方略有进退，每月服三五剂，病情一直稳定，生活亦能自理，近一年从未住院，也很少感冒。

[按] 患者年迈体衰，患喘咳 30 余载，西医诊断为肺心病，心衰，肺部感染，虽经救治病情未能控制。《灵枢·邪气脏腑病形》曰："形寒寒饮则伤肺，以其两寒相感，中外皆伤，故气逆而上行。"《素问·水热穴论》亦云："其本在肾，其末在肺，皆积水也。"本案患者初因寒邪伤肺，久羁不解，累及于肾，肾阳虚衰，寒水不化，水气凌心则悸，射肺则喘咳痰涎，泛溢肌肤则为水肿，流于腹部则为腹胀、腹水；复因寒束表闭，卫阳被郁，故恶寒、无汗、发热；冬季气候寒冷，阳虚之质，易感寒邪，故入冬尤

甚。舌脉亦为肾阳虚衰，水气泛滥，寒邪外束，表气郁闭之征。法当培本温阳、宣肺开闭、通利小便之法。方用肾气丸、真武汤、麻黄附子细辛汤复方加减治之，药后表闭得解，阳气来复，寒水得去，而脾肾两虚之象显露，故方拟都气丸合生脉饮加味，以健脾益肾治其本、肃肺化痰治其标。盖"脾为生痰之源""肺为贮痰之器""肾为纳气之根"也。肺脾肾三脏同治，故药后疗效满意。

病案 82　尿失禁伴遗尿（下焦蓄血证）

崔某某，男，50 岁，干部，已婚，2005 年 10 月 15 日初诊。

主诉：小便失禁 1 年余。

现病史：患者于去年 10 月上旬，无明显诱因出现小便失禁，曾往多家医院诊治未查明原因，屡治不效。邀余诊治，索观所用方药（西药不祥）多为补益固涩之剂，如缩泉丸、桑螵蛸散、补中益气汤、肾气丸、右归饮、全鹿丸等，亦有从湿热下注论治者。证见：裤裆常湿、尿臭难闻，夜间尿床，少腹微硬而隐痛，每日工作、饮食如常，大便调，眠差多梦。察其面色不衰，精神尚佳，舌质暗、苔薄白，诊其脉沉弦而涩。头颅 CT、腰椎 CT、彩超泌尿系统、屡次查尿常规等检查项目未发现异常。

中医诊断：尿失禁伴遗尿（下焦蓄血、膀胱失约证）。

西医诊断：尿失禁原因待查。

中医辨证：此乃瘀血阻于膀胱，气化失司，不能制约所致。

治法：当活血祛瘀。

方药：拟少腹逐瘀汤加减。

处方：当归 9g，川芎 6g，赤芍 9g，生蒲黄 9g，五灵脂 9g，延胡索 9g，丹参 12g，没药 6g，小茴香 5g，干姜 5g，肉桂 4g，琥珀粉 3g（吞服）。5 剂。

嘱其心情开朗，消除思想顾虑。

二诊（2005 年 10 月 21 日）：服用前方后，小便失禁、尿床明显好转，小腹硬满而痛亦基本消失，睡眠有所好转，舌偏暗、苔薄白，脉沉弦。此乃瘀血渐去，病势大减。上方加炒枣仁 15g，再进 7 剂。

三诊（2005 年 10 月 28 日）：服上方 3 剂后，尿失禁、尿床消失，7 剂尽，诸症尽失。舌略暗、苔薄白，脉弦细。此乃瘀血已去，膀胱恢复气化、制约之职。治用复方丹参片，每次 3 片，每日 3 次；金匮肾气丸，每次 6g，每日 2 次，10 天量，以善其后。

随访半年，病未复发。

[按] 本案属于中医尿失禁、遗尿范畴。因其并无脾、肾虚损之象，故屡服补涩之剂未效；因其无湿热下注膀胱之征，故用清利之品无功。考《伤寒论》有少腹急结、硬满；其人如狂、发狂，小便自利，脉微而沉、沉结等，本案脉症如小腹微硬而隐痛，眠差多梦（亦为精神症状），脉沉弦而涩，都与之接近，则此小便失禁或为书中小便自利之一解；《仁斋直指方论》亦云："下焦蓄血……则便尿自遗而可知。"本案虽无明显致瘀原因，然综合诸脉症此案当为下焦蓄血，膀胱失约之证。瘀血阻于膀胱，气化失司，不能制约而致尿失禁、遗尿；气血凝结，脉络瘀阻，则见少腹微硬而痛；舌暗脉涩也为瘀血阻滞之象。故治用少腹逐瘀汤以活血逐瘀，瘀血去，膀胱自能恢复气化约束之职；加丹参、琥珀、枣仁旨在和血养心安神，盖"心者，君主之官也……故主明则下安"，心神安，则能主宰膀胱气化和制约之职。由于药合病机，故取效甚捷。

病案 83　高血压脑病

沈某某，男，68 岁，2005 年 4 月 23 日初诊。

主诉：头痛、眩晕、呕吐月余。

现病史：患者患高血压病 20 余年，常服复方降压片等药，血压维持在（150～170）/（90～100）mmHg。于 2005 年 3 月 18 日因家务烦劳、心情激动、喝酒较多，下午 5 时突然发生剧烈头痛，伴眩晕、呕吐，随之意识不清，牙关紧闭，四肢抽搐。当时血压 240/120mmHg，肌内注射硫酸镁、地西泮等药，抽风控制后，急住某医院，做 CT 等检查，按高血压脑病治疗。静脉滴注甘露醇、呋塞米、硝普钠、清开灵等药，6 个小时后意识转清，但仍头痛不止、眩晕，时有恶心、呕吐，用甘露醇、呋塞米可缓解，停用则病如初。该院中医大夫曾用天麻钩藤饮、镇肝息风汤、泽泻汤等中药，非但未收寸效，反致呕吐加剧。而邀我会诊，证见头痛难忍、时眩晕，不敢睁目，天旋地转，恶心、呕吐，伴见项部僵硬，心胸烦闷，脘腹胀满，大便 10 余日未行，小便黄。察其形体丰腴，呼吸俱粗，面红目赤，舌红苔黄厚腻，口出浊气熏人，诊其脉沉弦有力，血压 180/110mmHg。

病因病机：证属阳明热结，腑气不通，浊热上蒸所至。

中医诊断：①头痛；②眩晕；③神迷。

西医诊断：①高血压病（Ⅲ级）；②高血压脑病。

中医辨证：①阳明热结，腑气不通；②浊热夹风扰动清空。

治则治法：通腑泄热化浊，佐以平肝息风法。

方药：大承气汤合小陷胸汤加减。

处方：大黄10g（后下），厚朴15g，枳实12g，芒硝10g（烊冲），全瓜蒌20g，半夏15g，黄连6g，葛根15g，天麻10g，双钩藤15g（后下），羚羊角粉1g（冲服），蔓荆子12g。3剂，水煎服，嘱频频服用。

西医治疗：初接诊时继续用甘露醇、硝普钠等降压利尿药及维持水电介质平衡。

二诊（2005年4月27日）：服用前方1剂，患者感觉舒服、恶心减、腹中转气；服用2剂，恶心呕吐止，头痛、眩晕减，矢气频仍，味极臭；3剂尽，下大便如球十余枚，腹胀顿减，纳食增，余症皆有好转，察其面微红，目微赤不肿，舌红苔黄腻，脉沉弦有力，但较前和缓，血压150/95mmHg，此乃腑气已通，痰热未尽。法宗前法治之，上方去芒硝，改大黄为6g。再进3剂。建议停用静脉输液，继续口服西药尼莫地平、卡托普利等降压药物。

三诊（2005年5月2日）：药后诸症基本消失，饮食二便如常。舌微红、苔薄、微腻，脉弦细、小滑。血压150/90mmHg。患者为痰湿之质、阳亢之体，此乃热势已去，腑气已通，但痰浊未尽之候。法当健脾化痰、平肝息风，方拟半夏白术天麻汤加减治之。处方：天麻12g，钩藤15g（后下），半夏10g，白术12g，陈皮10g，茯苓15g，首乌15g，决明子15g，川芎10g，炙甘草10g。7剂，水煎服，每日1剂。

随访：一年后随访，患者自行服上药30余剂，头痛、眩晕未作。现饮食起居如常。

诊疗效果评价：显效。

[按] 本例高血压脑病患者，属中医头痛、眩晕范畴。用西药甘露醇、呋塞米等有短暂效果，用泽泻汤合小半夏加茯苓汤效果不佳，可见与前者脱水利尿机制并不相同；天麻钩藤饮、镇肝息风汤等方药，虽为治疗高血压病常用之方，用之无效，说明药不对证。综观患者脉症，胸腹胀满，呼吸俱粗，面目俱赤，口中浊气熏人，大便十余日未行，舌苔黄厚腻，脉沉有力，显为阳明痰热内结，腑气不通之候；头痛、眩晕、时有呕恶，乃浊热上蒸，胃失和降之症；《素问·至真大论》曰："诸风掉眩，皆属于肝。"眩晕亦为浊热引动肝风之象，故选大承气合小陷胸汤，泄热通腑，导痰浊从大肠而出，加天麻、钩藤、羚羊角、蔓荆子，以平肝息风。药后腑气通，热势除，但痰浊未尽，故选半夏白术天麻汤加减治之，诸症随手而效。

病案84 声带息肉

刘某某，女，33岁，1997年9月5日初诊。

现病史：音哑半年。原有慢性咽炎、音哑、说话费力，在某检查发现有声带小结，曾服大量消炎药及清热利咽药物。现音哑渐重、口干，舌淡红、苔薄，脉弦细。

中医诊断：失声。

中医辨证：阴虚痰凝。

治则治法：宣发肺气，养阴化痰，宣肺开音。

处方：南沙参12g，麦冬10g，苏梗10g（后），桔梗10g，旋覆花10g（包），玉蝴蝶9g，浙贝10g，凤凰衣9g（微溶），甘草3g。6剂，水煎服。

二诊：近日感冒受风，发热、恶寒、咽痛、头晕、头紧如束，舌淡、苔薄黄，脉浮数。咽红、扁桃体Ⅰ度肿大，体温37℃。旧疾未愈又兼外感，治以辛凉解表、急则治标。处方：菊花9g，牛蒡子9g，蝉蜕10g，芥穗6g，桑叶10g，桔梗10g，板蓝根12g，炒枳实10g，连翘6g，僵蚕4g，薄荷10g（后下），芦根20g。5剂，水煎服。

三诊：发热退，仍音哑，咽干，头晕，劳累加重，自觉头顶空虚感，舌淡红、苔薄黄，脉细。新感已解、再治旧疾。治以益气阴宣肺气。处方：南沙参12g，天冬10g，枇杷叶10g，生石膏20g（先煎），竹叶9g，清半夏10g，凤凰衣6g（微溶），炒杏仁10g，炒薏苡仁10g，薄荷6g（后下），芦根15g，甘草3g。6剂，水煎服。

四诊：声音渐开，咽干减轻、仍有咽部不适，头晕消瘦，舌淡红、苔薄黄，脉小滑。热象减轻，上方去生石膏、竹叶，炒杏仁、薏苡仁增至各12g，以加重健脾化痰之力；加太子参12g，益气养阴，之后渐入坦途，此方进退49剂，音哑消失、声音恢复正常，诸症悉除，复查声带小结消失，随访未复发。

[按] 声带息肉，是以语言不畅、声音嘶哑甚至失声为特征的病症，属中医"喉喑"范畴。暴喑多实，即"金实不鸣"，治疗多以祛邪为主，久喑多虚，即"金破不鸣"，治疗多以补虚为主。盖肺为华盖，位居上焦，即使声带息肉所致久喑，治疗亦应不忘宣发肺气。此患者病初大量使用消炎药或寒凉清热解毒药，使肺气闭塞，失其宣发肃降功能，辗转半年，肺虚阴津不足，即所谓"金破不鸣"，临床从虚论治，疗效不佳。故治疗本病应重在宣发肺气。吴氏"治上焦如羽、非轻不举"为立法依据。肺为娇脏，清虚而居于上焦，上焦如雾，若雾露之溉，主气得升发宣散，用药宜清轻不宜重浊，处方中选用风药如薄荷、竹叶、桔梗等味辛清轻之品，俱归肺经，可发散升浮。肺主气，味宜

辛，辛药外散表邪以助宣发肃降，桔梗载药上行，直达病所，引经。肺喜润恶燥，养阴药可佐治风药之燥。用凤凰衣，甘平入肺，可润肺开音，对肺虚失声疗效甚佳。本方清润不滞、宣散不耗，效果满意。

病案85 泄 泻

史某某，女，40岁，2001年2月23日初诊。

现病史：于4年前出现小腹疼痛，大便稀带脓液，肛门下坠，腰酸，伴有多汗，小便不畅。月经前期，色暗黑有块，白带量多为黄色或粉红色脓性物，经某医院检查，细菌培养为白色念珠菌、链球菌生长。经西医抗菌消炎及激素治疗无效，中医多处诊治疗效不显。舌体瘦、舌质淡、苔薄腻水滑，脉沉滑。

中医辨证：湿热蕴久成毒，注于下焦，正气不足。

治则治法：健脾益气，燥湿清热解毒。

处方：太子参10g，生黄芪15g，炒苍、白术各15g，土茯苓20g，萆薢15g，炒薏苡仁15g，桃杏仁各10g，败酱草15g，车前子15g（包），苦参6g，盐黄柏9g，木香10g，白头翁12g，醋香附10g。7剂，水煎2次，分3次温服。第3煎去渣熏洗阴部。

二诊（2001年3月9日）：药后小腹疼痛缓解，但停药则发作。心烦急躁减轻，汗出减少，恐惧感亦减。带下仍为脓性黄色，大便稀黏带脓液，每日2次，小便黄赤，舌淡、苔薄腻，脉沉滑。处方：太子参10g，生黄芪15g，炒苍白术各15g，土茯苓20g，萆薢15g，炒薏苡仁15g，败酱草15g，车前子5g（包），苦参6g，盐黄柏9g，木香10g（后），白头翁12g，醋香附10g，秦皮10g，生牡蛎20g（先）。7剂。

三诊（2001年3月17日）：党参10g，生黄芪18g，炒苍白术各15g，土茯苓20g，萆薢12g，猪苓15g，车前子5g（包），炒黄柏10g，白头翁12g，秦皮10g，败酱草15g，木香10g（后），甘草6g，益智仁9g（后）。14剂。

四诊（2001年4月27日）：药后症状减轻，白带减少，大便色红、无黏液，小腹坠胀但不疼痛，已经停用激素，头顶重坠。舌体瘦、质淡、苔薄白，脉沉细小弦。治以升阳除湿、健脾温肾，佐以和血调气。处方：天麻6g，炒蒺藜12g，炒芥穗9g，藁本6g，炒苍、白术各15g，炒山药15g，车前子15g（包），土茯苓20g，败酱草15g，丹参15g，川芎10g，乌药10g，木香10g，龙骨20g，牡蛎20g。12剂。

五诊（2001 年 5 月 25 日）：白带减少，质黏稠，色淡黄。大便成形，黏液大减，小腹下坠亦减，纳食增加，精神转佳。舌淡、苔薄白，脉沉弦小滑。处方 1：太子参12g，黄精 10g，南沙参 12g，麦冬 10g，莲肉 15g，地骨皮 10g，赤茯苓 12g，生黄芪15g，炒白术 12g，益智仁 9g（后），败酱草 15g，炒白果 12g，炙甘草 6g，醋香附 10g。12 剂。处方 2：蛇床子 15g，白矾 6g，苦参 9g，马鞭草 15g，黄柏 9g，甘草 6g。6 剂，水煎，先熏后洗阴部。

病案 86   多发性动脉炎

吴某某，女，61 岁，1998 年 10 月 21 日初诊。

现病史：患者于半年前无明显诱因出现发热，双下肢水肿，双足无规律疼痛，活动或受压时疼痛加重；伴有左手疼痛、屈伸不利、活动受限，触物疼痛更甚。双下肢肌肉萎缩，左手大鱼际肌肉萎缩。曾在某医院多家医院就诊，检查：免疫蛋白 Ig、IgA、IgM 均明显减低。诊断为结节性多发性动脉炎，给予激素治疗。精神尚可，二便正常。既往：慢性支气管炎多年。1997 年因咳嗽咳白痰而查胸部 CT：双肺阴影，住院，诊断"结节性多发性动脉炎"；30 岁曾患"肝炎"；无高血压、冠心病、结核病史，无外伤及手术史，对磺胺药过敏。刻下：双下肢水肿、胀痛，尤以踝关节以下甚，不能行走，足着地则痛如针刺，膝关节以下压痛、指凹性水肿，左手大鱼际肌肉萎缩，活动受限，触物疼痛难忍，善太息，纳食二便正常。舌质红、苔薄白，脉沉细。

路老处方：杏仁 15g，薏苡仁 15g，炒防己 30g，茵陈 12g，清半夏 9g，茯苓 15g，萆薢 12g，地龙 12g，晚蚕沙 12g（包），海桐皮 12g，忍冬藤 18g，川牛膝 10g，车钱草15g，炒枳实 10g。7 剂。

二诊（1998 年 10 月 28 日）：药后水肿、胀痛减轻。上方加鸡血藤 15g，红花 6g。7 剂。原方再进 7 剂。

三诊（1998 年 11 月 12 日）：上方 20 剂后，精神、纳谷好转，足肿时轻时重但程度明显减轻。现左腘窝及膝盖跳痛，下肢似夹板捆缚拘急。下肢肿，皮肤胀、发亮，青筋暴露。腰痛不能俯仰，侧卧不适、难伸直，走路须两人搀扶，足跖屈不能平放，足不适履。大便每日 3 次，成形不畅。夜寐差，夜尿多。近日感冒，喷嚏，流清涕，咽痒痰多白黏，不易咳出，脊背冷凉，体温不高，时有泛酸，夜来盗汗。二便同前，舌淡苔薄白，脉弦滑。证属病久体虚、痰浊壅肺，急则治标。参苏饮加减。处方1：太子参10g，前胡10g，炙百部12g，苏叶10g（后），紫菀10g，浙贝9g，桔梗10g，杏仁12g，薏苡仁12g，清半夏10g，茯苓18g，地龙12g，葶苈子9g（包），甘草4g。4剂。处方2：生黄芪15g，炒白术10g，防风己各10g，杏仁12g，薏苡仁12g，当归10g，桂枝6g，赤白芍各10g，山甲珠9g，红花6g，寄生15g，川牛膝12g，车前子5g（包），山茱萸12g，醋香附10g。7剂。

四诊（1998年11月27日）：1998年11月18日某医院查尿常规LEU 500/μL，PRO 25mg/dL，ERY 250/μL，免疫球蛋白仍低、补体正常。上药后水肿减轻，下肢肿胀减轻明显。舌淡、苔薄白，脉沉细。上处方2加地龙12g。7剂。

五诊（1998年12月8日）：1998年12月1日某医院查生化全项仅葡萄糖136mg/dL（70～110mg/dL），其余正常。血常规、血沉正常，尿常规正常。近6天咳嗽吐白黏痰，不易咳出，鼻流浊涕，涕中带血，体温37℃，偶有汗出。舌淡、苔黄腻，脉细滑。证属气阴两虚、痰热内蕴。处方：太子参12g，北沙参15g，麦冬10g，五味子5g，桑叶12g，杏仁12g，鱼腥草15g，川贝9g，瓜蒌皮12g，海浮石15g，炙紫菀12g，炙冬花12g，焦三仙30g。5剂。

六诊（1998年12月31日）：感冒愈，鼻干咽干，痰多而黏，不易咳出。语声重浊，舌根部淋巴组织增生（手术未切除干净），夜间鼾声憋醒。心情急躁，纳食一般，大便二行初硬后溏不爽。下肢肿胀、皮肤发亮，青筋暴露如麻花，膝关节以下触痛、麻胀，不能站立，足如踩棉花，左重于右，足跟跳痛不敢用力，扪之发热，而右足底发凉。两肘以下肌肉萎缩。面目肿胀似满月，两目乏神。伸舌右偏，舌质紫暗，苔薄微黄而燥。脉右寸关沉弦小数而滑，左寸关沉涩小弦，两尺脉沉涩。外感虽除，余邪未净，痰浊阻滞，经脉不利。治则：轻清疏解、化痰祛浊、清热利湿、疏通经络。处方：麻黄4g，炒薏苡仁24g，炒杏仁24g，前胡10g，蝉蜕10g，茵陈12g，防风己各12g，百部12g，地龙12g，山甲珠10g，晚蚕沙12g（包），僵蚕6g，忍冬藤15g，红花6g，炒枳实12g。14剂。

七诊（1999年1月23日）：咳嗽、痰黏不易咳出，胸闷憋气，口干不欲饮，时有鼻衄，不能右侧卧位，纳食一般，大便每日3～4次、少量成形便。手足肿胀较前减轻，左手握力增加，能持床单。左足外翻、拘急。双肘膝跳痛、麻胀，双膝以下水肿皮亮，肤色紫暗，青筋暴露，左重右轻，双足趾甲枯白、增厚、粗糙，已成灰趾甲似欲脱落。舌紫暗、苔薄腻水滑，脉沉弦小滑尺弱。处方：生黄芪15g，当归10g，炒白术10g，防风己各10g，桂枝4g，赤白芍各18g，炒杏仁12g，炒薏苡仁12g，茯苓18g，山甲珠

10g，地龙 12g，鸡血藤 12g，百部 10g，炒苏子 9g，甘草 4g。7～15 剂。

八诊（1999 年 2 月 11 日）：1999 年 1 月 28 日某医院查血尿常规正常，免疫球蛋白 Ig 4.84mg/dL（低）、IgM 0.47mg/dL（低）、IgA 正常。1 月 25 日左足红肿刺痛，足掌为重，坐卧不安，皮肤紫暗肿亮，左手肿胀，至 2 月 5 日肿胀麻木灼热减轻。2 月 7 日右腿肚胀痛，10 日两大腿内侧各起一长形红斑，右足微热，色紫暗，足背不适。纳谷尚馨，控制饮食。咽黏，有痰不易咳出，咳声重浊，时有胸闷心悸，视物模糊，口干欲饮但饮水不多，易出汗。睡眠转佳，大便每日 1～2 次仍不畅，夜间小便稍减少。左手能持电话，但敏感，怕冷热。面部肿胀如满月，色萎黄，两目乏神，唇干，舌紫暗、苔薄黄而干，左脉沉尺弱，右脉寸关沉弦滑尺弱。为防治糖尿病特标本兼治，处二方交叉服用。处方 1：西洋参 4g，麦冬 6g，黄精 10g，僵蚕 5g，枇杷叶 10g，生石膏 20g，知母 10g，炒苍术 12g，元参 10g，枸杞 12g，怀牛膝 10g，炒山药 15g。处方 2：生黄芪 18g，丹参 12g，炒桑枝 15g，赤白芍各 20g，山甲珠 10g，地龙 12g，桃杏仁各 20g，姜黄 10g，红花 9g，忍冬藤 15g，夜交藤 18g，益母草 15g，怀牛膝 12g。

九诊（1999 年 2 月 24 日）：现双下肢水肿，左侧较重，近 2 天加重，胀痛明显，左腹股沟瘙痒疼痛，汗后加重，脐周与小腹疼痛，压痛明显，大便溏薄、黏腻不爽，每日 2 次，胸闷，痰黏不易咳出。左足跳痛，左侧手足肿胀，饮食尚可，睡眠一般。

十诊（1999 年 3 月 7 日）：1999 年 2 月 26 日某医院查血流变正常，尿常规正常。双足及下肢肿胀，青筋暴露，左重，肢体左热右凉，左手胀痛麻木、发凉，左手僵硬，大鱼际肌肉隆起，脐周刺痛、压痛，汗出，胸闷憋气，痰黏不爽，面色萎黄，两眼视物模糊、肿胀微红，口干黏腻，多饮，腰痛明显减轻。小便频数量少，大便溏薄、黏腻。舌紫暗、苔薄黄腻，脉左沉滑尺弱，右沉弦滑尺弱。处方 1：西洋参 6g，黄精 10g，炒白术 12g，炒山药 15g，生石膏 20g，元参 10g，僵蚕 6g，知母 10g，山茱萸 12g，川牛膝 10g，龙骨 15g，牡蛎 15g。处方 2：生黄芪 18g，丹参 12g，炒桑枝 15g，赤白芍各 20g，炒杏仁 10g，薏苡仁 10g，红花 10g，忍冬藤 20g，夜交藤 15g，醋延胡索 10g，桂枝 6g，防风己各 20g，山甲珠 9g，益母草 10g。7 剂。处方 3：马鞭草 20g，透骨草 30g，伸筋草 30g，羌独活各 30g，刘寄奴 40g，苏木 40g，乳没药各 20g。4 剂，水煎熏洗。处方 4：舒筋活血止痛片，凡士林调外敷。牛黄醒消丸 12 瓶，1.5g，每日 2 次。

十一诊（1999 年 4 月 10 日）：双足颜色明显转润，肌肤甲错消失，肿胀好转，活动有力，亦无踩棉花感。趾甲除左中趾尚枯白，其余正常，唯双足微肿，腹股沟皮肤色红、疼痛、压痛，大腿内侧有梭形红斑（长 2cm，宽 0.3cm，左侧 3 块，右侧 1 块），压痛，质硬。左腰骶疼痛，双足麻木、肿胀较前减轻，纳食可，口干不多饮，睡眠佳，大便仍稀溏不爽，每日 3～4 次，小便正常。舌质稍暗红、苔白厚腻，脉左寸沉弦小滑关尺弱、右沉弦。处方 1：西洋参 6g，黄精 10g，麦冬 10g，五味子 3g，炒苍术 12g，元参 10g，炒山药 15g，知母 9g，僵蚕 6g，枸杞 10g，女贞子 9g，佛手 10g。10 剂。处方 2：生黄芪 20g，丹参 12g，炒桑枝 15g，赤白芍各 20g，炒杏仁 10g，薏苡仁 10g，晚蚕沙 12g，防风己各 10g，山甲珠 10g，桂枝 9g，益母草 15g，土茯苓 15g，忍冬藤 20g。10 剂。

病案 87　难治性发热

韦某某，男，11 岁，2006 年 9 月 21 日初诊。

现病史：主因"发热 20 天，双下肢疼痛 3 天"入院。以发热、骨骼疼痛为主要表现，查体可见精神反应弱，贫血貌，右下颌淋巴结肿大，肝肋下 3cm。查血常规示：白细胞减低、淋巴细胞比例增高、血色素及血小板减少。骨髓常规显示：原幼淋巴细胞增多，占 85.5%。结合患儿骨髓组化、单抗结果，患儿入院后持续高热，伴咳嗽、高热、腹泻，全身皮肤出现多处脓肿；彩超腹腔示：有三处"5cm×6cm"大小液性暗区，CRP 明显升高；胸 CT 示双肺多发性结节病灶；胸腔积液：两次血培养及脓肿穿刺液涂片均显示金黄色葡萄球菌阳性。

西医诊断：急性淋巴细胞白血病、骨髓抑制、脓毒败血症。

西药治疗：某医院根据药敏试验，选用注射用盐酸头孢吡肟、注射用盐酸万古霉素、环丙沙星等敏感抗生素抗感染治疗，并多次输注丙球蛋白，悬浮红细胞、白蛋白等支持疗法治疗五十余天，体温持续不降，皮肤等处脓肿继续增多增大。某医院的大夫向患儿家长交代病情，劝其放弃治疗。后求中医。刻诊见：患者精神萎靡，时有谵语，偶有二便失禁，全身十多处脓肿，大者如拳，小者如鸡蛋大小，局部红肿热痛，腰大肌处尤重，身痛重难以转侧，发热（体温 39.8℃），不恶寒，无汗出，口渴不多饮，纳食欠馨。面色秽滞，舌红、苔黄腻、少津，肌肤灼热烫手，脉数小滑。

中医诊断：发热。

中医辨证：热毒郁闭，三阳热盛，扰心动肝。

治则治法：透邪开郁，解毒消痈，清热凉肝。

方药：升降散和人参白虎汤加减。

处方：蝉蜕10g，天虫10g，片姜黄10g，酒大黄3g，常春花12g，败酱草15g，金银花20g，连翘15g，生石膏30g（先煎），知母6g，炙甘草10g，大贝母15g，羚羊角粉3g（冲服），白薇12g，西洋参10g，炒谷、麦芽各15g，生甘草10g。水煎取汁加蜂蜜50mL，再合煎5分钟，分多次服，6剂，2日3剂。

二诊（2006年9月25日）：服药3剂，热势有减，鼻尖微有汗出。6剂尽，全身微有汗出，早晨体温降至37.2℃，下午晚上最高38.6℃，精神较前明显好转，纳食有增，二便未曾失禁，舌红、苔薄黄、少津，脉数。治宗上法，再加清热养阴透邪之品。

处方：青蒿18g，柴胡10g，制鳖甲12g，知母10g，生石膏30g（先煎），黄芩10g，蝉蜕10g，天虫10g，片姜黄6g，大黄3g，常春花15g，金银花20g，败酱草15g，白薇15g，羚羊角粉3g（分冲），紫草10g，西洋参10g（先煎），炒谷麦芽各20g，生甘草10g。7剂，水煎服，每日1剂。

三诊（2006年10月2日）：进3剂后，体温基本恢复正常，下午或晚上偶有体温37.5℃，纳食正常，全身皮肤多发性脓肿明显缩小，疼痛已微，已能下床走动，患儿体温降至正常，CRP＜8mg/dL，感染部分控制，但B超示患儿腰大肌深部存在脓肿，家长仍积极要求化疗。于9月30日开始行激素预治疗及VDLD化疗，过程顺利，门冬氨酸氨基转移酶检查及门冬氨酸氨基转移酶监测正常，复查脑脊液正常。第8天外周血未见幼稚细胞。第22天，第33天复查骨髓象未见幼淋巴细胞。后继予CAM化疗，过程顺利，复查血常规示三系减低，存在骨髓抑制，患儿目前一般情况可，病情平稳，体温正常，请示上级医师，准予今日出院休疗。院外继服复方新诺明及钙片，监测血常规，定期门诊随诊。

[按] 治疗疑难发热症，首先辨别虚实真假，孰轻孰重，或相互兼夹；再辨何脏何腑，气血津液，营卫经络。综合分析，随证治之。治实证发热，重在给邪以出路，而不闭门留寇，且祛邪而不伤正；治虚证发热，重视调理脏腑气机，以平为期，且扶正而不壅滞；对虚实夹杂者，虚实兼顾，标本同治，而不偏颇。现把路老治疗难治性发热症的经验结合临床，介绍如下，与同道共勉。治实证发热，给邪以出路。实证发热多为外感六淫久羁不解，邪正交争；或内生痰、湿、热、毒、气、血郁滞不去，郁久化热。临证治疗当以驱邪为先，驱邪务要给邪以出路，切不可闭门留寇，同时注意，驱邪勿伤正气。

病案 88　胎漏、胎动不安

胎漏、胎动不安是最常见的产前疾病之一。妊娠期间，前阴少量下血，时断时续者为胎漏。胎儿于母腹中，经常躁动不宁，腰酸腹痛或小腹下坠，或伴有阴道少量出血，称为胎动不安。两者常相兼而见，难以截然分开，是堕胎、小产的先兆，属现代临床先兆流产范围；若无故于妊娠三五个月间而数次堕胎，称为滑胎，属现代临床习惯性流产。

妊娠是妇女特殊的生理阶段，《内经》谓："妇人重身。"胎儿存在，母体出现生理反应，属正常情况。若反映太过，不仅母体受损，势必伤及子气，而出现子痫、子嗽、子狂、子悬、子眩等。在中医妇科医籍中，对妊娠后所患的疾病都冠以"子"字，充分说明古人对母亲和子代的高度重视。在防治上，也应时时顾及胎儿，若出现胎动不安、胎漏下血病情时，必考虑母子双方整体而调治，既治母疾，又保护胎儿，以保母婴平安。

一、扶正安胎，母健子自安

高社光教授治疗胎漏、胎动不安，重视扶助正气，认为"母体健壮，胎儿自能健康生长，犹如土地肥沃，庄稼禾苗才能茂盛苗壮"。《女科经纶》中"血气虚损，不足营养其胎则自堕。譬如枝枯则果落，藤萎则花堕"形象的比喻一样。强调扶正固本贯穿治疗胎漏、胎动不安始终。

1. 益肝肾，固冲任而安胎

肾为先天之本，男子以藏精，女子以系胞，肝藏血，女子在成年期间以肝为主，而任脉起于胞中，隶于肝肾，两者为母子关系。以冲为血海，任主胞胎，为人体妊养之本。但冲任皆起于胞中，与手太阳、手少阴经脉为表里。肾充则肝旺，冲任调和，妊后母婴俱健。父母先天禀赋不足，或房劳多产，大病久病劳必及肾，或孕后房事不节伤耗肾精，"肝肾同源，盛则同盛，衰则同衰"。肝肾不足，冲任损伤，胎元不固发为胎漏、胎动不安。正如《诸病源候论》所说："冲任气虚，则胞胎内泄露""漏胞者，谓妊娠数月，而经水时下，此由冲脉、任脉虚，不能制太阳、少阴经血故也"。宋代陈自明《妇人大全良方》分析胎动不安及胎漏的主要原因有"冲任经虚，受胎不实"；《景岳全书》亦谓"父气薄弱，脏有不能全受而血之漏者"是也。清代傅山先生亦云"夫妇人受妊，本于肾气之旺也，肾旺是以摄精，然肾一受精而成娠，则肾水生胎，不暇化润于五脏""妊娠小腹疼，胎动不安，有如下坠之状，人只知带脉无力也，谁知是脾肾之亏乎！"《女科经纶·引女科集略》亦有"女子肾脉系于胎，是母之真气，子之所赖也，若肾气亏损，便不能固摄胎元"等均说明肝肾亏虚，冲任不固可至胎漏、胎动不安。高社光教授治疗胎漏、胎动不安善于补肝肾、固冲任。

1）肝肾阴虚胎漏案

潘某某，女，34岁，1996年3月20日初诊。

现病史：患者曾有一次妊娠史，妊娠6个月时肢体水肿，血压升高，7个半月时血压160/100mmHg，出现蛋白尿，后血压升高至210/140mmHg，诊为先兆子痫，病情难以控制，至妊8个月时胎死腹中。此次妊娠3个月，腹中隐痛，少腹胀满，阴道下血，色泽鲜红，诸症时作时止。伴五心烦热，头晕，胀痛不舒，腰酸膝软，肢倦神疲，急躁易怒，鼻衄频作。血压165/105mmHg。望之患者两颧嫩红如妆，口唇殷红干燥，舌红少苔，脉细弦而数，两尺弱。为气阴两虚，肝肾不足，冲任不固，风阳上扰所致。治以益气养阴、滋补冲任。

处方：南沙参12g，麦冬10g，元参9g，生地黄6g，白芍10g，枸杞子10g，墨旱莲12g，炒白术10g，黄芩6g，牡丹皮10g，仙鹤草12g，炙甘草6g。水煎服，7剂。

二诊（1996年3月27日）：药后鼻衄已止，五心烦热、夜寐不安等症减轻，但头晕如故，血压偏高。舌红苔薄，脉细弦。即见小效，原方加减。上方去牡丹皮、仙鹤草、沙参、麦冬，加钩藤15g，菊花10g，蝉蜕10g，制首乌12g。水煎服，5剂。以柔肝息风、滋补肝肾。

三诊（1996年4月1日）：药后头晕头胀得缓，胎动不安及阴道流血明显减少。但脘闷腹胀，食后尤甚，呕恶不适，肢体困倦，神疲乏力，动则心慌气短，睡眠不实，大便溏薄。舌转淡红、苔薄腻，脉细弦。治以养心益脾、和胃止呕、调冲安胎。处方：太子参12g，麦冬10g，黄精10g，炒柏子仁12g，车前草12g，山药15g，茯苓9g，白术10g，苏叶6g，黄芩6g，砂仁2g（后下），醋香附9g。10剂，水煎服。进上方20余剂。呕恶除，心悸气短、胎动不安等证均杳，遂停药调摄。

四诊（1996年5月20日）：上方进20余剂，呕恶已除，心悸气短，胎动不安均见轻减。唯昨日不慎，偶感风寒，鼻塞流涕，咽干咳嗽，喉中有痰，咳出不爽。昨日下午及今晨胎漏下血、量不多、色暗红，小腹疼痛，阵阵发作，时有宫缩，坐则腰酸，舌质濡红、苔薄白，脉滑小数。证属外感风寒，内有蕴热，热伤胞络，冲任不固所致。治宜轻疏肺卫，养血安胎，佐以止血。处方：牛蒡子12g，蝉蜕10g，桔梗9g，甘草6g，枇杷叶12g，生山药15g，苎麻根12g，白芍12g，阿胶珠10g（烊化），熟地炭12g，仙鹤草 15g，芦根 15g。嘱：第 1 剂药后啜稀粥一小碗，以助药力，微微见汗，不宜大汗，切记，注意休息。

五诊（1996 年 7 月 30 日）：外感表证已杳，仍偶尔微咳，胎漏下血未作，唯咽干发痒，喉中痰黏量少。上半夜盗汗，下半夜 3～4 时即止，右牙龈肿痛（为龋齿所致），早晚有低烧，颌下淋巴结肿大，有触痛，纳谷欠馨，少腹时而作胀，三日未大便，舌质淡、体偏胖、有齿痕、苔薄白，脉细数。为胎前阴虚血热，龋齿引起牙痛，与大肠津亏便秘有关。治以养阴润肺，增液通便。处方：南沙参 15g，元参 12g，麦冬 10g，桔梗 9g，炒杏仁 10g，生山药 15g，枇杷叶 12g（去毛），当归 10g，白芍 12g，生地黄 10g，醋香附 6g。5 剂，水煎服。

六诊（1996 年 8 月 6 日）：妊娠已 8 个月，血压 140/90mmHg。时有少腹坠胀，干咳少痰，舌体胖、边有齿痕、舌质淡、苔白，脉细数。为肺燥阴伤，血不养心，治以滋阴润燥、养血安神。处方：西洋参 4g（先煎），麦冬 9g，玉竹 10g，枇杷叶 12g，阿胶 6g（烊化），杏仁 9g（后下），丹参 12g，炒枣仁 12g，山药 20g，苎麻根 10g，白芍 12g，炙甘草 6g。7 剂，水煎服。患者携此方 7 剂，回上海。2 个月后，其夫到京，特来告谢：其妻顺产一 2.9kg 女婴，体健可爱，满月时体重达 3.9kg，母婴健康。

[分析] 患者年近"五七"，肾气始衰，曾有子痫、胎死腹中病史。此次妊娠 3 个月，胎动不安，阴道下血，血色鲜红，为火热灼伤胞络，血热妄行所致；其头痛头胀、鼻衄频作，是阴虚火旺，虚火上炎，灼伤阳络之征；五心烦热，急躁易怒，腰酸膝软，两颧嫩红如妆，口唇殷红干燥，舌红少苔，脉细弦而数，两尺弱。皆为肝肾之阴亏于下，肝阳化火浮游于上之本虚标实证。本"急则治其标"之旨，方用增液汤滋阴降火，润肠通便，以沙参、丹皮育阴凉血以清虚火，仙鹤草凉血止血为主，以救急治标，兼培脾肾以固本，用白芍、枸杞子、墨旱莲、山药、阿胶滋补肝脾肾之阴，黄芩、白术、苎麻根相配清热以治本安胎，共为辅佐；甘草为使，调和诸药，共奏清热凉血止血、滋阴益肾、标本同治之效。

二诊时标证已减，本"缓则治其本"的原则。方中去牡丹皮、仙鹤草、沙参、麦冬，加钩藤、菊花、蝉蜕、制首乌，全方重在滋补肝肾，辅以息风清热，以防子痫的再度发生。

三诊时出现脘闷腹胀，心悸气短等心脾两虚之候，为标证已除，本虚显露。素体肝脾肾俱有不足，脾虚则以四君子合苏叶黄连汤化裁，以健脾养心、和胃降逆、调气安胎，重用山药养脾肾之阴，阿胶养血以填精。

四诊时偶患感冒，仍以安胎养血为主，佐以转解表邪为辅。

六诊时，妊已8个月余，阴津不足之象复出，证在脾肺，用山药以滋养脾肾，芍药甘草汤以酸甘化阴，肺之气阴复，则清肃之气行，百脉调畅，冲任旺盛。而脾阴不足，不能上输于肺，故仿清燥救肺汤之意，滋阴润燥。苎麻根味苦带甘，性寒无毒，《本草述》："丹溪谓其大补阴而行滞血，是以补为行也。夫甘寒之药能泻火，此味止血淋，治丹毒，或入血分而泻热乎？但就其安胎止血尤效，则补阴治血之功，又岂徒以泻热与他味同论乎？"故对于安胎、妊妇胎动腹痛下血有殊功，与白术、阿胶相配，为治疗胎动不安胎漏之经验方。福建民间配莲肉、山药以治习惯性流产。全方以滋阴养肺，因肺为气之主，气旺则升举有力。养血安神则心君康泰，气血旺盛，胎儿得以滋养，安于胎宫矣。

2）肝肾亏虚胎漏案

胡某某，女，27岁，2003年12月20日初诊。

现病史：妊后一个半月，即腰痛腰酸，头晕耳鸣，左少腹阵阵隐痛，胎漏下血，淋漓不止半月，经中西药治疗，迄今未愈。而前来求诊，除见上述症状外，纳谷不馨，倦怠乏力。始血下紫、现淡暗而黑，心烦易怒，夜寐不安，舌质红、苔薄白，脉细弦、小数、尺弱。四诊合参，为肝肾亏虚，冲任不固所致。治以滋补肝肾、调理冲任。

处方：桑寄生12g，川续断10g，炒白术12g，墨旱莲15g，女贞子12g，丹参15g，仙鹤草15g，阿胶珠6g（烊化），制首乌12g，白芍12g，炒香附9g，生甘草6g。水煎服，7剂。建议：静卧休息，避免剧烈运动，心情舒畅，忌喜怒，忌辛辣、油腻食物，宜清淡富有营养之品。

二诊（2003年12月31日）：服上药10剂，胎漏已止，腰痛虽减轻而仍感酸楚，左少腹隐痛稍减轻，纳谷稍馨，但纳后脘闷腹胀，呃逆时作；夜寐少安，但仍心烦急躁。加之日前风热感冒，头胀、咽痛咳嗽，痰白量多，咯出较易，大便日1行，小便短黄，全身不适，舌质尖红、苔薄白，脉左寸弦滑尺弱，右沉滑尺弱。本"急则治其标"之旨，轻疏肺卫，佐以安胎，标本兼治。处方：紫苏叶10g（后下），前胡10g，浙贝母10g，枇杷叶15g，黄芩9g，炒杏仁9g，白芍12g，续断12g，女贞子15g，佛手9g，生甘草6g，白茅根15g。7剂，水煎服。

三诊（2004年1月7日）：药后，头胀、全身乏力、咽痛等症均见减轻，而咳嗽时作，时恶心泛酸，左侧少腹仍时隐痛，心烦未除，舌质边尖红，苔薄腻，脉沉弦小数。系外感见解，而内热未清。治宜清肺止咳，和胃降逆，佐以固胎。处方：紫苏叶10g（后下），黄连6g，杷叶15g，川贝母10g，旋覆花10g（布包），丹参15g，生白芍15g，生谷麦芽各18g，炒白术15g，生甘草4g，佛手9g。水煎服，7剂。

四诊（2004年1月16日）：进上药，咳嗽、恶心泛酸、心烦急躁等症均查，而左少腹仍时隐痛，纳谷见增，二便正常，舌体胖、边有齿痕、舌尖红、苔淡白，脉沉细小数尺弱。为气阴两虚，血虚气滞，不能养胎使然。治以益气养阴，调理冲任，佐以顺气安胎。处方：太子参15g，麦冬10g，炒柏子仁15g，丹参15g，炒白芍20g，炒白术12g，桑寄生15g，炒杜仲12g，醋延胡索10g，预知子10g，佛手9g，炙甘草6g。7剂，水煎服。

五诊（2004年1月27日）：药后，少腹隐痛得蠲，纳谷、睡眠正常，心情舒畅，面色红润，舌质红活、苔薄白，脉细弦，尺脉较前少有力。体质较前增强，但素体不足，须缓缓调理，以上方少事增损，2日1剂，以巩固之。上方去醋延胡索、预知子、麦冬，加制首乌10g，绿萼梅15g，炒山药15g，枸杞10g。2日1剂，服10剂后可停药，注意调摄。

2004年8月顺利生一女婴，母子平安。

[分析] 患者年近"四七"，正当壮盛之时，怀孕后，按一般规律，除见纳呆、恶心反应外，当无其他不适。但因素体虚弱，禀赋不足，妊后一个半月，即见腰酸腰痛，漏下淋漓，经治半月而不愈。其治，当"本急则治其标"之旨，塞流止血，以防胎失所养而堕，然虑剧止恐有留瘀之弊，遂采用补益肝肾、滋阴和阳法。药用桑寄生，苦、平，补肝肾、养血安胎，主治腰膝疼痛、胎动胎漏，临床用于肝肾不足，阴虚阳亢，而头晕目眩、耳鸣、心悸等症；续断，苦、平、微温，治腰膝无力、胎动不安等症，故以二药为君。墨旱莲、女贞子为二至丸，有滋阴止血，丹参并有补中去滞而不留瘀的双重作用。芍药甘草合营散逆，缓急舒挛以为佐，香附为血中气药，顺气和血止痛以为使。诸药合用，共奏滋阴和阳，阴液充则营热除而血止之效。

二诊时，胎漏虽止而又患感冒，长法当用汗解，俱患者胎漏初愈，不无伤津耗液之虞，故选用辛苦微寒之前胡、浙贝，配辛温之紫苏叶，以疏风清热，宣肺解表，且有顺气安胎之功；以杷叶、黄芩内清里热，以清热止咳；三诊时，外感见解，而恶心泛酸，胃气上逆，故用苏叶黄连汤清热止呕。本案在治标证同时，仍不忘固本；四五诊时，则着重益气阴，调冲任，养血柔肝，而左少腹隐痛得除。最后以上方增损，2日1剂，以巩固之，10剂后停药，嘱珍摄调养，按期检查。

2.健脾胃益气血安胎

脾胃为后天之本，气血生化之源，纳化刚健，气血两旺，血海满盈，母婴得安。若母体气血素虚，或大病久病耗伤气血或孕后思虑过度，劳倦伤脾，或过食辛辣厚味，偏嗜生冷冰糕，戕脾害胃，纳呆运迟，气血生化乏源，气虚不能载胎，血虚不能养胎，致胎漏、胎元不固；或过度温补，误食有害物品，灼阴耗液。阴虚内热而迫血妄行，致胎漏、胎动不安是作，甚至发生堕胎恶果。《格致余论·胎自堕论》："血气虚损，不足荣养，其胎自堕。"《女科经纶》中亦说："血气虚损，不足营养其胎则自堕。"《万氏妇人科·卷二》认为"气虚血虚，胞中有热下元不固也。法当四君子以补其气，四物以补其血，黄芩、黄柏以清其热，艾叶以止其血，杜仲、续断以补下元之虚，未有不安者矣"的见解与治验。高教授治疗胎漏胎动不安尤注重调脾胃益气血以安胎元。

1）气血两虚胎漏案

赵某某，女，28岁，2009年4月2日初诊。

主诉：妊娠两个月，两次阴道少量流血，伴小腹隐痛，腰酸背痛，失眠，夜尿频数量多。因曾有3次自然流产史，年近30岁，盼子心切，又恐再次流产，心中惴惴不安，思想负担较重，而前来求诊。望之患者体质清瘦，舌尖红、苔薄白，脉细弦小数、两尺弱。

中医辨证：脾肾两虚，冲任不固。

治则治法：健脾益气，调理冲任，养血止血。

处方：太子参10g，莲子肉12g，黄精10g，炒白术12g，炒山药15g，仙鹤草18g，阿胶珠9g（烊化），炒白芍12g，山茱萸10g，苎麻根10g，地榆炭10g，炙甘草6g。6剂，水煎服。嘱多卧床休息，忌食辛辣刺激食物，保持心情舒畅。

二诊（2009年4月9日）：药后血止，腹痛次数减少，睡眠好转，舌淡红，脉虚弦无力。为心脾两虚，肾阴不足之候，以妊妇体质清瘦，为阴虚火旺，故脉虚弦无力，急以益心脾、调冲仁、育元阴。处方：太子参12g，莲子肉15g，炒白术12g，炒柏子仁12g，丹参12g，黄芩10g，砂仁6g（后下），仙鹤草15g，寄生15g，制首乌12g，墨旱莲15g，女贞子10g。6剂，水煎服。

三诊（2009年4月23日）：药后前症基本消失，但出现恶心呕吐，口干不欲饮，便干不畅。舌尖红、苔薄白而腻，脉滑数。为脾气得复，肾阴见充，但胃失调和，浊气上逆之候。治以和胃降逆、清热安胎。处方：紫苏叶10g（后下），黄芩10g，炒杏仁12g，薏苡仁12g，竹茹12g，炒白术12g，枇杷叶15g，佛手10g，生谷麦芽各15g，白芍15g，甘草6g。3剂，水煎服。预计服上方3剂后，冲逆之气得平。为巩固疗效，减少妊妇奔波疲劳之苦，又处以下方善后调理，以培补中气、固护冲任。处方：太子参10g，炒白术12g，莲子肉12g，砂仁6g（后下），黄芩10g，丹参12g，炒白芍15g，阿胶珠6g（烊化），炒山药15g，寄生15g，炒杜仲10g，墨旱莲12g，生甘草3g。5剂，水煎服。汤剂服毕后，越鞠保和丸6g，每日2次（脘腹不适时服）；补中益气丸3g，每日 2 次服用。

2009 年 10 月 18 日足月产一男婴，出生体重 2.9kg，身长 49cm，体壮活泼，故取名"大壮"。

[分析] 患者虽为"四七"肾气盛之龄，但已滑胎 3 次，已成习惯性流产痼疾。此次妊娠两个半月，又胎漏下血，胎动不安，腰酸背痛，失眠，夜尿频数量多，舌尖红，脉细弦小数，两尺弱。足见该患者素体肝脾肾俱虚，胎元无以维系而屡坠，此次不无再坠之虞。急以太子参、莲肉、黄精、白术、山药、山茱萸培土益气，滋补肝肾以固胎；辅以苎麻根调气安胎，仙鹤草、阿胶、地榆炭、白芍养血凉血止血，以炙甘草培补中气，调和诸药，共奏标本兼治、补虚止血安胎之效。

二诊时漏血止，去地榆炭，加制首乌、二至丸，重补肝肾，以滋阴精。

三诊时，虽主证大减，但出现呕恶等湿浊中阻之象。虑其形体瘦弱，虚不受补，重浊阴柔之品不无滋腻碍脾之虞。故以苏叶黄连汤加味，3 剂，行气祛湿，醒脾和胃以治标，继投以脾肾双补之剂，后以补中益气丸 3g，每日服 2 次，缓缓升举中气，护血固胎，使疗效得以巩固，终收母子平安之功。

2）脾肾两虚胎动不安案

陈某某，女，30 岁，工人，已婚，2015 年 6 月 19 日初诊。

主诉：停经 42 天，阴道少许渗血 2 天。

现病史：患者平素月经正常，末次月经为 2015 年 4 月 23 日，6 月 17 日无明显诱因出现阴道下血，量少，2014 年 12 月曾孕一个多月自然流产并行清宫术，形体稍胖，神疲乏力，纳呆，夜尿清长且多，腰酸，下腹坠痛。舌淡暗、苔薄白，脉细滑。经妇科检查：外阴阴道正常，俩侧附件正常。B 型超声波检查：宫内孕，胚胎情况 7～10 天后复查。

西医诊断：先兆流产（未排除难免流产）。

中医诊断：胎动不安。

中医辨证：脾肾气虚。

治则治法：健脾补肾，固冲安胎。

处方：菟丝子 15g，桑寄生 12g，续断 15g，熟地黄 20g，党参 15g，白术 12g，炙甘草 6g，春砂仁 6g（后下），阿胶 12g（烊化）。每天 1 剂，复渣再煎，上午、下午分服。

治疗经过：服上方 3 天后阴道流血止，诸症减轻，再投 7 剂。

患者觉无明显腰酸及腹痛。5 月 27 日（孕 52 天）复查 B 超提示：宫内活胎。嘱患者按原方内服中药共 15 剂以巩固疗效，并注意休息，禁房事，于 2016 年 3 月 2 日顺产一正常女婴。

[分析] 冲为血海，任主胞胎，冲任脉盛，方能成胎养胎，患者素体脾肾虚弱，且堕胎至本次妊娠不复半载，肾之精气未复，冲任虚损，故孕后胎元不固。治以菟丝子、寄生、续断、熟地黄益肾安胎；党参、白术、炙甘草健脾益气安胎；熟地黄、阿胶滋阴养血以养胎安胎；砂仁理气安胎，又能防补而壅滞。诸药共奏健脾补肾、固冲安胎之效。因患者病情未变，故用一方调治获功。

3. 滋阴清热凉血安胎

素体阳盛血热或阴虚内热；或孕后过食辛热温补；或感受热邪，热伤冲任，迫血妄行，扰动胎元，致胎漏、胎动不安。《景岳全书·妇人规》，"凡胎热者，血易动，血动者，胎不安"；金元医家朱丹溪强调"阴常不足，阳常有余"，女子以血为本，提出"产前当清热养血"的论断。高教授治疗本病多药性轻灵平和，反对辛香燥烈，养血清热当中，处处保护胎元，而无燥烈伤阴之虞。

肾虚郁热胎漏案

侯某某，女，32 岁，公司职员，2003 年 8 月 22 日初诊。

主诉：妊娠一个半月，阴道出血半月余，此为初次妊娠。

现病史：于 8 月 1 日怀孕近 1 个月时因工作繁忙而有所劳累，次日晨开始出现阴道出血、量少、开始时血色鲜红，偶有腰痛，无腹痛。后经注射西药"黄体酮"后疗效欠佳。8 月 17 日查 B 超示胚胎发育正常，子宫内有少量积血。目前每日均有少量出血，色暗红，偶尔伴有少许血块。伴有进食后脘腹胀满，无恶心呕吐，大便略干，性情急躁易怒。不寐多梦，难以入眠。形体消瘦，面色浮红。舌体瘦尖红、苔薄黄，脉沉滑小数。

中医辨证：肝肾阴虚，虚热上扰之胎漏。

治则治法：补肾柔肝，清胆养心。

处方：桑寄生 15g，炒杜仲 12g，竹茹 10g，莲子芯 4g，南沙参 15g，生地黄 10g，麦冬 10g，炒白芍 12g，炒枣仁 12g，地榆炭 12g，仙鹤草 15g，丹参 12g，炒扁豆 10g，炒枳壳 10g，荷叶 10g，甘草 3g。7 剂。并嘱：时值夏日，高温高湿，注意防暑。

二诊（2003 年 8 月 29 日）：药后出血减少，但仍偶有少量暗红色出血，带下呈茶色或褐色。时有面色发红，腹胀大减。仍不寐多梦，入睡困难。大便略干。舌体瘦、尖红，苔薄黄，脉沉滑。处方：桑寄生 15g，川续断 10g，炒杜仲 10g，生地黄 12g，生白芍 12g，仙鹤草 15g，黄芩 10g，藕节 12g，艾叶 6g，阿胶珠 8g（烊化），侧柏叶 10g，佛手 9g，炒枳壳 10g，牡丹皮 10g，甘草 5g。4 剂。

　　三诊（2003 年 9 月 3 日）：药后出血已止。带下呈黄色或茶褐色，量不多。进食后腹胀，时轻时重。偶有轻度腰酸。不寐多梦，入睡困难。大便略干。舌体瘦、舌尖红、苔薄黄根部微腻，脉沉滑小数、左尺部不足。处方：南沙参 15g，麦冬 10g，枇杷叶 15g，玉蝴蝶 8g，炒三仙各 10g，内金 10g，荷叶 8g，牡丹皮 10g，佛手 9g，预知子 10g，炒枣仁 12g，知母 6g，桑寄生 15g，川续断 10g。再进 3 剂，以巩固疗效。此后形势稳定而停药。

　　[按] 患者已过"四七"之年而未及"五七"，肾气始衰；形体消瘦乃阴血不足之体质；性情急躁则易致肝气郁结，加之阴精不足，则郁热内生，症见大便偏干、面色浮红；热扰心胆则不寐多梦，难以入眠。肾虚而不能"作强"，故劳累后发病。肾失摄纳、热扰阴血，故胎漏乃作。脏气内结化为胎气，致使浊气不降，故食后脘腹胀满。舌体瘦、尖红、苔薄黄，脉沉滑小数，乃阴虚内热之征。取补肾柔肝，清胆养心之法：方中寄生、杜仲补肾安胎，南沙参、麦冬、益气养阴，沙参另有金水相生之意；竹茹、荷叶、莲子芯除热清心，丹参、生地黄、炒白芍、炒枣仁养血滋阴，安神除烦；地榆炭、仙鹤草止血；炒扁豆健脾，炒枳壳行气通滞，甘草调和诸药；二诊出血减少，继予寄生、续断、杜仲、生地黄、白芍、阿胶珠补肾养阴清热；藕节、侧柏叶、仙鹤草、黄芩、牡丹皮清热止血；佛手、炒枳壳理气消胀并防止前药滋腻碍胃；艾叶温肾止血，有"阳中补阴"之意。三诊时出血已止，带下色黄、失眠为余热未尽，予知母、炒枣仁、玉蝴蝶、牡丹皮养阴清热、安神除烦，寄生、续断、沙参、麦冬用意同前，炒三仙、内金健脾消食，荷叶醒脾，杷叶佐金平木以防肝逆犯脾，佛手、预知子理气而不伤阴。巩固三剂后而愈。

二、驱邪安胎，病去胎自安

　　妊娠胎漏、胎动不安，多因母病及子，或病邪袭扰，损伤胎元而致。若母体健康，冲任胞脉得以濡养，则胎元自能正常生长发育；若饮食起居不慎；或七情、劳倦、房室所伤；或痰饮、瘀血内阻；或跌仆闪挫，损伤胎气，皆可致本病。路师临证，遵《素问·六元正大论》"妇人身重，毒之如何？曰：有故无殒，亦无殒也"主张"驱邪安胎，病去胎自安"，而不一味扶正安胎，以免养痈为患。正如《景岳全书·妇人规》曰："凡妊娠胎气不安者，证本非一，治也不同。盖胎气不安，必有所因，或虚或实，或寒或热，皆能为胎气之病，去其所病，便是安胎之法，故安胎之方不可执，亦不可泥其月数，但当随证随经，因其病而药之，乃为至善。"

气壅痰热胎漏案

病案 1：黄某某，女，27 岁，某医院医生，2012 年 1 月 26 日初诊。

主诉：妊娠 6 月余，胎动不安 2 个月。工作繁忙，家务又多，劳役过度，从不休息。妊娠 4 个月时，始感胎儿在腹中躁动不安，常因此夜不能寐或夜半惊醒，伴有盗汗、心烦易急、胃中嘈杂，纳差、口黏无味、头昏乏力。妊娠 5 个月时，始有不规则宫缩，每次持续约 10 秒钟，间隔十几分钟至数小时不等。给予苯巴比妥、沙丁胺醇治疗后，症状暂缓，但停药后复作，故来诊。现除有上述症状外，面色浮红，舌质淡红、苔薄腻，脉滑数。

中医辨证：血虚有热，不能养胎，肝郁化火，心君被扰，胆失宁谧所致。

治则治法：清心除烦，养血安胎。

处方：竹茹 12g，苏梗 10g（后下），黄芩 9g，炒白术 10g，黄连 1.5g，砂仁 3g（后下），丹参 12g，白芍 15g，炒枳壳 12g，炒枣仁 10g，茵陈 10g，玉蝴蝶 6g，甘草 3g。

二诊（2012 年 2 月 1 日）：药后心烦得解，夜眠改善，宫缩次数减少，面色浮红见退，舌质淡红、苔薄腻，脉仍滑数。既见小效，宗前法增损续进。处方：紫苏叶 3g（后下），黄连 1.5g，竹茹 12g，佛手 9g，炒白术 12g，山药 15g，丹参 15g，炒枳壳 10g，炒枣仁 10g，砂仁 4g（后下），白芍 15g，黄芩 9g，甘草 3g。6 剂，水煎服。

三诊（2012 年 2 月 7 日）：药后胎动不安及子宫收缩等症明显减少。嘱暂停药，适当进行户外活动，以提高机体防御能力。

四诊（2012 年 2 月 23 日）：孕 7 个月后，因工作较忙，肢倦神疲，夜寐不安，胎动不安及宫缩又逐渐增多，且宫缩时伴有腹痛，心烦易怒，鼻塞咽痒，嗳气泛酸。经本院产科检查诊为胎儿臀位，已入盆腔，有早产之征，建议住院保胎，患者经过上述治疗，对中医疗效增强了信心，并愿意学习中医，而不欲住院，再次求诊。舌淡红、苔薄白，脉弦滑。为气阴不足，血失所养，治以益气养阴，补血和营，健脾畅中，清热安胎。佐灸至阴穴以纠正胎位。处方：砂仁 1.5g（后下），白芍 15g，炒白术 12g，黄芩 10g，苏梗 9g（后下），竹茹 12g，炒枳壳 12g，甘草 6g，太子参 10g，沙参 12g，麦冬 10g，丹参 15g。5 剂，水煎服。

五诊（2012 年 3 月 15 日）：药后诸不适明显减轻，胎动柔和，偶有宫缩，鼻息通畅，心静眠安。纳谷日增，精力充沛。舌质淡红、苔薄白，脉弦小滑。本效不更方之旨，前方再进 10 剂。

六诊（2012 年 3 月 28 日）：经上药十剂、灸至阴后，诸证均杳，眠食得安，二便调畅。到产科检查，胎位以转为正常。为巩固疗效，再以益气养血，清热安胎，调理冲任，健脾和中。处方：太子参 12g，麦冬 10g，丹参 15g，炒白术 12g，炒白术 15g，当归 9g，黄芩 10g，砂仁 2g（后下），炒枳实 12g，炒枣仁 10g，甘草 6g，紫苏叶 6g（后下）。6 剂，水煎服。

后足月产一男婴，母子安康。婴儿出生体重 3kg，啼声洪亮，食欲旺盛，满月时体重 4.2kg，半岁时达 9.5kg，反应灵敏，体格健壮。

[按] 患者年近"四七"，肾气盛而怀子。胎动不安多为气壅血热，阳气搏之，致经脉妄行，胎漏下血；阳气内盛，肝郁化火，热扰心神则心烦，夜不能眠，夜半惊醒；阴液被灼，虚热内生则虚烦盗汗；气壅血热，经脉不利，水津不布，聚热生痰，升降失司，故纳差、胃中嘈杂、口黏无味、头昏乏力；苔腻、脉滑数为中焦气壅痰热之征。遂立清热化痰，养血安胎法调治之。以枳壳汤、竹茹温胆汤、芩术汤化裁。方中竹茹、茵陈、黄连、黄芩清热化痰，温胆宁心为君，白术、砂仁健脾和胃，枳壳行气通滞，玉蝴蝶舒肝解郁为臣，丹参、白芍、枣仁养血和营，安神除烦为佐，甘草调和诸药为使。本方遵河间、丹溪产前宜清热之训而立，但不拘芩、术之属，而以化痰清热为主，调气养血为辅，收调气不伤阴，滋养而不壅之效。又妙用缩砂少量，辛温为反佐，以醒脾行气除壅，安胎止痛。丹溪云："人之怀孕，如钟悬在梁，梁软则钟坠，用白术以培万物之母，条芩固中气以泻火，滋子户之阴，以制相火，与其利而除其害，其胎自安。"

二诊时诸症得缓，为胆热见轻，故去茵陈；郁火得除，而去玉蝴蝶；气机得畅，故易紫苏梗为紫苏叶黄连汤，以专事止呕除烦；白术健脾以固冲，山药滋脾阴以和营；佛手通滞而护阴，以防壅滞。重用白芍与甘草相合，为芍药甘草汤，有敛阴和营，缓急止痛安胎之功。

三至五诊时，妊已 7 个月有余，胎儿渐大，倍食母气，儿有余，母不足，故胎动不安，胎位不正，大有早产之势。故选明代武之望《济阴纲目》中所载麦门冬汤，以治"妊娠六月，卒有所动不安……惊怖，忽有所下，腹痛如预产"之征。本案取其中太子参、沙参、麦冬、丹参益气养阴以清虚热之意，又辅以砂仁以固冲，紫苏叶、枳实以理气安胎止痛，是以血止而胎儿得养，母子平安。

六诊时，诸症均杳，胎位已转正常，为巩固疗效，而以益气养血，调理冲任善后，终收足月分娩，母子平安之效。

病案 2：刘某某，女，30 岁，孕 1 产 1，2005 年 4 月 6 日初诊。

主诉：停经 62 天，伴有阴道下血，腰酸腹坠 1 周。

现病史：4月1日因房事后出现阴道下血、量少、色鲜红、有血块，伴下腹冷痛、腰酸，患者素患子宫肌瘤，平素经期正常，但量多、色暗、有血块，伴经行少腹疼痛。末次月经2005年2月4日，停经后查尿妊娠试验阳性，舌质淡暗、有瘀点、苔白，脉细涩。经妇科检查：外阴正常，阴道通畅见血污，宫颈光滑口闭，宫体增大如孕两个多月，活动好，无压痛，双侧附件正常。B型超声检查：①宫内活胎；②子宫肌瘤。

西医诊断：子宫肌瘤合并妊娠。

中医诊断：①癥瘕；②胎漏。

中医辨证：气虚血瘀型。

治则治法：益气和血，滋肾安胎。

处方：生黄芪15g，太子参12g，炒白术12g，桂枝6g，白芍9g，牡丹皮9g，丹参9g，阿胶12g（烊化），炮姜5g，菟丝子15g，墨旱莲15g，仙鹤草15g，桑寄生15g，炙草6g。水煎服，每日1剂。7剂。

二诊（2005年4月14日）：服药4天后阴道流血量减少，继服3剂阴道血止，诸症减轻。舌质淡暗、苔白，脉细弦。既见效机，守法不更，原方加减。上方去桂枝、丹参，加紫苏梗10g，炒杜仲12g。水煎服，14剂。此后诸症消失，守方略有进退，服至孕三个月，并嘱禁房事，卧床休息，随访足月分娩一男婴。

[按] 此证正如王清任所言："子宫内先有瘀血占其地……血不能及胎胞，从旁流而下，故先见血。"显系气滞血瘀，胎元不固，遵《素问·天元正大论》"有故无殒，亦无殒也"之旨，拟益气和血，滋肾安胎。方用生黄芪、太子参、炒白术益气安胎，以载胎元；桂枝、白芍、牡丹皮、丹参和血化瘀消癥；阿胶、菟丝子、墨旱莲、桑寄生益肾养血安胎；仙鹤草、炮姜温经止血。诸药相合，共收益气和血、滋肾安胎之功。由于药证合拍，7剂即见效机。

三、倡导治未病，防患于未然

高教授不但在治疗胎漏、胎动不安取得较好效果，更提倡"治未病，防患于未然"。认为凡屡孕屡堕患者，必因气血亏损所致，治须在下次未孕之前或在怀孕后，出现症状之前预予调摄，若到再妊娠后或出现症状之后，才予安胎，由于气血不足，冲任未固，病因未除，虽欲安之，已不及矣。正如《素问·四气调神大论》载："是故圣人不治已病治未病，不治已乱治未乱，此之谓也，夫病已成而后药之，乱已成而后治之，譬犹渴而穿井，斗而铸锥，不亦晚乎。"古人云："与其病后善服药，莫若病前善自防。"（《医学入门》）此举高老师诊疗病案二则。

滑胎孕前调治案

郑某，35岁，2004年8月12日初诊。

现病史：结婚8年，流产3次，均在妊娠2～4个月，无明显诱因堕胎。均经中西医治疗无效。诊断为习惯性流产。末次流产于3月上旬。刻诊：时见腰膝酸软，神疲乏力而嗜卧，纳欠馨，午后微感腹胀，矢气则舒。经期量较前少，色、质正常，余无不适。面色微黄，双目乏神，舌体胖、质淡、苔薄白，脉细弱无力。经妇科检查未见明显异常，其丈夫素来体健，精液检查未见异常。

中医辨证：脾肾不足，胎元不固。

治则治法：健脾益肾，调养冲任为先。

处方：太子参12g，炙黄芪15g，炒杜仲12g，桑寄生15g，山茱萸12g，全当归10g，炒白芍12g，炒白术15g，砂仁6g（后下），阿胶珠6g（烊化），菟丝子10g，枸杞子12g，炙甘草8g。

服药7剂后，精力有增，纳谷馨，偶感腹胀。上方加生谷麦芽各15g。取药30剂，共为细末，炼蜜为丸，每丸9g。每次1丸，每日3次。嘱其服药期间采取避孕措施。

2005年6月18日来复诊，谓已停经50天，妊娠酶（＋）。诊断为早孕，因无不适，未予投药，告其节房事，调情志，慎起居，安心静养，后按期到医院做孕期检查均正常。

2006年初顺产一女婴。

[按] 本案患者年至"五七"，屡孕屡堕，脾肾两亏，冲任受损，胎元不固。以往治疗均在孕期治疗无效，高社光教授认为：孕期治疗滑胎，为期已晚，加之患者心情紧张，故其效甚微。采用"治未病"的方法，在孕前培补双天，调养冲任，以免重蹈孕期堕胎之辙。

滑胎孕期调治案

汪某，女，32岁，2004年5月20日初诊。

主诉：婚后8年，自然流产5次，均孕50～70日自然流产，用西药保胎无效，曾清宫治疗3次。曾作多项检查，为查明原因。诊断为滑胎（西医诊断：习惯性流产）。刻诊见：闭经48天，早早孕检查阳性。稍感困倦懒动，喜食酸甜，余无不适。患者及家人心情紧张，恐再次堕胎而求诊。舌淡胖、边尖红、苔薄白，脉沉细。

中医辨证：心脾两虚，胎元不固。

治法治则：健脾宁心，固冲安胎。

处方：生黄芪、太子参、炒白术、黄芩9g，黄连6g，苏梗10g（后下），菟丝子、生地黄 15g，杜仲、桑寄生、阿胶 10g（烊化），砂仁 6g（后下），生谷麦芽各 15g，炙甘草 6g。水煎服，7 剂。

1 周后查尿妊娠试验阳性，服药 2 周后做 B 超示宫内活胎。守方稍加进退，调治至孕 10 周。足月顺产一健康男。

［按］本案曾怀孕 5 次，出现胎漏、胎动不安，曾用中西药物治疗无效，高社光于未见堕胎先兆之前，根据患者体质，结合病史、脉、证，运用健脾宁心，固冲安胎法，使脾气健以载胎，心血充而神安。冲任调以荣胎。

附：胎漏、胎动不安

一、胎漏、胎动不安病名沿革

本病最早见于张机之《金匮要略》，书中将妊娠腹痛与胎漏的症状，置于一条文中"妊娠下血者，假令妊娠腹中痛，为胞阻"。而"胎漏"病名首载于《脉经》：妊娠下血者，假令腹中痛，为"胎漏"。"胎动不安"，最早见于《小品方》："治妊娠五月日，举动惊愕，胎动不安，下在小腹，痛引腰膂，小便痛，下血。"明确指出了胎动不安之主要症状。至于胎动不安的不良后果，在《诸病源候论》中指出"胎动不安者……轻者止转动不安，重者便致伤堕"至唐代《经效产宝》，始更名为"胎漏"。

二、主要病因病机

第一，肝肾不足，冲任不固。"妊娠数月，而经水时下，由冲脉虚，不能制约太阴，少阴经血所致"。肾为先天之本，男子以藏精，女子以系胞，肝藏血，女子在成年期间以肝为主，而任脉起于胞中，隶于肝肾，两者为母子关系，肾充则肝旺，冲任调和，妊后母婴俱健。若肝肾不足，冲任失调，则母子受损而病作。正如《诸病源·妊娠胞漏候》所说："冲任气虚，则胞胎内泄露。"《景岳全书》亦谓"父气薄弱，脏有不能全受而血之漏着"是也。

第二，脾胃薄弱，生化乏源。脾胃为后天之本，气血生化之源，纳化刚健，气血两旺，血海满盈，母婴得安。若过食辛辣厚味，偏嗜生冷冰糕，戕脾害胃，纳呆运迟，生化乏源，气虚不能载胎，血虚不能养胎，或过度温补，误食有害物品，灼阴耗液。阴虚内热而迫血妄行，致胎漏、胎动不安是作，甚至发生堕胎恶果。这在《女科经纶》

中，即有"血气虚损，不足营养其胎则自堕，譬如枝枯则果落，藤萎则花堕"的形象比喻。

第三，心身违和，情志不畅。女子以肝为先天，怀孕后，是妇女特殊之生理时期，由于肝体阴而用阳，血聚以养胎，不仅肝阴易亏，肝阳易亢，所以血亦易耗伤，而出现思虑过度、心烦失眠、急躁易怒，横犯脾胃、恶逆头眩，心身违和等症状，若失治、误治必将影响母子健康。朱丹溪先生有言："气血冲和，百病不生，一有怫郁，诸病生焉，故人身诸病，皆生于郁。"对妇女尤其妊娠期间，更应重视心身修养，陶冶情性，胸襟开阔，不仅对自身有益，更有利于胎教。

第四，劳役过度与过度安逸。《诸病源候论》指出：胎动不安者，多因"劳役气力"过度，"因劳损伤，其经虚，则风冷乘之，故腰痛"，《经效产宝》进一步提出"人身已经八九个月，或胎动不安，因用力劳乏，心腹痛，面目青，冷汗出，气息欲决，因劳动惊胎之所致也"宋代陈自明《妇人良方大全》："劳力太过，有所损伤。"一致说明妊娠期间劳役过度，是造成胎动不安、早产之重要因素。同时，在南北朝时，徐之才十月养胎法已提出妊娠期间，需要适当活动，不宜过于安逸，应劳逸结合，有益胎儿生长和顺利分娩的观点。

三、历代医家对胎漏的论述及其代表观点

《金匮要略》提出：妇女先有癥瘕宿疾而后怀孕，三月后而漏血者，乃素有淤血不去，新血不能养胎，其治当本《内经》"妇人重身，毒之何如？……有故无殒，亦无殒也"的原则，法当祛瘀化癥，用桂枝茯苓丸治之。但应根据妊娠体质强弱，补气以活血化瘀，或消补兼施，不可一味活血化瘀祛癥，损伤正气，祸及胎儿，甚至造成堕胎后果。《金匮要略》并提出："妊娠下血者，假令妊娠腹中痛，为胞阻，胶艾汤主之。"

隋代巢元方在《诸病源候论》中提出：妊后数月，经水时下，系冲任脉虚，不能制约手少阴心经、手太阳小肠经血所致。以冲为血海，任主阴液，为人体妊养之本。但冲任皆起于胞中，与手太阳、手少阴经脉为表里。受妊后经水所以断者，乃壅（聚）之以养胎，其治亦主胶艾汤。

宋代陈自明《妇人良方大全》分析胎动不安及胎漏主因有：冲任经虚，受胎不实；劳力太过，有所损伤；情志不遂，伤于心肝，热伤冲任，触动血脉；或素体气虚，怀子不安；或温补太过、跌仆损伤，房劳太过而动胎等论述。但纵观古代医家仍多认为阳气偏盛，经脉妄行是本病主要生理病理基础。如许叔微《普济本事方》"妇人平居，阳气微盛无害，及其妊子，则方闭经隧以养胎。若阳盛搏之，则经脉妄行，胎乃不固""大

率妇人妊娠，惟在抑阳助阴"。可以说是这一观点的代表。所谓抑阳助阴，实为益气生血，理气养血之意。《仁斋直指方》更明确指出"安胎莫先于顺气"的治疗意见，可见宋代医家对妊娠病的治则，是根据妊娠期间之血聚以养胎，"脏气皆壅"，气机不利，易致胎动不安的病理特点而来。

金元医家朱丹溪强调"阴常不足，养常有余"，女子以血为本，提出"产前当清热养血"，用白术煎汤下黄芩末，治胎动下血，以白术补气以养血，黄芩清热，令血循经而不妄行，故能养胎，反对用辛温香躁药物。刘河间与丹溪的观点颇为一致，他治妊娠病之方剂，大多药味较少，药性轻灵平和，如治胎漏之二黄散和枳壳汤，前者以生熟地黄等分为末，后者以黄芩一、枳壳一、白术二煎服。治产前胎动不安而下坠之立效散（以当归、川芎等分为末），皆为常用平淡之品，皆为阳血理气，保护胎元，而无燥烈伤阴之虞。无不体现了养血、清热、安胎的原则。

《陈素安妇科补解·胎前杂症门》对胎动不安的病因提出了"房事过多，登高跌仆，撞击，用例国度伤筋"等，皆可引起本病之发生。《万氏妇人科·卷二》认为"气虚血虚，胞中有热下元不固也。法当四君子以补其气，四物以补其血，黄芩、黄柏以清其热艾叶以止其血，杜仲、续断以补下元之虚，未有不安者矣"的见解与治验。

迨至明清，随着医学不断地发展，对妇女体制因素提到辨证论治中来，至清更加充实完善。如《竹林素女科证治》同意《万氏女科》关于妇人体质与妇产科疾病病理之间的关系外，还制订了一套按妇女不同年龄段进行调经之方药。清代傅山在其《女科》中，对治疗崩漏，独重大补肾水，水足可以涵木，使肝气疏，肝疏则脾得养，肝脾藏统之职恢复，则崩漏自止，这一理论见解我移用治疗妇科胎漏等病，同样收到较好疗效。

在妊娠病机方面，应分辨母病及子或子病及母等情况，《圣济总录·妊娠门》中指出：妊娠胎动，有因母病以动胎，或胎动以病母的不同若因母病则光治其母，若胎动则先安其胎。如气壅血热实由子所致，而脾胃虚弱，气血不足是由母所生。如傅山先生云"夫妇人受妊，本于肾气之旺也，肾旺是以摄精，然肾一受精而成娠，则肾水生胎，不暇化润于五脏""妊娠小腹疼，胎动不安，有如下坠之状，人只知带脉无力也，谁知是脾肾之亏乎！"清代医家陈修园《女科要旨》中，有妇人每妊3个月必滑胎，遵丹溪芩、术安胎治法枉效，而连坠五次。后六妊3个月，下血欲坠之时，予四物加鹿角胶、杜仲、川芎以调之，一剂而安的记载。明代万全亦不拘前贤，提出"热常要清，脾不可弱"。景岳立泰山盘石散。薛立斋治胎动不安，胎气郁滞者用紫苏散，脾虚气弱者用六君子加紫苏、枳壳；郁结伤脾者用归脾汤加柴胡、山栀；脾虚气陷者用补中益气汤等。足见治疗胎漏和胎动不安等妇科疾病，既要继承前贤学术思想和宝贵医疗经验，也应敢于质疑，结合临床实际情况，独立思考，勇于创新，予以辨证论治，不能一概而论。

四、诊断与鉴别

胎漏：妊娠后，阴道少量出血，色浓如黑豆汁，非时而至，漏下淋漓，无腹痛者，可诊为本病。

胎动不安：妊娠四五个月后，感到胎动不安，或拌有轻度腰酸，腹痛，阴道少量出血，小腹时有下坠感，即可确诊。

妊娠：妊娠实验阳性。现在产前到医院检查已成惯例，不难确诊。

胎漏应与激经相鉴别：激经是受孕后，有早孕反应，月经仍按期而至，但经量较平时为少，精神饮食如常，对胎儿母体一般无影响。三四月后，其胎儿渐大，血可不经治疗而止。若出血量较多，且伴有腰酸腹痛，小腹下坠者，应早为防护，以免堕胎。

五、辨证举要

胎漏与胎动不安虽是两病，而其病因病机却基本一样：肝肾不足，冲任不固。不能摄血以养胎，其治既有共性，又稍有差异。辨证时，除按四诊八纲辨证外，应首先了解妊妇受孕次数。有无堕胎和宿疾史。胎漏下血多寡、时间久暂，寒热虚实等情况。

胎漏下血，若色暗淡如黑豆汁，伴有腰酸膝软、头晕耳鸣等则属肝肾不足，治以补肝肾，调冲任，佐以益气健脾，以资化源；若漏下血色深红，面赤心烦，尿黄便结，脉滑数者则为实热，治以清热凉血，止血安胎；若漏下血色鲜红，五心烦热，口干不欲引饮，失眠多梦，脉细滑数属阴虚血热，治以养阴清热，止血安胎；若素体阳虚，畏寒怯冷，妊后胞脉始于温煦，漏下色淡，止血安胎；面色苍白，四末不温，脘腹胀满，口淡，脉沉细滑等，为虚寒胎漏，治以温经养血，补益冲任；若妇人先有癥病，后又受孕，当治母病，以桂枝茯苓丸，如太子参、生黄芪等佐之，缓缓图治，不可过于活血化癥，衰其大半而止。若发生在中后期，突然下血如崩，面色苍白，汗出肢冷，脉微欲绝等症。除服独参汤、参附汤（或针剂）救治外，速到医院抢救。

胎动不安，若素体肾虚，孕后劳倦过度，房事不节，而见阴道下血，腰膝酸软，小腹下坠，纳呆肢倦，夜尿频数，脉沉弱细滑，尺脉无力等证，治以益气补肾，固摄冲任。若素体虚弱，气血不足，证见阴道下血，小腹坠胀或隐痛，面㿠神疲，肢倦乏力、沉困思睡，舌淡苔薄，脉细弱无力，治宜健脾宜气，资化源以生血，血充胎得滋养自安。若素体阳盛，妊后偏嗜辛辣滋补，或五志化火，暴怒伤肝，肝火炽盛，灼伤胞络，而见阴道下血，血色鲜红量多，伴小腹疼痛，口舌干燥，溲赤便结，舌红苔黄，脉来滑数，为实热所致，治宜清热凉血，止血安胎。阴虚血热而胎动不安者多见，宜滋阴养血安胎为上。至于跌仆闪挫、登高撞击外伤者，须至产科医院检查调治。

总之，"产前当安胎"，保护母婴平安为第一要义。而安胎之法，莫过于"养血顺气"，养血主用阿胶散，即四物加阿胶、艾叶、黄芪、甘草。所谓顺气，是调畅气机，解除妊娠期间聚血以养胎，脏气皆壅之病理特点而来（见《仁斋直指方》"安胎尤宜先于顺气"）。第二，"胎前当清热养血"。朱丹溪在《格致余论》"胎自堕论"中谓："大多堕于内热而虚者为多。"刘完素认为妊娠时血液虚衰，营卫不得宣通，应常服养液润燥、令血昌盛之当归、川芎、地黄、黄芩，开通结滞之白术、枳壳。在妇科临床方面，高教授深受丹溪、河间及傅山等论点来指导辨证，但又有所不同，特别在用药方面上。